JN496695

생체장력통합성

Biotensegrity

생체장력통합성

Biotensegrity

The Structural Basis of Life

생명에 관한 구조적인 기반

Graham Scarr CBiol, FSB, FLS, DO.

영문출판사

■ **역자** (가나다 순)

김명준 경동대학교 물리치료학과 교수
김항진 MPI 모던필라테스 대표
김효철 원광디지털대학교 한방미용예술학과 교수
엄기매 여주대학교 물리치료과 교수
정찬호 뽀빠이 정형외과 체형연구소 소장
정형국 안산대학교 물리치료과 교수

Biotensegrity

by Graham Scarr

The original English language work has been published by:
Handspring Publishing Limited
Pencaitland, EH34 5EY, United Kingdom.
Copyright © 2014. All rights reserved

Translation copyright © 2017 Yeong Mun Publishing Company.

주의(notice)
출판사와 저자는 이 책에서 담겨있는 내용의 사용과 연관된 또는 연관없이 발생한 재산상의 및 사람에 대한 어떠한 손상 그리고 상해 또는 모든 손실에 대하여 절대로 책임지지 않습니다.
그 환자에 대하여 최선의 적용방법과 치료법을 결정하는 것은 그 환자 지식과 개별 전문가에 따른 치료하고 있는 시술자의 책임인 것입니다.

본 책은 영문출판사와 저작권자와의 계약에 따라 발행한 것이므로 이 책의 복제는 저작권법에 의해 금지되어 있으며
본 책은 저작권자의 허락없이는 어떤 자료도 복제할 수 없습니다.

생체장력통합성

2017년 6월 12일 초판인쇄
2017년 6월 19일 초판발행

지은이 : Graham Scarr
옮긴이 : 김명준 외
발행인 : 박병조
발행처 : 도서출판 영문출판사
등 록 : 1987년 12월21일 제2-419호
주 소 : 서울시 강남구 삼성동 69-1
전 화 : (02) 514-5590, 776-5590
팩 스 : (02) 756-8943
홈페이지 : www.ymsbook.net
E-mail : yeongmunsa@empal.com
정 가 : 25,000원
ISBN 978-89-7224-415-8 93510

※ 파본은 교환해 드립니다.

구조설계의 한 가지 원리로서 장력통합성 (Tensegrity)이란 개념은 20세기의 중반 이래로 여기저기에서 볼 수 있으며, 현재는 사람들에게서 폭발적인 관심의 증가를 보여준다. 조형물의 새로운 형태라는 초기의 시도에서부터 장력통합성은 이제 건축공학, 공간상에서 배열될 수 있는 구조물의 공학에 참여하며, 지금은 기능적 해부학과 움직임에 관심을 보유한 사람들과 생물학자, 의사 등의 관심을 끌고 있다.

장력통합성 모델은 과거에는 전혀 상상할 수 없었던 방식에서 생물학을 모방하고 있고, 이것이 아마도 정상적이겠지만, 일반적으로 인정된 지식 (거기에서 장력통합성이 '지나치게 단순한 것' 그리고 '지나치게 복잡한 것' 모두로 일축되어 왔던)에 대한 장력통합성의 도전으로 인해서 그 개념이 광범위하게 인정되기까지 시간이 필요했다.

해부학과 생체역학에서도 이제는 모든 다른 분야가 경쟁할 수 없는 지식의 실체를 쌓아오기까지 수 세기가 걸렸지만, 이러한 발전과정은 대부분 기술력에서의 발전을 통해서 이루어졌으며, 그 확립된 관습은 많은 모순이 자체의 유효기간이 지나서도 오랫동안 지속하도록 허용했다. 근막과 기타 결합조직들을 단지 받쳐주는 정도의 역할로 격하; 아마도 그 스트레스를 견디는 것이 불가능했을 조직들로 파괴적인 스트레스를 부여하는 불완전한 지렛대 체계의 용인; 그리고 고전적인 역학이 생리학에서 지배적인 역할을 차지하도록 강요했던 유클리드 기하학상의 공간 체계에 대한 집착 등은 심각한 사례지만; 상황이 이제는 달라졌다. 세상에 별다른 의미있는 대안이 거의 없을 때 이러한 착상들이 때때로 앞세워졌으며, 그 생각들이 현재까지 지속하도록 허용했던 것은 연관된 연상과 과학적인 관습이었지만, 그러한 관습은 생체역학을 단지 새롭게 시작할 수밖에 없는 막다른 길로 내몰았다.

1970년대에 정형외과의사로서, Stephen Levin은 수술대 위에서 전통적인 생체역학적인 이론들과 맞지 않았던 현상들을 관찰했으며, 그는 보다 만족스러운 설명을 찾기 시작했다. 그 한계까지 이러한 이론들을 확장해간 창조물들에 대한 연구를 시작하면서 그는 장력통합성이 모든 크기의 단위에서 생물학적 기전의 보다 철저한 평가를 제공한다는 것 (Leven, 1981), 그리고 그것이 물리학의 자연법칙들과도 역시 잘 맞는다는 것을 발견했으며, 결국 동일한 방식에서 이러한 규칙에 의하여 한정되지 않는 일부 공학적인 연구로부터 그것을 구분하도록 '생체장력통합성 (biotensegrity)'라는 용어를 소개했다. 비슷한 시기에, 암세포에서 물리적인 힘의 영향을 조사하던 세포 생물학자인 Donald Ingber 역시 장력통합성이 세포들의 변화하는 행태의 더 좋은 설명을 제공한다는 것 (Ingber, 1981)을 깨달았으며, 실험을 통해서 세포의 작용 이면에 놓인 세포기전과 생화학의 많은 것을 상세히 설명했다.

두 저자 모두는 분자로부터 전신에 걸친 살아있는 시스템의 수직계층적 구조형성과 연관해서 생체장력통합성을 살펴보았으며, 이러한 주제에 대하여 지난 삼십 년에 걸쳐 많은 내용을 저술했다. 다른 사람들 역시 실질적인 기여를 했지만 보다 광범위하게 퍼진 관심사가 나타난 것은 오로지 최근에서였다. 이것들 대부분이 해부학의 전통적인 관점을 약화시키는 급속히 발전하는 인터넷과 새로운 연구에서 기인하는 반면, 의사들은 생체장력통합성이 자신들이 임상에서 관찰한 현상들에 대하여 더 좋은 설명을 제공한다는 것을 깨닫기 시작하고 있으며; 이 책의 의도는 장력통합성의 몇 가지 기본적인 원리를 설명하는 것 그리고 이러한 소견에 비추어서 해부학과 생체역학을 재평가해보는 것이다.

첫 번째 장은 장력통합성에서 발달의 간략한 역사와 구조적인 생물학에 대하여 장력통합성을 중요하게 만드는 몇 가지 특징들과 함께 장력통합성 개념에 대해 소개한다. 2장과 3장에선 그 이면의 기하학과 기본적인 장력통합성 모델을 설명하는 반면, 4장에서는 전통적인 역학의 결점을 설명한다. 5~8장에서는 연구내용을 제공하며 거기에서 장력통합성을 통해 생물학적 구조에 대한 우리의 이해를 넓혀줄 수 있는 몇 가지 설명도 제공한다. 9장과 10장은 확립된 용어학을 재평가하며 장래 연구의 새로운 방향설정과 함께 생체장력통합성 모델의 중요성의 일부를 살펴본다. 11장과 12장에서는 생체장력통합성이 해부학의 전통적인 관점을 변화시키고 있는 그 방식을 살펴보며 생체역학, 로봇공학 그리고 치료학에 대한 그 의미를 살펴본다. 장력통합성 구조의 모든 부분들이 모든 다른 부분들에 영향을 보유하고 있는 것처럼, 각각의 단원들이 어느 정도 서로 간에 완전하게 이해되어질 필요가 있다는 것을 반드시 마음에 새겨야한다.

이 책은 방법 설명서가 아닌 " (생체)장력통합성이란 무엇인가?"라는 빈번하게 물어지는 질문에 대한 답변이며; 이것이 독자들에게 생물학적 구조에 대한 더 깊은 연구를 수행하고 그것을 적용함에서 자신들만의 방식을 찾아보도록 영감을 부여하길 희망한다. 모든 자연의 형태가 물리적인 힘과 그것들을 조절하고 있는 기본적인 법칙들 사이의 상호작용의 결과라는 것, 그리고 이러한 간단한 교훈의 인식이 기능적으로 완성된 그리고 수직계층적인 단위로서 인간 신체의 더 나은 이해로 이끌릴 것이라고 개인적으로 생각하고 있다.

Graham Scarr

2014년 3월

나의 생체장력통합성의 소개를 다섯 번, 때로는 여섯 번이나 여덟 번씩 들었지만 아직도 이해되지 않는다고 하는 친구와 동료들이 있다. 그것이 의사소통에 대한 내 자신의 어려움이든 또는 그 주제의 복잡성이든, 이것은 일반적으로 그 주제 안으로 파고들 시간이 필요하다. 나는 2004년에 영국에서 생체장력통합성 회의에 참석했다. 회의 직후, Graham Scarr가 나에게 다가와서 조금은 어색했지만 놀랍게도 매우 공들여 만든 한 쪽 팔의 장력통합성 모델을 보여주었다. 우리는 이전에 이메일을 주고받았지만, 나는 그가 얼마나 알고 있는지 그리고 그가 얼마나 생체장력통합성 개념을 받아들였는지 알지 못했다. 우리의 첫 대화는 짧았으며 그가 영국 중부 사투리를 쓴다는 사실과 내가 뉴욕 시에서 자랐으며 언어에 약하다는 사실로 인해 방해를 받았다. 그것은 뭔가 "Benny hill" 스케치에서 막 튀어나온 것 같았지만, 내게 이 사람이 내 입장에서 절대적으로 필요했던 바로 그 사람이라는 것을 알려주기에 충분했다. Graham은 그 첫 뜨거운 토론에서 그 개념을 이해했을 뿐만 아니라, 그 개념을 취해서 펼쳐내기도 했다. 그는 과학적인 배경을 보유했으며, 정골의사로서 신체의 본능적인 이해와 치료기술에서 뛰어난 손을 그리고 자신의 취미로서 보석세공의 기술도 보유했다.

그 이듬해부터 우리는 서로의 우정과 동료애를 키워왔으며, 우리는 서로에게서 배웠다. Graham의 이메일은 도발적이며 시사하는 바가 많았다. 그의 모델 (시간이 지나면서 훨씬 좋아진)은 생체장력통합성을 가시화함에 도움을 주었고, 또한 더 깊은 탐구를 자극했다. Graham의 모델은 어느 정도 생체장력통합성의 최선의 설명적인 모델이 되었으며 생체장력통합성에서 새로운 착상이 떠오를 때마다, 그는 그 착상을 명료하게 만들어주는 설명적인 모델을 개발할 수 있었다. 나는 강좌를 위해서 일 년에 한 차례 유럽을 여행했으며, Graham은 항상 거기에 있었다. (나는 그가 여행을 좋아하지 않았으며 생체장력통합성에 대한 자신의 관심을 추구하도록 스스로의 방랑공포증을 극복했다는 것을 알았다.) 내가 영국 중부 사투리에 점점 익숙해지면서, 우리의 대화는 더욱 깊어지고 의미를 더해갔다. 그가 워싱턴 D.C. 외곽의 내 집에 방문했을 때, 우리는 함께 Snelson의 바늘 탑을 그리고 스미소니언 박물관에서 디노사우루스도 함께 살펴보았으며 의견을 나누었다. 우리의 관계는 깊어갔으며 풍성해졌다. Graham은 인터넷 상에서 생체장력통합성의 가장 섬세한 전시장으로 커가는 그의 웹사이트와 함께, 생체장력통합성에서 세계적인 주요 권위자의 한 사람이 되었다. 그리고 이제는 이 책이 나왔다.

생체장력통합성은 새로운 과학이며 겉부분만 더듬고 있다. 지금까지 생체장력통합성의 기원을 이해하는 것에 관심을 갖는 사람들을 이끌어 줄 수 있으며, 그 구조를 설명해주고 더 깊은 탐구로 이끌어 줄 수 있는 입문서는 존재하지 않았었다. Graham Scarr의 책은 이것을 해줄 것이며 더 많은 것을 알려줄 것이다. 그는 그 복잡성을 손상시키지 않고 간략하게 설명했다. 이것은 생체장력통합성에 경험이 있든 없든 모든 찾아오는 과학자들, 의사들, 도수치료사들 또는 호기심이 생긴 사람들 모두를 위한 교재이다. **생체장력통합성: 생명에 관한 구조적인 기반**은 명료함과 유머가 넘친다. 이 책은 그 주제와 독자를 깊이 고려한다. 즐거이 읽으시길!

Stephen M Levin,
2014년 6월

인간 신체의 구조적인 역학에 관심을 갖는 정골의사 중 한 사람으로, 전통적인 착상들이 치료 중 관찰될 수 있는 일부 상황을 결코 설명할 수 없다는 것은 분명했지만, 거기에 별다른 대안은 없는 듯 보였다. 동시에 그것들 모두를 함께 이어줄 수 있는 결정적인 개념도 없었기에 자연의 패턴과 모양에 대한 평생의 흥미도 역시 갈 곳이 없었다. 그래서 Liz Davies (2004)가 복잡한 해부학적 구조를 보유한 간단한 기하학적 모양을 연결한 일련의 논문을 쓰고, 생체역학의 보다 깊은 설명으로서 장력통합성의 원리를 기술했을 때, 난 푹 빠져들었다.

일주일 만에, 자연의 기하학에 대하여 모아 두었던 모든 정보가 그 먼지 가득한 선반에서부터 끄집어내졌으며; 각별히 한 가지 내용이 나의 관심을 확 잡아당겼다. 그것은 내가 관심이 있었던 것으로 모아두었지만 전혀 읽지 않았던 '사이언티픽 아메리카'에 실린 생명의 구조형성 (Ingber, 1998)이라는 제목의 Donald Ingber의 논문이었다. 그 두 번째 주의 주말에, 나는 Stephen Levin의 논문도 보았으며 생체장력통합성에 대한 그의 임박한 강좌를 광고하는 내용도 받았으며; 난 모델을 만들기 시작했다.

그렇게 많은 사람들이 생체장력통합성에 대한 나의 이해를 도와주었으며 결국 이 책을 도와준 것이다. 친구이자 멘토인 Stephen Levin은 그의 참을성과 토론에 보낸 그 많은 시간들에 각별한 감사를 받을만하다. 이러한 감사에 더해서, 그것들이 여전히 신뢰할만할지라도, 여기서 제기한 일부 착상들은 수 년에 걸쳐 이어진 대화와 강좌로부터 결과했지만 오로지 일부분만 인쇄되어진 것이며; 그것들은 ' (Levin, 2014)'로 교재에서 언급될 것이며 Levin, 2014 – 개인적인 서신으로서 참고서적란에 기록될 것이다.

Levin은 그 첫 원리에서부터 생체장력통합성의 이점을 추론했으며 생물학적 구조의 핵심에 놓인 장력통합성의 20면체를 그리고 역동적인 에너지 체계의 모델로서 지터버그 (jitterbug)를 이해했다. 그것들이 수축하면서 보다 강해지게 되는 장력통합성 모델의 능력은 이어서 심장, 방광 그리고 자궁의 작동에서 비슷하며, 그것에 대한 또 다른 역학적인 모델은 설명에서 충분치 못했다. 서로 연결된 구조적 수직계층의 개념, 그리고 다중의 해부학적 구조를 통해서 근막성 껍질들의 서로-엮어짐을 위한 패턴 생성기로서 뫼비우스의 띠와 클레인의 병 역시 그의 사고과정에서 수용되었다. 진화론적인 의미에서 하나의 유기체의 생존은 그 존재의 매 순간순간마다 안정적으로 유지할 수 있는 자체의 능력에 달리며, 발달 중 전단적인 스트레스의 지속은 아마도 참아낼 수 없을 것이며 그것을 쉽게 붕괴하도록 만들며; 이것은 선천적으로 전단적 스트레스를 발생시키는 일종의 지렛대 체계가 생체역학의 만족스런 모델이 될 수 없다는 것을 의미한다. 추가로 생체장력통합성 체계 안에서 주동근과 길항근의 착상은 일찍이 버렸으며, 이제는 보다 최근의 연구로부터 더 강한 지지를 얻었다; 생체장력통합성의 핵심에서 하나의 기하학적 체계로서 폐쇄된-사슬 운동학의 설명은 단순한 그것들의 추상적인 수학 이상으로 더 많은 의미를 갖는다.

생체장력통합성을 설명함에서 선천적인 어려움과 씨름했던 그 토론에 대하여 Danièle-Claude Martin에게도 역시 많은 감사를 전하며; 나의 생각에 새바람을 불어넣고 확고하게 굳혀준데 대하여 Nic Woodhead, Chris Stapleton, Andrea Pippè 그리고 Ian Schofield에게도 감사한다. 기능적 해부학에서 나의 관심을 넓혀주고 가장 먼저 책을 쓰도록 격려해준 Jayne Riley의 지원 또한 각별히 감사함을 전하며, 사진을 찍는 동안 장력통합성 모델의 일부를 조작해준 나의 아들 Jacob Scarr에게도 마찬가지이다.

그 모델들의 절묘한 특성과 필수적인 세부내용을 잘 잡아낸 많은 사진들에 대하여 Rory James에게도 개인적인 감사를 전하며; 자신들의 그림을 사용하도록 허락해준 Brian Tietz, Danièle-Claude Martin, Donald Ingber, Marcelo Pars, Kenneth Snelson, Theo Jansen 그리고 Tom Flemons에게도 감사하며; 반동하는 구에 대한 자신의 비디오에서 뽑아온 커스톰 이미지를 만들어준 Gerald de Jong에게도 감사하며; Stephen Levin, Theo Jansen 그리고 Don Edwards에 대하여도 그들 자신들의 저서에 있는 자료의 사진을 실을 수 있도록 허용해준데 대하여 감사하며; 모스크바에서 1921 OBMOKhU 전시회의 고해상도 사본을 제공해줌에 대해 Maria Gough에도 감사를 전하며; Vytas SunSpiral에게는 역동적인 장력통합성 로봇학 연구소에 NASA Ames의 Vytas SunSpiral, Adrian Agogino 그리고 George Gorospe 등에 의하여 시행된 연구와 함께, NASA Ames/Eric James의 허락으로 수퍼 볼 봇의 사진을 얻을 수 있도록 도와줌에 감사하며; UC Santa 크루즈의 Jonathan Bruce; Drew Sabelhaus 그리고 UC 버클리의 Alice Agogino; 아이다호 대학의 David Atkinson과 Kyle Morse; 그리고 Ghent 대학의 Ken Caluwaerts에 의하여 조립된 그 모델 모두에 감사한다.

나는 또한 초기 러시아 건축예술에 관한 책을 빌려준 것에 대하여 Nic Hedderly에게; 말 다리의 해부학과 생체역학에서 정보를 제공해준 Darren Ainsworth에게; 허벅지와 다리에서 뫼비우스 띠의 배치상태를 보여준 Craig Nevin에게; 임상적 실재에 대한 생체장력통합성의 연관성에 함께 토론해준 David Hohenschurz-Schmidt에게 그리고 내 관심에 휘저어진 커피 컵의 표면의 거품의 특수한 배열을 알려준 Stephen Dibnah에게 감사함을 전한다.

마지막으로, Handspring 출판사의 직원들에게 감사함을 전하며; 출판과정을 통해서 이 책을 이끌어줌에 대하여 그리고 모든 나의 질문에 대하여 자신들의 즉각적인 답변을 제공해줌에 대하여 Sarena Wolfaard, Katja Abbott, Bruce Hogarth 그리고 Andrew Stevenson에게 감사한 마음을 전한다.

Graham Scarr

이 책을 접한 순간 깜짝 놀랐다. 그동안 Kapandji의 관절생리학, Brunnstrom's 임상운동역학, Neumann's 임상운동학으로 인체의 역학을 공부한 경험으로 사람해부학과 병리를 이해하고 있었기 때문에 이 책에서, 인체를 Biotensegrity의 장력통합성 생체역학으로 해석함으로써 동적인 인체를 기하학적 생체역학의 복잡한 패턴을 단순한 복잡성으로 설명하고 있다는 사실에 놀라지 않을 수 없었다.

내용에서 "생체장력통합성이란 무엇인가?"라고 빈번하게 묻는 질문에 대한 답변으로 목차를 정하고 있으며, 독자들에게 생물학적 구조에 대한 더 깊은 연구를 수행하고 이것을 적용함으로서 자신들만의 방식과 생체장력통합성은 인체생명에 있어서 구조적인 기반의 관점을 찾아보도록 영감을 부여해 주고 있다.

모든 자연의 형태가 물리적인 힘과 그것들을 조절하고 있는 기본적인 법칙들 사이의 상호작용의 결과로 볼 때 기능적으로 완성된 인간 신체에 보다 나은 이해를 이끌어 줄 수 있다는 확신을 가지게 되었다. 이 책의 의도는 장력통합성의 기본적인 원리를 설명하여 해부학과 생체역학을 구조적으로 재평가 해보게 하는 것이다.

복잡한 해부학적 구조를 간단한 기하학적 모양으로, 생체역학의 보다 깊은 설명으로 장력통합성의 원리를 기술하고 있는 점이 매우 매력적이다. 즉 역동적인 에너지 체계의 모델로서 지터버그(22페이지)를 이해하게 하고, 이것들이 수축하면서 보다 강해지게 되는 장력통합성 모델의 능력은 근골격계 뿐 아니라 이어서 심장, 방광 그리고 자궁의 작동에서 비슷하게 나타나며, 당김과 밀기의 기능이 당김줄과 버팀목에서는 기하학이 들이 있음을 쉽게 설명해 주고 있다. 인체는 단순한 복잡성이 전체적인 협동으로 움직임의 동역학 효율이 보이지 않는 기하학으로 매우 균형적임을 알게 한다.

이번 기회에 "생체장력통합성"을 출간할 수 있게 해주신 영문출판사 박병조 사장님과 번역과 출판에 이르기까지 수고를 아끼지 않으신 모든 분들께 깊은 감사의 말씀을 전해 드립니다.

종별분과대한정형도수물리치료학회장
경동대학교물리치료학과
교수 김 명 준

1
장력통합성
Tensegrity

물리적 우주는 무게가 없는, 일체화된 원리의 한 가지 복잡한 암호에 의하여 지배되는... 일종의 자가-재생적인 과정이다. R. Buckminster Fuller (1975, 220.05)

개요

그것은 무엇인가?

*장력통합성*이란 단어는 '긴장력'과 '완전성'이란 단어의 합성어이며 건축가인 Buckminster Fuller (Fuller, 1975, 700.011)에 의하여 고안되었지만 그 개념에 생명을 불어넣었던 것은 그 구조를 만들어낸 그의 제자이며 조각가인 Kenneth Snelson (Heartney, 2009, 20쪽)이 었다 (그림 1.1). 장력통합성의 구조란 당겨진 케이블 (당김줄)의 그물망 안에 떠있는 것으로 보이는 압박의 요소들 (버팀목)의 그 분명한 설정에 의하여 알려졌다. Snelson의 본래의 조각은 팽팽한 나일론 케이블에 의하여 제자리에 유지되며 허공에 매달려있는, 어떠한 지점에서도 서로 접촉하지 않는 두 개의 X-자 모양의 나무 버팀목을 보여주었다. 그는 이것을 다음처럼 설명했다: *"그 조각물은... 바깥의 공간에 세워질 수 있으며 그것은 [여전히] 자체의 형태를 유지할 수 있다. 그것의 힘은 안으로 잠겨져있다. 압박력과 긴장력 또는 밀기와 당김이란 이러한 역학적인 힘은 자력장 또는 전기장이 보이지 않는 것처럼 - 그저 순수한 에너지로 - 보이지 않는다"* (Heartney, 2009 20쪽).

이러한 '보이지 않는 힘들'로 인해서 장력통합성의 전체 개념은 조금 더 비밀스러운 듯 보일 수 있으며; 그것은 이성을 거부하는 듯 보이며 때로는 이해하기도 어렵다. 장력통합성 구조물은 어떠한 위치에서도, 중력의 방향에 관계없이 동일하게 기능하며, 그것을 구성하도록 사용된 그 방법은 전통적인 건물에서 사용된 그러한 방식과는 다르다. 그것들은 강인하며,

그림 1.1
Kenneth Snelsond의 초기 X-작품 1948의 그림

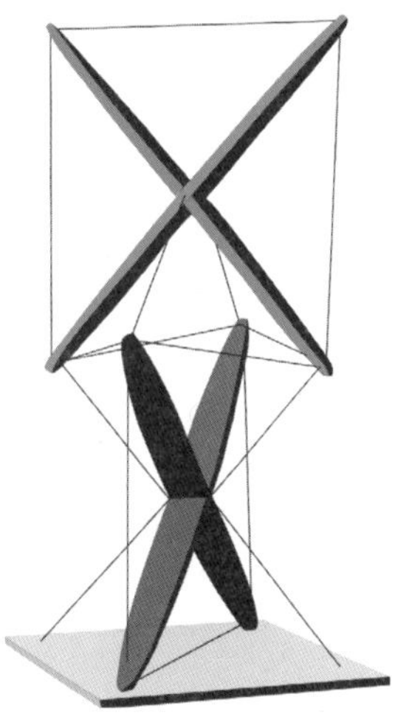

무게가 가볍고 탄력성이 있는 한편 최소한의 힘으로 모양을 변화시키고 안정적인 평형상태의 동일한 위치로 자동적으로 복귀한다. 그것들은 또한 물질적으로도 그리고 에너지 상으로도 지극히 효율적이며 비-선형적인 점도-탄력적 유형의 특성을 보유한다 (Juan & Tur, 2008; Skelton & de Oliveira, 2009). 사실 그것들은 생물학적인 구조에 매우 유사하다 (Gordon, 1978, 156쪽)

생체장력통합성은 동작의 역학에 대한 보다 철저한 설명인 것으로 점차적으로 더 인정받아가고 있으며; 이것은 기하학을 통해서 자연적인 형태의 기본적인 물리학을 조사하며 가장 복잡한 유기체까지도 가장 단순한 모델을 통해서 더 잘 이해될 수 있는 그 방식을 보여준다. 장력통합성은 힘, 역동적인 긴장의 그물망 그리고 모든 살아있는 물체에서 적용할 수 있는 일종의 통합된 움직임 시스템 등의 자연적인 균형을 설명한다. 이 책 안에서 그 설명은 유기체의 광범위한 다양성을 포함하며, 주된 강조점은 인간의 해부학과 움직임에 주어진다. 생체장력통합성은 해부학자, 임상 치료사 그리고 생물학에 관심을 갖는 모든 사람들에게 연관되는 일종의 역동적인 구조적 시스템이다.

장력통합성의 기원 (The origins of tensegrity)

전시회 (Exhibition)

Karl Ioganson

장력통합성 구조물의 첫 번째로 출간된 기록은 설치 미술가인 Karl Ioganson에 의하여 1921년도에 모스크바에서 전시된 조각품의 콜렉션 (그림 1.2)인 것으로 보인다 (Karlis Johansons, 1890-1929) (Gough, 2005, 2쪽). 일종의 정치적인 그리고 이데올로기-중심의 예술운동으로서 구성주의는 그것들 자체의 분명한 특성을 드러내고 그것들이 구성되는 그 방식을 나열한 대상을 선호했으며, 그것의

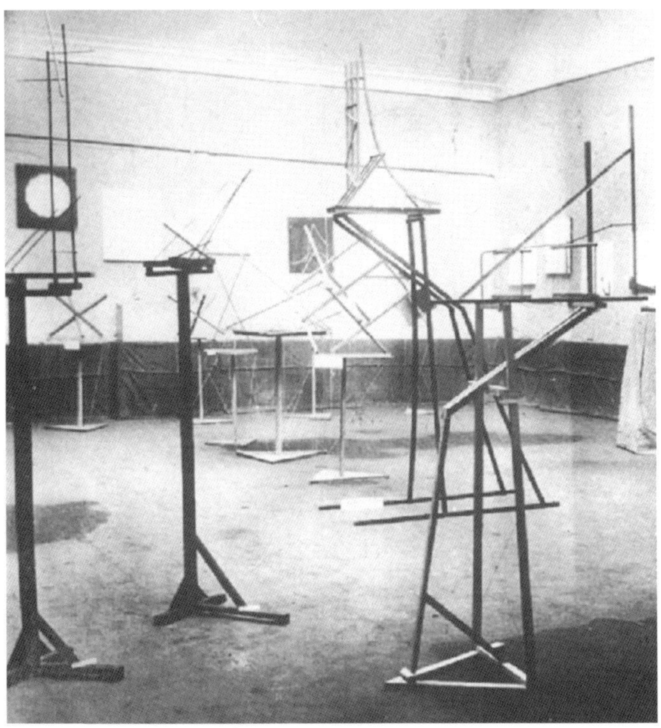

그림 1.2
1921년 모스크바에서 OBMOKhU의 두 번째 봄에 개최된 전시회의 일부 모습 (Gough, 2005, 76쪽).

그림 1.3
Karl Ioganson의 공간 구성의 한 가지 1920-1921 (Gough, 2005, 81쪽)

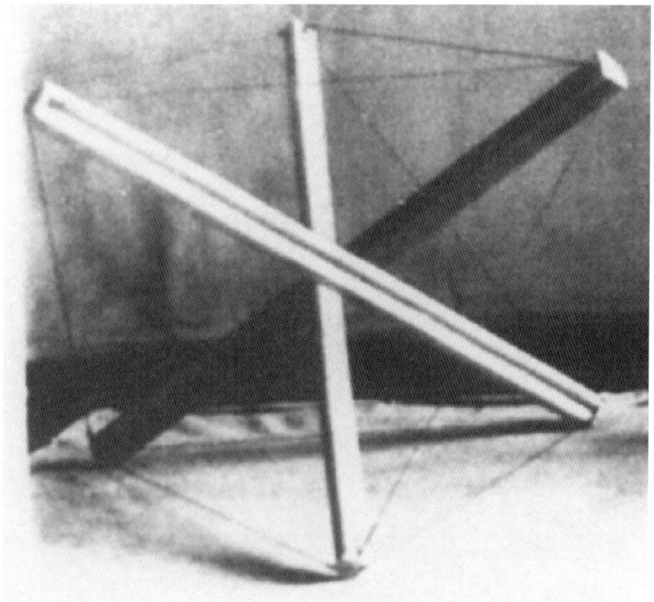

냉정한 공업제품-비슷한 설계는 사회적인 목적을 위한 일종의 실천으로서 보였다. Ioganson의 조각품들 중 일부는 단지 세 개의 버팀목과 아홉 개의 당김줄로 만들어졌으며, 그 자신이 *공간상의 구조물*로서 언급한 일종의 내인적인 평형을 유지한 구조물을 구성했다 (그림 1.3). 그것들은 비록 1992년도에 전시를 위해서 재구성이 이루어졌을지라도 대략 1930년대에 파괴되었을 것이다 (Gough, 2005, 84쪽). 이른 1960년대 이래로, 세 가지 유형의 서로 다른 사람들이 우리가 이제는 장력통합성이라고 부르는 것에 대하여 개별 특허를 부여받았으며, 그것은 상당한 논란과 음모를 유발했다 (Motro, 2003; Jauregui, 2010).

건축가들 (Architects)

David Emmerich

프랑스의 대표적인 건축가이며 공학자인 David Emmerich (1925-1996)는 그 자신이 "*자체 강화에 놓인 유연한 구조물* (structures tendues et autoentendants)"이라고 불렀던, 탄력적이며 자체-압박적인 구조인, 가볍고 자가-안정적인 다면체의 구조를 사용해서 건축물에서의 구조적 형태학을 조사했다. 그는 아홉 개의 당겨진 케이블에 의하여 연결된 세 개의 버팀목으로 이루어진 하나의 모델에 대하여 1964년에 자신의 특허를 받았으며 (Januregui, 2010, 170쪽) 거의 확실하게 Ioganson의 설계에 의하여 영향을 받았다 (Motro, 2003, 12쪽).

Buckminster Fuller

이에 앞서, 어릴 때부터 시력이 좋지 않았던 그리고 사실상 독학으로 배웠던 Buckminster Fuller (1895-1983)는 그 첫 번째 원리를 기반으로 한 기하학의 한 시스템을 발달시키고 있었다. 좌표계로서 정육각형과 그것의 90° 각도를 무작위하게 사용한 전통적인 설명에 만족하지 못했던, 그는 60°를 기반으로 한 좌표계를 그리고 상이한 모양이 훨씬 더 근본적이었다는 것을 발견했다 (Fuller, 1975, 202.00; Edmondson, 2007, 124쪽). 이것은 수 세대 동안 과학적인 측정법을 지배하고 있었던 시스템을 대체했으며, 어디에도 속하지 않은 인습 타파주의자로서, 그는 이전에 이루어졌던 그 어떤 것도 건축하길 거부했다.

Fuller는 자연이 구조적으로도 그리고 기능적으로도 효율적이며, 가볍고도 역동적이며, 주변 환경에 대하여 스스로를 적응하기 때문에 자연에서 그 해답을 추구했다. 그는 모든 자연의 형태라는 것이 힘에 의하여 작용 (영향)을 받고 있는 물질의 결과였다는 것을 알아챘으며, 함께 작용하고 있는 당기고 누르는 힘으로 이루어진 섬세한 에너지 시스템으로서 그것을 주장했다. 그는 또한 자연의 모든 일들에 대하여 기본적인 것으로서 공간의 형태를 고려했던 한 가지 이론을 발달시켰으며, 이것을 협동작용학 (synergetics) 즉, 자연의 협동적 시스템의 연구라고 불렀다 (Fuller, 1975, 200.00). 1940년대에, Fuller는 자연의 원리를 기반으로 한 역동적인 구성을 설명하기 위하여 기하학을 사용하고 있었으며 용어를 알려가고 있었다.

조각가 (Sculptor)
Kenneth Snelson

북부 캐롤라이나에 있는 실험적인 예술 학교인 Black Mountain 대학의 학생인, Kenneth Snelson (1927년 출생)은 회화를 배우고 싶어 했다. 1948년 여름에, Fuller가 자연에서 가장 다방면에 걸쳐있는 힘으로서 긴장력과 압박력에 대한 자신의 관점을 이루고 있는 기하학에 대한 강좌를 열었다. 비록 아직 유명인이 아니었을지라도, 그는 '측지선의 둥근천장의 대가'로서 유명해진 매력적인 강사였으며, 보다 다행스럽게도 Snelson이 그 모델들의 구성을 돕도록 선택되었다. Snelson은 스스로가 1년 후에 단순하지만 혁신적인 X-작품 (그림 1.1, 1쪽)을 포함한 자기 자신의 작품 등을 갖고 1년 후 그를 다시 찾을 만치 깊이 감명을 받았으며, Fuller는 그 작품의 중요성을 즉시 꿰뚫어 보았다. "*이러한 개척가적인 작품이 이리도 간결할 수 있는가, 이건 마치 형태와 기능이... 진정으로 하나를 이룬 구조의 가능성의 미래를 보여주며, 그리고 그 조형물의 시각적인 배치는 그렇지 않았으면 볼 수 없는 힘의 간결한 연관성이다*" (Heartney, 2009, 20쪽); 그렇지만 결과는 좋지 않았다.

Fuller는 이러한 모델이 에너지의 기하학에 대한 자신의 착상에 딱 들어맞는다는 것을 알았지만 약간의 변화를 제안했다. 스승에 복종하는 온순한 제자로서 Snelson은 곧 새로운 모델을 만들었으며 Fuller는 그것을 사용했으며 스스로가 그 옆에서 사진을 찍었지만, 그 사진이 다수의 책에 실렸을지라도 Snelson에 대하여 언급하지 않았다 (Motro, 2003, 221쪽). 자신이 제안했던 그 변형에서 순수하게 그 개념을 자신의 것이라고 부르는 것, 1950년대에 장력통합성 (tensegrity)이라는 용어를 소개했다는 것에서 Fuller는 당연하게 여겼던 것으로 보였지만, 새로운 모델은 자취를 감추었다 (Jauregui, 2010, 27쪽). Snelson이 큐레이터와 연락해서 공식기록을 바로 잡는 것이 가능했던 것은 뉴욕에서 현대미술 박물관에서 Fuller가 그것을 전시할 때인 1959년까지 시간이 필요했다 (Motro, 2003, 221쪽). 그럼에도 Fuller는 장력통합성에 대하여 이미 특허를 신청했으며, 1962년에 신청이 받아들여진 반면, Snelson은 그 자신이 '연속적인 긴장력, 불연속적인 압박력의 구조물'이라고 불렀던 것에 대한 유사한 특허 신청은 1965년까지 수용되지 않았다. Emmerich, Fuller 그리고 Snelson은 그러므로 세 개의 버팀목과 아홉 개의 당김줄로 이루어진 동일한 장력통합성 구조물인 것에 대하여 모두가 특허를 얻었다 (Jauregui, 2010, 165쪽).

Fuller에 대하여 좀 더 설명하면, 그는 지난 20년 동안 협동적인 기하학에 대한

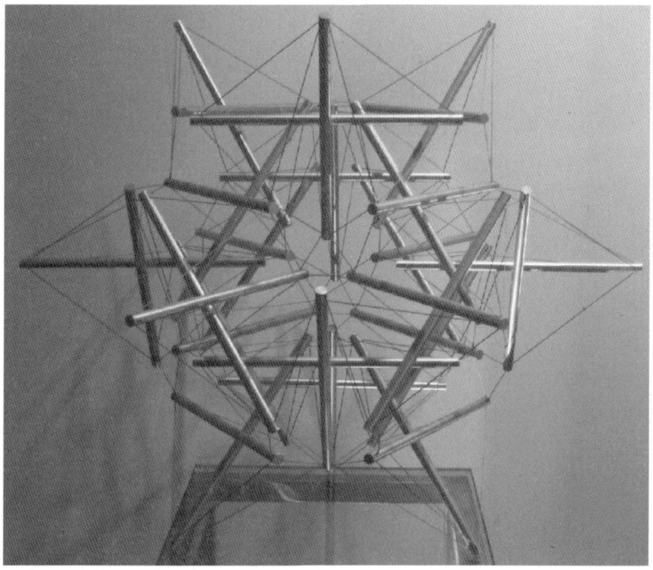

그림 1.4
Kenneth Snelson의 슈퍼스타 1960-2002 알루미늄 & 스테인레스 스틸 (Stenphen M. Levins에서 허락됨)

자신의 이론을 연구해왔지만 (Fuller, 1975, 250.12), Snelson의 새로운 모델은 금상첨화였던 것이다.

Fuller는 스스로가 Snelson에게 영감을 불어넣었을지라도, 아마도 그 자신이 이미 성취했던 것을 기반으로 자신의 소유권을 주장했을 것이지만, 그가 그 모델을 하나의 공동작업으로 간주했다면 여러 방면에서 훨씬 더 좋았을 것이다. 그 이래로 Kenneth Snelson은 그가 "*...구조 그 자체의 절묘한 아름다움을 밝힘*" (그림 1.4)이라고 부른 것의 조각품으로서 매우 성공적인 경력을 착실히 쌓아갔으며 (Motro, 2003, 225쪽), 그의 작품은 생물학의 영역으로 장력통합성을 도입하게 만들었던 영감을 주었으며 - 아무튼 우리는 그것들의 어느 것도 아직은 완성하진 못했다.

착상의 시작 (The beginning of an idea)

장력통합성 구조물은 안정적이지만, 개별 구성요소의 강도 때문이 아니라 전체 구조물이 역학적인 스트레스를 분산시키고 균형을 잡아주는 그 방법 때문이다 (Juan & Tur, 2008). 압박의 요소는 어느 지점에서도 서로 간에 닿지 않고 당겨진 케이블에 의해 매달려 있으며; 그 당김줄은 버팀목의 끝부분을 당기며 당김줄은 짧아지려고 시도하고 버팀목은 이것에 저항하며 당김줄을 팽팽하게 만든다. 전체 구조는 모양에서의 변화 또는 중력의 방향에 관계없이 안정적인 평형상태의 위치에서 균형을 이루며 뒤집힐지라도 동일하게 유지된다. 장력통합성 구조는 하중에서 가벼우며 최소의 힘으로도 모양을 변화시킬 수 있다. 모든 구성요소들 역시 모든 다른 부위에 영향을 줄 수 있으므로, 그 장력통합성 구조물이 붕괴되지 않은 채 어떠한 방향으로부터 오는 외부의 힘에 대하여 반응할 수 있도록 잠재적으로 손상을 만들 스트레스는 그 시스템 전반에 걸쳐서 자동적으로 분산된다.

전통을 세우기 (Building the tradition)

건축학의 전통적인 형태는 안정성을 성취하고 바닥에서부터 건물을 세우기

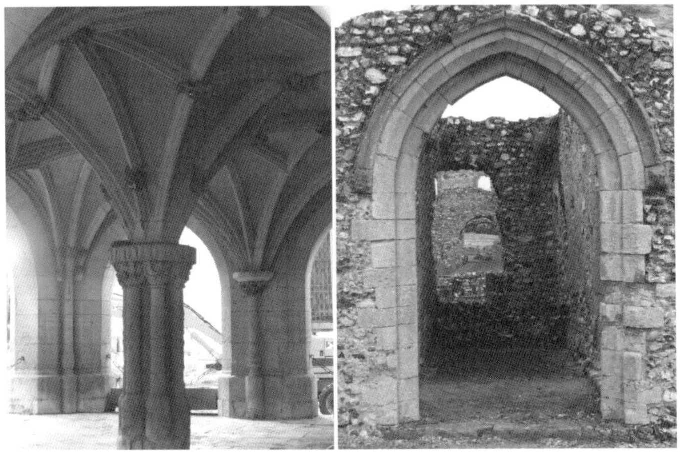

그림 1.5
블록위에 쌓인 블록:
건물의 전통적인 형태

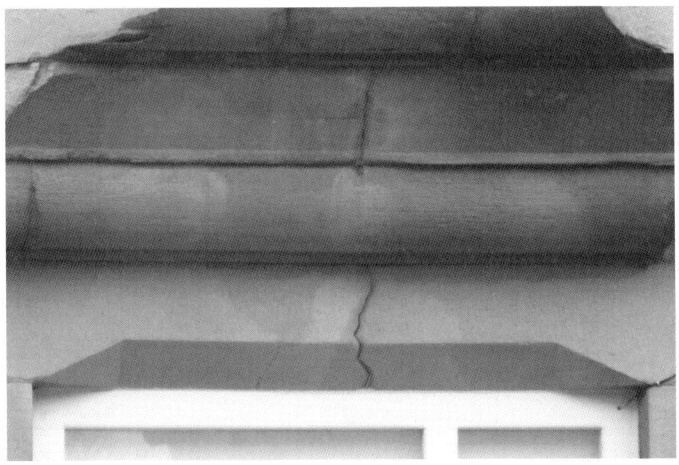

그림 1.6
돌로 된 상인방[1]은 자체의 하부 표면에 지나치게 많은 긴장력을 실게 된다면 갈라질 것이다.

위해서 '블록 위에 쌓인 블록'의 원리를 사용하며 (그림 1.5), 벽돌 및 돌덩어리는 압박의 하중을 받쳐주기에 적합하다. 기둥과 아치는 누적된 압박력을 아래 바닥에 전해줌에 의하여 그 하중을 공중에 유지하며, 그러한 빌딩을 한 덩어리로 유지하는 것은 엄청난 하중이며 수 천년동안 건물을 유지할 수 있게 만들지만; 대부분은 돌무더기로 붕괴된다.

돌은 지나치게 많은 긴장을 받는다면 하중을 받쳐주기에 적합하지 못하며, 만약 과도한 하중이 주어진다면, 지나치게 멀리 떨어져 있는 기둥에 의하여 받쳐주고 있는 돌 상인방[1]의 아래쪽 표면에서 벌어지며 금가게 될 것이다 (그림 1.6). 움직임의 비극적인 결과는 지진이나 설계에서 잘못된 계산 이후 당연하게 들어날 것이다. 목재나 금속재 들보의 추가는 잠재적으로 파괴적인 하중이 긴장력 하에서 안전하게 전해질 수 있는 것을 의미하며, 이제 대부분의 건물들은 긴장력 또는 압박력에서 하중부하를 받는 물질의 확고한 조합으로 건설되지만, 그것들의 하중은 항상 누적되는 압박력의 연속적인 전달에서 바닥을 향해서 아래로 전해진다 (그림 1.5).

새로운 인식 (A new perception)

거기에서 이러한 건물들이 만들어지는 정육각형의 좌표계는 모든 다른 과학분야를 기반으로 한 계산적인 시스템을 우세하게 이어주지만, 시대에 뒤쳐진 방식에 대한

[1] 역자주: 창이나 문의 위쪽에 기둥과 기둥사이를 가로지르는 나무

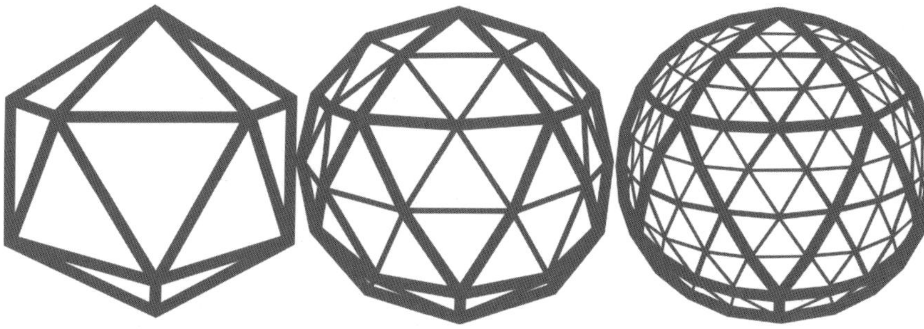

그림 1.7
더 작은 삼각형 (첫번째, 두 번째 그리고 네 번째 도수)들로 나뉘어진 자체의 표면을 보유한 이십면체는 구체의 모습을 갖게된다.

이러한 집합적인 부착은 궁극적으로 진보를 억압했다 (Fuller, 1975, 2004.00). 고대 그리스는 현대 과학이 '발견하기' 훨씬 이전에 지구가 둥글다는 것을 알고 있었으며, Buckminster Fuller도 자연이 전통적인 건물설계에서 진보하게 될 역동적인 건축학의 원리를 제공할 것임을 1920년대에 어렴풋하게 알고 있었다. 아무것도 없이 시작해서, 그는 전통적인 기하학에 의하여 제공되었던 물리적으로 불가능한 연속성 보다는 불연속적인 양자, 또는 분리된 조각의 개념에서 기하학에 대하여 완전하게 새로운 접근법을 정의했다 (Fuller, 1975, 250.00; Edmondson, 2007, 162쪽). Fuller는 개별적인 구성요소들 사이에서 역동적인 연관성을 플라톤, 피타고라스 그리고 아르키메데스의 딱딱한, 경직된 그리고 대칭적인 기하학 이상으로 훨씬 더 중요한 것으로 간주했다. 그는 그 중심부에서 시작해서 모든 방향으로 밖으로 팽창하는, 자신의 출발점으로서 구체를 사용했으며 벡터상의 연관성이란 의미에서 꽉 채워진 구체들 사이에서 연관성을 묘사했으며; 그에게서 '도수 (度數: frequency)'란 용어는 그 시스템 내부에서의 복잡성의 다양한 수준을 표시했다 (그림 1.7) (Fuller, 1975, 515.00; Edmondson, 2007, 77쪽). Fuller는 행성을 중력이라는 보이지는 않지만 감지할 수 있는 긴장력 (당기는 힘)에 의하여 제자리에 유지된 개별화된 압박력의 요소인 것으로 보았으며, 우주 안에서 모든 것들이 에너지를 최소화하며 그 자체를 연속적인 긴장력과 부분적인 압박력을 통해서 스스로를 안정화시키려고 시도하고 있다는 것을 깨달았다 (Fuller, 1975, 645.00; Edmondson, 2007, 259쪽).

측지선의 둥근천장 (The geodesic dome)

구체가 모든 방향에서부터 (omnidirectionally) 균등하게 압박력에 저항하기 때문에 그러한 구체를 궁극적인 압박의 요소로서 인식하면서, Fuller는 구체를 구조적으로 흉내내는 어떤 모양을 선택했다. 바로 이십면체가 구체를 제외한 모든 규칙적인 구조의 가장 적은 표면적 내부에 가장 큰 용적을 차지하게 되는 그러한 모양이었으며; 그것이 단지 스무 개의 삼각형모양의 표면을 보유한 반면, 그것들 각각은 더 높은 도수의 이십면체가 구체에 더욱 가까운 접근을 얻을 수 있도록 나뉘고 반복해서 더욱 세분될 수 있으며 (그림 1.7), 그리고 각각의 표면은 이어서 대등한 것이라고 이야기 된다 (Fuller, 1975, 58쪽; Edmondson, 2007, 263쪽).

기능적인 구체 (The functional spher)

Fuller는 이십면체를 1967년 몬트리올 엑스포에서 미국의 전시관 (American Pavilivon) (몬트리올 생체구체로도 알려진)인 자신의 가장 유명한 건축물에서 보여준 협동적인 건축구조의 핵심건물인, 자신의 측지선의 둥근천장과 함께 대중적인 인식 안에 성공적으로 자리 잡았다; 높은 도수의 이십면체를 기반으로

그림 1.8
1967년 몬트리올 엑스포를 위해서 Buckminster Fuller에 의하여 설계된 측지선의 둥근천장. © D-C. Martin:생체장력 통합성, KIENEWR Munich, 2014에서 허락됨

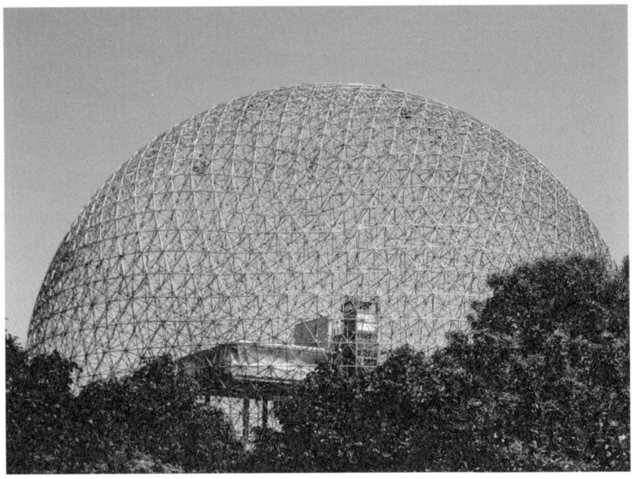

그림 1.9
A. 자전거 바퀴 축의 모습;
B. 압박되고 있는 축과 테두리에 의하여 균형을 이룬 긴장된 바퀴살을 보여주는 횡단-단면;
C. 압박된 테두리와 바퀴살의 세밀한 모습.

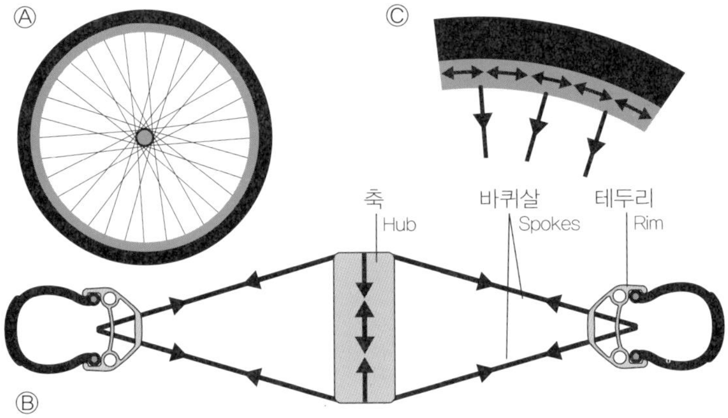

한 금속과 플렉시글라스 (Plexiglas)의 직경이 76.2미터인, 거품 모양의 투명한 둥근천장으로 – 그 당시에 세계에서 가장 큰 둥근천장이었다 (그림 1.8) (Jauregui, 2010, 1쪽).

측지선의 둥근천장은 하중에서 가볍고, 저렴하며 만들기도 쉬운 반면에 강인하고 안정적이며, 당연하게 전반에 걸쳐 유사한 구성요소들을 사용한다. 내부의 그리고 외부의 스트레스 모두는 비교적 그것의 주변 환경에 영향을 받지 않도록 그 구조 전반을 통해서 분산되며, 바로 이것이 기상대, 레이더 설치와 인공위성 등의 표면 덮개에서 둥근천장 모양이 사용되는 그 이유인 것이다. 측지선의 둥근천장의 이면에 놓인 기하학은 좀 더 뒷장에서 설명하며, 플러린 분자 C60라는 탄소의 세 번째 형태로도 존재하는 구형의 바이러스 (Caspar, 1980)의 바깥 구조를 풀어낸 착상이었다 (Kroto, 1988). Fuller는 측지선의 둥근천장의 안정성이 함께 작용하고 있는 긴장력과 압박력의 힘에 의지한다는 것 그리고 이것이 '그 구조물의 안에 내장된' 것이라는 것을 추정했다 (Fuller1975, 641.02). Snelson을 만나기 전까지 한동안, 그는 이러한 두 개의 힘의 상호 의존성을 시각적으로 보여줄 수 있는 모델을 찾고 있었으며, 자전거 바퀴에 초점을 맞췄다 (그림 1.9) (Fuller, 1975, 354쪽).

자전거 바퀴 (Bicycle wheel)

Fuller는 자전거 바퀴라는 것이 바퀴의 바깥 테두리로 붙어있는 당겨진 바퀴살로 그 중심축이 매달려있다는 것에서 수레바퀴와 다른 것임을 알아챘다. 그는 바퀴 축과 테두리가 당겨진 바퀴살에 의하여 함께 들려있는 개별화된 그리고 불연속적인 압박적인 요소라는 것 그리고 이러한 균형이 그 바퀴의 완전성을 유지했다는 것을 알았으며 – 그 긴장력과 압박력의 요소들은 별개로 유지되었으며 개별적인 것들의 기능은 모든 다른 것들의 안정성에 의지한다.

합쳐진 노력 (A combined effort)

1948년에 블랙마운틴 대학에서 강의할 때 측지선의 둥근천장과 자전거 바퀴는 긴장력의 통합성에 관한 Fuller 착상의 핵심이었지만, Snelson은 체적을 보유한 구조물 안에서 압박력 요소를 매달아주는 핵심요소를 발견했다. 더 이상 측지선의 둥근천장과 자전거 바퀴의 경직성에 의존하지 않으므로, Fuller는 Snelson에게 다음처럼 열광해서 편지를 보냈다, *"만약 당신이 이러한 구조물을 미술 관람객들에게 보여주었다면 그것은 에너지의 기하학에서 이러한 구조를 추구해왔던 나의 머리속에서 울렸던 그 바램을 더 이상 울리지 않게 만들 것입니다"*
R. Buckminster Fuller (Motro, 2003, 224쪽).

그림 1.10
Kenneth Snelson의 통합된 축소모형, 1975, 알루미늄 그리고 스테인레스스틸; Hirschorn 박물관 워싱턴 D.C.

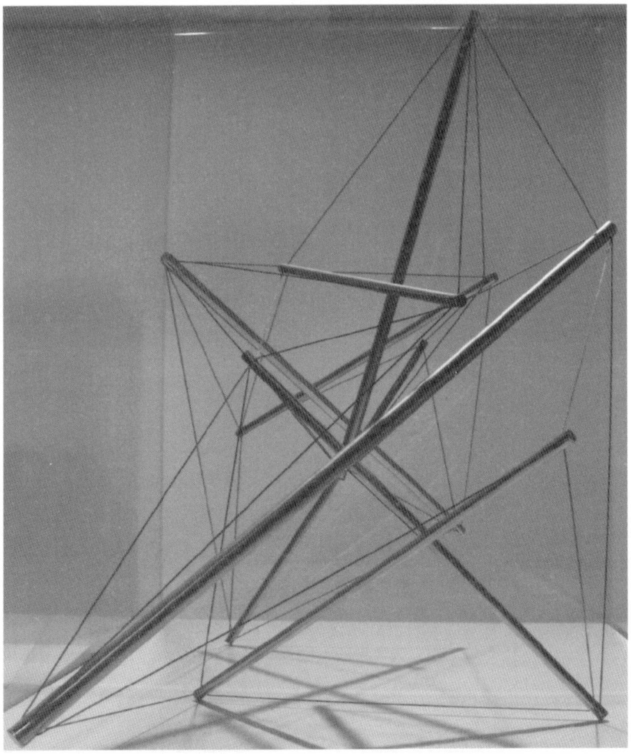

두 사람 모두는 장력통합성에 기여했지만, 그들은 결국 자신들의 독립적인 길을 걸었다. 1970년대에 Fuller는 모든 장소에서 세워지는 자신의 측지선의 둥근천장으로 유명해졌지만, 그는 항상 장력통합성이 진정한 장래의 설계원리가 될 것임을 항상 믿어왔다 (Fuller, 1975, 203.04). Snelson은 조각 분야에서 성공적으로 명성을 얻었지만, 장력통합성이란 것이 예술분야를 제외하고는 실제적인 가치가 없다는 견해를 유지했다 (Motro, 2003, 225쪽). 이러한 아이러니는 그의 조각품이 생물학 안에서 장력통합성을 추구하고 있던 다른 사람들에게 영감을 불어넣었다는 것이다.

장력통합성 구조는 그것들 내부에서의 보이지 않는 힘의 물리적인 표현인 것이며, 다음 장에서 그러한 힘들이 생명을 보유한 형태 안에서 볼 수 있는 패턴과 형태를 만들어내도록 작용하는 그 방법을 살펴볼 것이다. 측지선의 기하학, Fuller의 설명과 Snelson의 조각품의 도움과 함께 생물학 안에서 구조적인 그리고 에너지상의 시스템으로서 장력통합성의 가치는 조만간 분명해질 것이다.

2 복잡한 유기체 내부의 단순한 기하학

Simple geometry in complex organisms

"나는 측지선의 둥근천장을 설계하려고 시작한 것이 아니었다. 난 우주 안에서 작용하는 그 원리를 발견하고자 시작한 것이었다. 결국 나는 이것이 한 쌍의 날고있는 슬리퍼 (flying slipper)로 이끌렸음을 알게 되었다." R. Bucksminster Fuller (Edmondson, 2007, 287쪽)

비록 Bucksminster Fuller가 20세기의 천재 중 한 사람으로 인정받을지라도, 어떤 이들은 그를 별로 성과가 없는 작가 중 한 사람으로 기억한다. 분명하게 그의 글은 한줄 한줄 읽을 때 무슨 비밀을 담은 듯 보일 수 있으며 솔직히 과학적인 것으로 생각되진 않지만, 그 글은 자체의 영역과 깊이에서 혁신적인 착상을 담고 있다 (Edmondson, 2007, xxiii쪽). Fuller는 인간의 속성에 직면하는 몇몇 문제들을 조사했으며 그것들을 풀어내도록 사용된 과학기술의 대부분이 부적절했음을 알았다. 자연이란 그 기능에서 유연하며, 역동적이고, 가볍고 효율적인 설계를 성취하도록 수십 억년을 쏟아 부었으며 매우 유익한 것이므로, 자연계로부터 과학기술을 분리시키는 것은 아무 소용없다고 판단했다. 그는 또한 자연이 빈번하게 단순한 패턴과 모양을 드러낸다는 것을, 그리고 이러한 것들이 *아무 곳에서나 그냥 나타나는 것이 아니라* 물리학의 몇 가지 기본법칙들 사이의 상호작용의 결과로 나타난다는 것을 깨달았다. 미래에 대한 Fuller의 생각은 자연과 조화를 이룬 삶이었으며, 그는 자신이 협동작용학 (synergetics)이라고 부른 그 첫 번째 원리로부터 기하학에 대한 완전하게 새로운 접근법을 발달시켰다 (Fuller, 1975, 200.00: Edmondson, 2007, 40쪽).

*협동성*이란 단어는 자체의 개별적인 부분들의 총합으로보다는 그것들의 상호작용에 의하여, 예측될 수 없는 어떤 시스템의 행태를 의미하며, Fuller는 Snelson의 장력통합성 모델의 설명에 앞서 20년 동안 이러한 개념을 연구했었다. 비록 박물학자인 D'arcy Thompson (1860–1948)이 자신의 저서인 *성장과 형태에 대하여* (On Growth and Form: Thompson, 1961)에서 뛰어난 업적을 이미 성취했을지라도, 엄청난 복잡성의 영역을 이해하려는 모든 시도는 불가능하게 복잡했으며, 자연 안에서 단순한 기하학적 모양의 등장은 그저 관심을 끄는 호기심에 지나지 않았다. 그렇지만 Fuller는 자연의 구조물이 그것들 내부에서 작용하고 있는 선천적인 구조형성의 힘을 드러낸다는 것 그리고 이것이 역시 장력통합성의 특성이라는 것을 알았다.

기하학에 대한 '새로운' 접근법: 자연이 이미 그것에 대하여 '알고 있는' 바로 그것

Fuller는 일상의 현상이 "...*난해하고, 복잡하며 (그리고) 설명할 수 없는 수학적인 추상성*"으로 관습적으로 묘사된다는 것 (Fuller, 1976) 그리고 모든 사람들에 의하여 경험되어야 하는 지식이 전문가의 영역으로 분류되었다는 것에 주목했다. 과학의 기본적인 교육과 대중적인 사고가 여전히 평편한 지구의 선형적인 개념과 좌표계의 입체적인 틀을 기반으로 하기 때문에, 이 세상의 대중들은 가장 효율적인 과학기술의 경험에서 배제되었다. 결국 우리는 여전히 우리의 아이들에게 "*저녁에는 태양이 지는 거란다*"라고 말해주고 있다 (Edmondson, 2007, 4쪽)!

협동의 기하학은 구조물의 가장 필수요소로서 삼각형 모양의 구체로 간주하며 (Fuller, 1975, 610.03) 하나의 입방체의 추상적인 수학공식을 기반으로 한 모든 이전에 알려진 기준을 배제한다. Fuller의 기하학은 수 세기에 걸쳐 지배적이었던 90° 입방체 시스템보다는 60° 좌표계를 기반으로 하며 (Fuller, 1975, 202.01), 동작과 역동적 전환을 포함한다. 이것은 모델화하기 쉬우며 모든 사람들에 의하여 설명될 수 있고 그 구체를 이러한 좌표계의 중심에 위치시킨다 (Edmondson, 2007, 233쪽).

우리는 이것에서부터 나오며 생물학 (그리고 각별하게 인간의 움직임)의 양상에 일치하는 장력통합성 모델- *첫 번째 원칙* -과 함께 자연이 만들 듯 이제 자연의 패턴과 모양이 발달하는 방식과 이유를 살펴볼 것이다.

물리학의 법칙 (Rules of physics)

우주 안의 모든 것들은 물리학의 동일한 기본적 법칙에 의하여 지배되며 항상 균형 잡힌 평형상태와 최소-에너지 상태를 향해서 움직인다. 지구의 중심을 향해서 떨어지는 사과처럼, 그 선택이 자동적이므로 어떤 방식이 최선인가에 대한 의문은 존재하지 않는다. 측지선 기하학은 자연적으로 이러한 규칙에서부터 생겨나는 것이며 가장 짧은 거리에서 두 지점의 연결인 것이며, 이것이 바로 사과가 직선으로 떨어지는 그리고 가장 효율적인 조밀하게 채워진 구조형성을 만들게 된다 (Fuller, 1975, 410.00). 측지선의 기하학은 공간과 물질의 가장 경제적인 활용을 만들며, 강도를 부여하고, 장력통합성과 생물학적인 구조의 핵심에 놓여있다 (Fuler, 1975, 700.00; Levin, 2006).

육각형을 삼각형으로 분할하기 (Triangulating a hexagon)

우리는 2차원에 놓인 하나의 원을 살펴봄으로써 이것을 더 잘 설명할 수 있다. 하나의 원은 가장 짧은 경계면 안에서 가장 큰 면적을 담고 있으며, 이것이 이러한 효율성의 최대 한계에 놓여있기 때문에 즉, 어떤 다른 모양도 이러한 관점에서 원을 압도할 수 없기 때문에 원형은 최소-에너지 모양을 만드는 비율인 것이다. 물위에 떨어진 기름 한 방울, 과일의 형태 성장과 연못의 파장에서 볼 수 있듯이, 원이란 자체의 중앙에서부터 밖으로 방사하는 것과 함께 공간을 둘러싼다. 비록 서로 이웃해서 놓인 여러 개의 원이 공간-점유의 효율성을 떨어뜨리는 틈을 만들게 될지라도 (그림 2.1), 직선으로 그 원들의 중심을 이어줌 (측지학)은 정삼각형 또는 육각형을 드러내며, 이렇게 조밀한-밀집의 구조형성을 매우 강인하고 탄력적으로 만들어준다. 사실 측지선의 기하학에 관하여 알아야 할 가장 중요한 사실은 조밀하게 채워진 어떠한 세 개의 물체들도 자체의 중심점 사이에서 삼각형을 형성한다는 것이다 (Fuller, 1975, 410.00).

모양을 조밀하게-채우기 (Close-packing the shapes)

Fuller는 이러한 연결선을 그 원들이 서로의 간격을 유지하는 것과 함께, 서로를

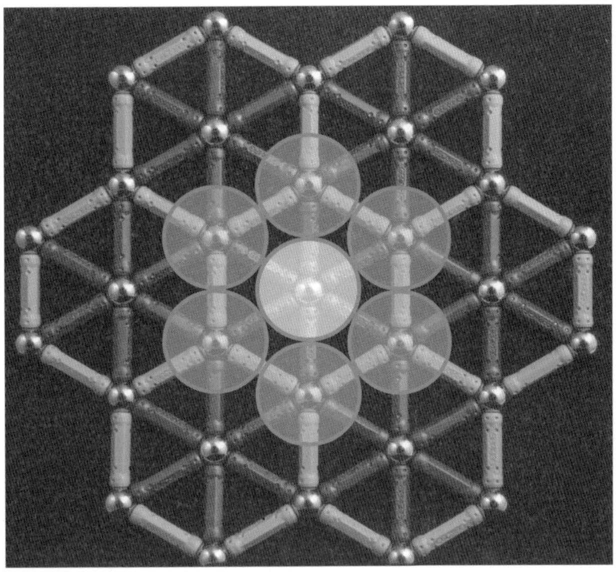

그림 2.1
원의 조밀한-밀집은 삼각형화된 육각형의 패턴을 형성한다
© Rory James

향해서 원의 중심을 당기는 힘 벡터로서 간주한다. 삼각형은 그 구조형성을 안정시키며 육각형은 원의 공간-점유와 평면의 완전한 점유 사이에서 가장 에너지 효율적인 구성을 대표한다 (Fuller, 1975, 410.00) (각주를 참조). 육각형은 다중의 크기 단위에서 동일한 모양을 만들기 위해서 자연 발생하는 한 가지 배열상태로 조밀하게 쌓이며 (그림 2.2) 3면의 연결로 자체의 변이 만나는 장소에서 서로를 받쳐준다. 정해진 형태가 없는 모양들도 그것들이 함께 모일 때 육각형의 모양으로 접근하겠지만, 그것들도 오로지 삼각형 모양을 가질 때만 완전하게 안정될 뿐이다 (그림 2.1)[1].

예를 들어, 거품은 자체의 표면장력이 스스로 감소되며 그 표면적이 줄어들면서 자연스럽게 육각형의 배열을 형성한다 (Isenberg, 1992, 95쪽) (그림 2.3b); 눈송이, 흑연 그리고 다이아몬드에서 원자의 배열은, 식으면서 용해된 용암의

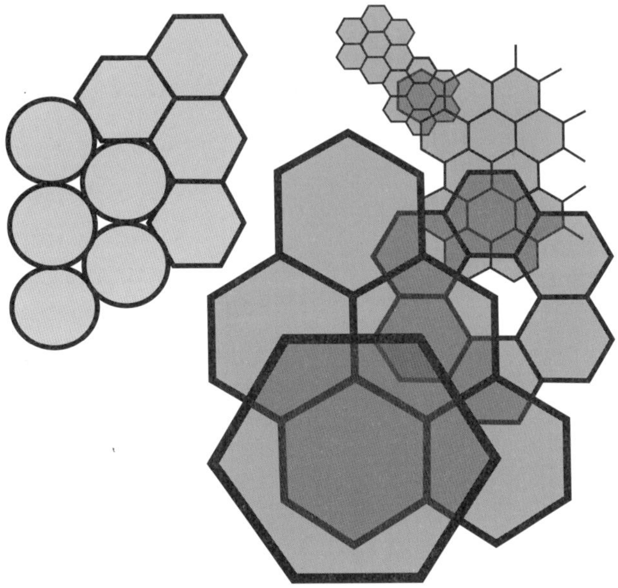

그림 2.2
육각형은 조믹하게-밀집하며 보다 큰 단위에서 동일한 모양을 발생시킨다 (Levin에서 허가됨 1986)

1) 하나의 벡터는 크기와 방향 모두를 보유한 가변적인 양이며, 여기에선 우리가 궁극적으로 자연의 구조물들의 힘과 동역학을 다루고 있다는 것을 나타내도록 그 용어를 사용한다.

갈라짐에 의하여 형성된 현무암 덩어리의 모양이 그러하듯, 육각형이다 (그림 2.3a).

이러한 자연적 패턴과 형태는 그것들을 형성하는 힘 벡터가 에너지상으로 최대한의 효율적인 상대적 배치에서 균형을 이루기 때문에 나타나며 (Vanag와 Epstein, 2009); 생물학에선 주변의 조직들에 의하여 압박된 세포들도 역시 육각형으로 접근하는 경향이 있다 (Thompson, 1961, 103쪽). 이러한 포장의 배열은 근육원섬유 (Standring, 2005, 118쪽), 조류의 폐에서 미세구조 (Maina, 2007), 눈의 수정체 (Bassnett과 동료, 1999) 그리고 벌의 벌집 등에서도 확인된다 (그림 2.4).

삼각접점의 육각형은 측지선의 기하학, 조밀한-밀집 그리고 최소-에너지의 상호 연결된 원리로 인해서 나타난다. 3차원 공간에서 이러한 교훈은 플라톤이 BC 4세기경에 플라톤의 입체라고 묘사한 몇 가지 새로운 모양으로 이어졌다

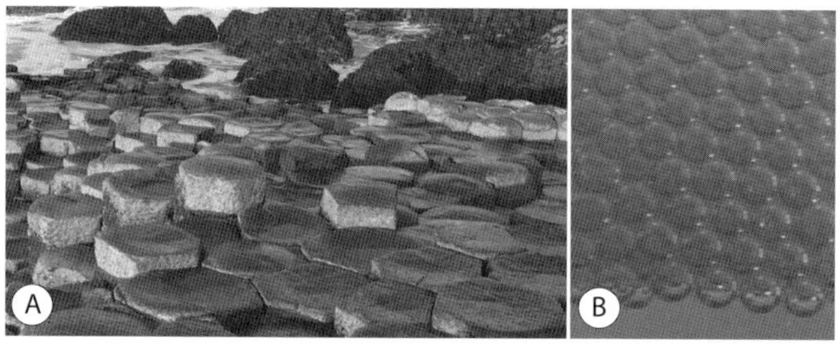

그림 2.3
육각형 배열: A. 북아일랜드의 자이안크 코스웨이에 있는 현무암 덩어리들 (reproduced from © Chrnee2, Wikipedia): B. 맥주잔 안의 거품

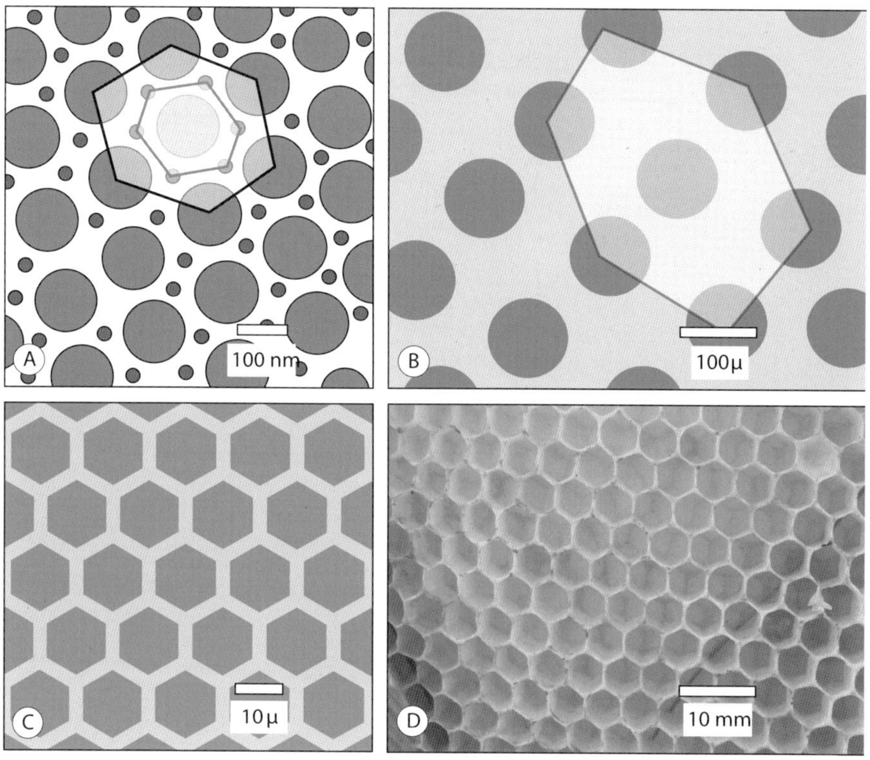

그림 2.4
육각형 밀집: A. 근육원섬유 내부의 액틴 (작은 원)과 미오신 (큰 원); B. 조류의 폐 안의 부-중간기관지 (redrawn from Maina, 2007); C. 눈의 수정체 안의 상피섬유의 세포 (redrawn from Bassnett과 동료, 1999); D. 벌집

그림 2.5
다섯 가지 플라톤의 다각형 (redrawn from Scarr, 2010)

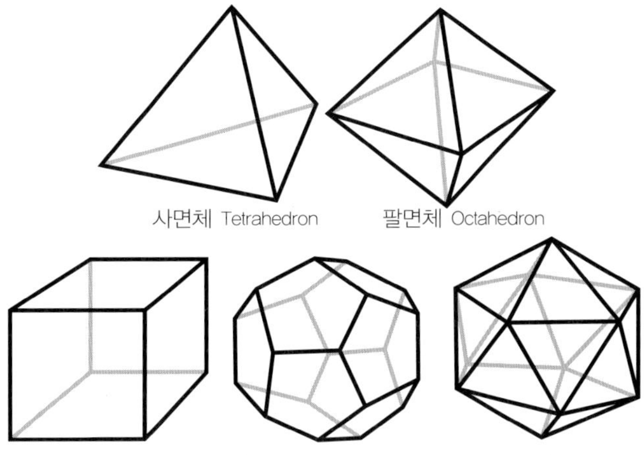

(Edmondson, 2007, 45쪽) (그림 2.5). 그것들이 기하학에 대한 자신의 보편적인 시스템의 주요 특징인 구체로부터 나오기 때문에, Fuller는 자연에서 중요한 구성 블록으로서 이러한 모양을 재인식했다 (Fuller, 1975, 224.00). 이것들은 서로에게서 그 표면이 동일했고 꼭지점이 같은 각도에서 만나기 때문에 정다각형이라고 불리며; 그것들 모두는 세 개의, 네 개의 또는 다섯 개의 변을 보유한다.

플라톤의 입체 (The Platonic polyhedra)

고대의 그리스는 그것들이 순수하고 완벽했기 때문에 이러한 다섯 개의 전형적인 모양이 자연 법칙의 일부이며 우주 안의 모든 것을 묘사한다고 간주했다. 그것들은 모든 꼭지점이 구체의 표면과 똑같이 그 중심에서부터 동일한 거리에 놓이며, 꼭지점 사이에서 그 모서리들은 동일한 부분들로 그 모양을 나눠주기 때문에 특별히 관심을 받았다 (Fuller, 1975, 454.00; Edmondson, 2007, 232쪽) (그림 2.6).

역동적인 구조적 체계 (A dynamic structural system)

2차원 공간 안에서 공간을 둘러싸기 위해서 가장 효율적인 모양이 원인 것처럼, 3차원 공간 안에서는 구체가 그러하다. 구체란 어떠한 모양의 최소 표면적 안에서도 가장 큰 용적을 둘러싸며, 단일한 원자들, 거품, 오렌지 그리고 행성 모두가 구체로 접근한다. 많은 구체를 서로 맞닿도록 모아둠은 2차원의 원이

그림 2.6
플라톤 입체의 꼭지점들을 이어주는 연결선은 둘러싸는 구체의 표면 위로 투사될 때 곡선을 이루며 구체를 동일한 부분 즉, 사면체로 나눠준다.

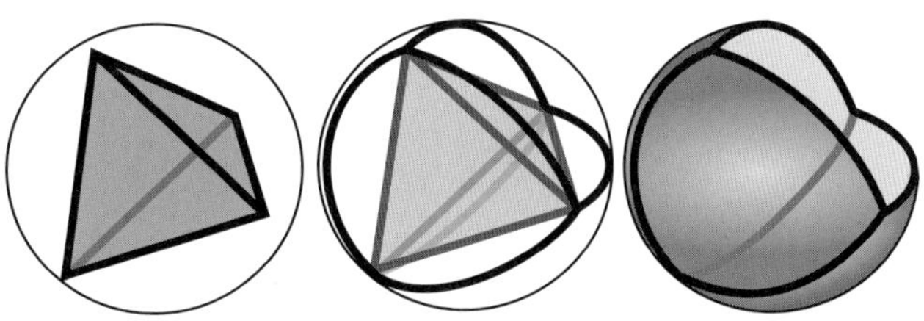

그러하듯, 그 사이에 남는 공간을 남겨두지만 (그림 2.1), 거기에는 에너지-효율의 해결책이 존재한다 (Edmondson, 2007, 115쪽). 다시 한번 Fuller는 구체의 중심 사이에서 힘 벡터로서 존재하는 그 연결선을 살펴보았으며, 그것이 일종의 역동적인 체계로서 밝혀지게 될 물체 내부의 에너지와 방향을 대표한다는 것을 생각했다 (Fuller, 1975, 223.80). 그에 따르는 몇 가지 모델에서, 구체의 질량중심은 이러한 모양의 꼭지점에 일치하며 자석결합으로 연결된다. 이것의 가장 단순한 형태가 사면체인 것이다.

사면체 (Tetrahedron)

이러한 구체는 그것들의 중심점 사이를 연결한 직선이 벡터 삼각형을 그리도록 조밀하게-밀집되며 (그림 2.1), 그 위에 또 하나의 구체를 올려줌은 네 개의 꼭지점과 사면체를 만들고, 이것은 안쪽과 바깥쪽을 보유하는 벡터 연관성의 가장 단순한 체계이다 (Fuller, 1975, 그림 638.10; Edmondson, 2007, 32쪽) (그림 2.7). 사면체는 가장 큰 표면적 안에서 단위 공간의 가장 적은 용적을 점유하며, 이것을 최소-에너지 모양으로 만들며, 자연에서 오렌지, 물과 메탄 (Pauling, 1964), 광석 결정 (Read, 1970, 108쪽) 그리고 방산충 (Haeckel, 1887, 63쪽) 등의 분자 쌓임으로 발생한다. 더 많은 구체를 추가함 역시 보다 큰 두 번째 층 (2F) 사면체를 만들도록 (각주를 참조) (Fuller, 1976, 225.00; Edmondson, 2007, 125쪽) 또는 사면체나사선으로 비틀리는 사면체의 사슬을 만들도록 (Fuller, 1975, 930.00) 동일한 방식에서 (60°에서) 연결된다 (그림 2.8)[2].

사면체가 단위 공간의 최소 비율을 점유하는 반면 (Lord & Ranganathan 2001a) (그림 2.7c), 동일한 방식에서 더 많은 구체의 추가는 그 최소치에 가깝게 도달하는 하나의 사슬을 형성한다 (그림 2.8). 사면체나사선은 자체의 최소-에너지 효율성으로 인해서 그리고 그것이 좌선방향의 또는 우선방향의 변화인, 나사선 모습을 유도하기 때문에 분자의 쌓임을 위해서 각별하게 적합한 것이며

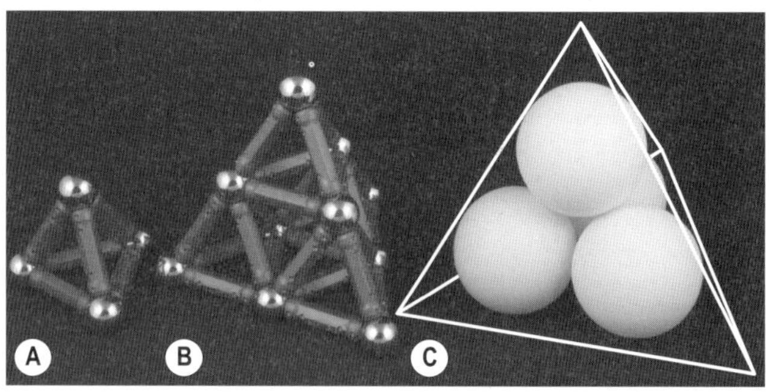

그림 2.7
A. 하나의 사면체가 네 개의 구체의 가장 인접한 쌓임으로부터 형성되며, 그러한 구체를 이어주는 격자는 그것들을 연결하는 힘 벡터를 대표한다; B. 2층의 사면체 (각주를 참조)를 형성하기 위해서 더 많은 구체의 추가; C. 하나의 사면체는 가장 넓은 표면적 안에서 공간의 최소 용적을 점유한다. © Rory James

2) Fuller는 소모하는 에너지 수준 (그 연결점을 나타내는 수)과 '시스템의' 포괄적인 (모든 방향에서) 성장을 표현하도록 도수 (frequency)라는 단어를 사용했다 (Edmondson, 2007, 78쪽). 이것은 단순함과 복잡성 사이에서 연관성을 이해하기 위한 훌륭한 접근법이다.

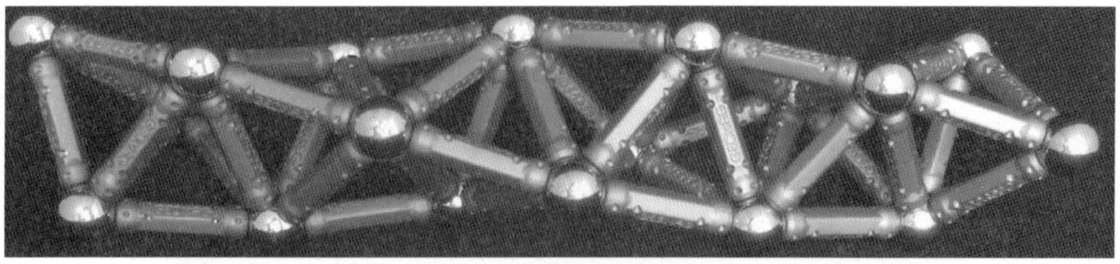

그림 2.8
우선-방향의 사면체나사선을 형성하는 사면체의 사슬

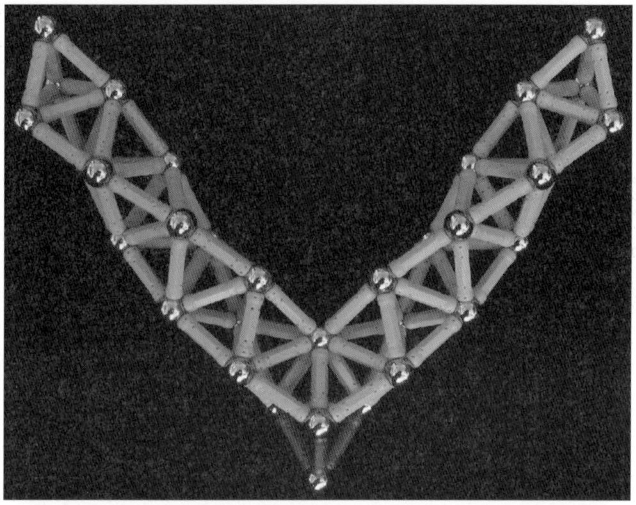

그림 2.9
사면체로부터 나오는 좌선-방향의 그리고 우선-방향의 사면체나사선들

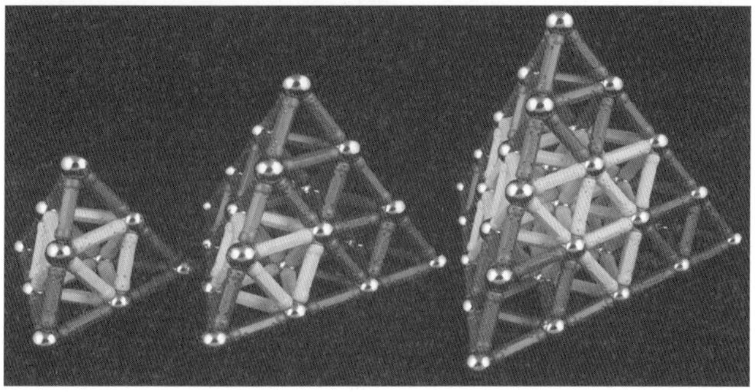

그림 2.10
1층과 2층의 팔면체 (밝은색)의 출현을 보여주는 2층, 3층 그리고 4층의 사면체 (짙은색)
© Rory James

(Chouaib와 동료, 2006) (그림 2.9); 그리고 우리가 나중에 보게 되듯이, 다수의 단백질 구조 (Sadoc & Rivier, 2000; Lord, 2002); 식물 세포의 관모양 벽 (Emons & Mulder, 1998), 혈관 (Holsapfel, 2008, 287쪽) 그리고 근육근막 (Purslow, 2008, 328쪽) 등을 위한 기하학적 기반을 형성하며 – 관절의 움직임조차도 나선형이다!

비록 사면체가 최소-에너지의 구조일지라도, 2도수의 사면체는 이러한 구성의 내부에서부터 출현하는 또 다른 모양을 허용한다: 팔면체 (그림 2.10).

팔면체 (Octahedron)

여섯 개의 구체 (구슬) 또는 꼭지점을 이어줌에 의하여 팔면체가 형성되며 자연에서는 크리스탈 (그림 2.11)과 방산충 (Haeckel, 1887, 117쪽) 안에서 발생한다. 사면체를 조합할 때 이것은 그 자체의 강도와 안정성으로 인해서 구조 공학자들에 의하여 사용되는 8중 트러스를 형성한다 (Fuller, 1975, 422.00; Edmondson, 2007, 144쪽) (그림 2.12). 비록 팔면체 세 개의 가운데

사각형이 서로 간에 90°로 배열되었을지라도, 그 사각형들을 둘러싸는 60°의 교차 받침대로 인해서 그것들은 안정적으로 유지된다. 이러한 트러스의 좋은 유사성은 아마도 자체의 강도와 가벼움으로 인해서 기인할 새의 뼈에서 드러날 것이지만 (Thompson, 1961, 236쪽), 팔면체의 진정한 가치는 역동적인 에너지 체계의 한 부분으로서가 될 것이며 우리는 그것을 간략하게 살펴볼 것이다.

정육면체 (Cube)

이러한 플라톤 입체의 세 번째는 정육면체 (육면체)이며, 그것은 각각이 한구석을 차지하는 단지 여덟 개의 구체 (구슬)로부터 만들어진 것이라고 생각하기 쉽다. 그렇지만, 보다 효율적인 밀집 배열방식은 사면체와 팔면체처럼 동일하게 서로에 대하여 60°로 갈라진 구체 (구슬)을 보유하며, 여기에서 열네 개의 구체 (구슬)가 단위 정육면체를 형성한다 (Sorrell & Sandstrom, 1973, 121쪽) (그림 2.13). 이러한 정육면체는 귀퉁이 (모서리)를 구성하도록 각각의 면에서 사면체와 함께 중앙의 팔면체를 구성하며; 또는 다르게 일종의 쌍대성으로서 서로를 관통하는 것은 두 개의 2도수 사면체이며, 구체가 60°에서 연결되고 삼각형을

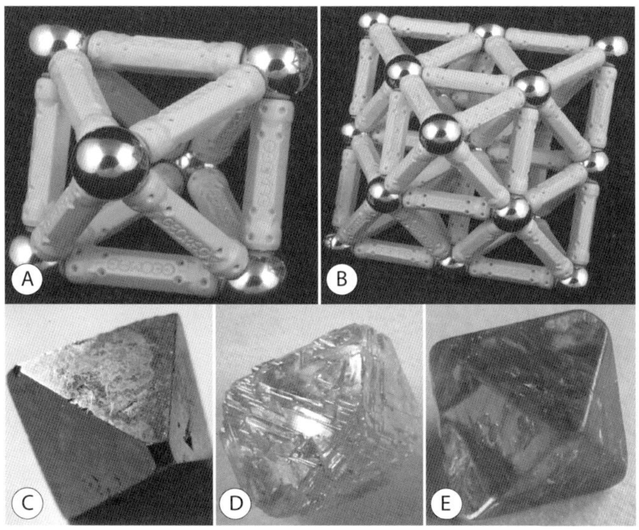

그림 2.11
A 와 B: 1도수와 2도수의 팔면체 © Rory Jams. 팔면체 결정들: C. 황철광, D. 다이아몬드 그리고 E. 첨정석

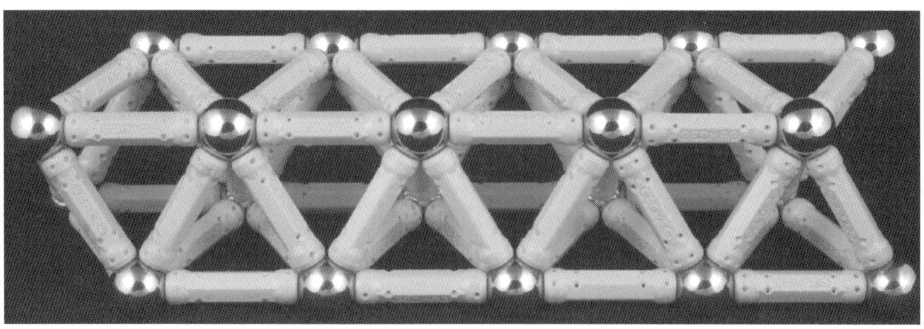

그림 2.12
팔면체 트러스
© Rory James

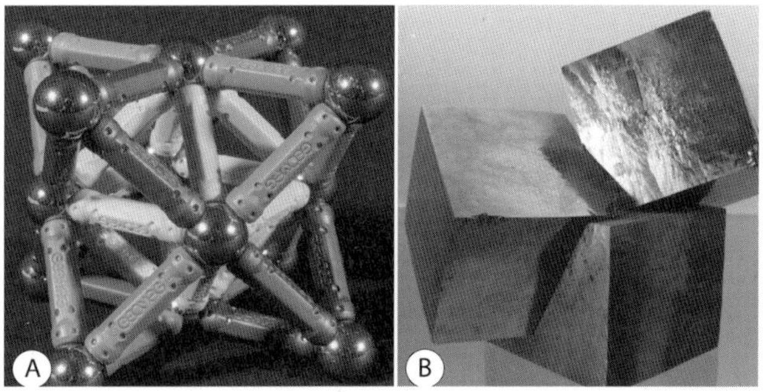

그림 2.13
A. 정육면체의 구조; 중앙의 팔면체 (밝은색)와 그것을 둘러싸는 두 개의 관통하는 2도수 사면체를 주목하라 © Rory James; B. 같은 기본 구조를 보유한 황철광의 쌍둥이 정육면체 결정들 (courtesy of Don Edwards)

이루기 때문에, 이것은 훨씬 더 안정적이다 (Fuller, 1975, 7쪽; Edmondson, 2007, 54쪽), Leonardo Da Vinci: 1452-1519)는 그것을 별 사면체 (star tetrahedron)라고 불렀으며 (Fuller, 1975, 637.00), Johannes Kepler: 1571-1630)는 그것을 별모양의 팔각형 (stellar octangular)이라고 불렀으며 (Motro, 2003, 99쪽) Buckminster Fuller는 이중사면체 (duotet)라고 명명했으며 (Fuller, 1975, 1033.703), 그렇듯이 이것은 많은 기원을 보유한다. 정육면체는 광물질인 황철광과 형석 등의 결정화 구조 (그림 2.13), 방산충 (Haeckel, 1887, 94쪽) 등에서 그리고 일부 분자성 복합체의 중심으로서 복잡한 유기물 구조에서 (Izard와 동료, 1999) 자연적으로 발생한다.

사면체, 팔면체 그리고 정육면체는 그러므로 서로 서로의 내부에 담겨있으며 서로간에 같은 간격의 모두 교차하고 있는 지점들 (구체)과 모든 방향에서 균등하게 연장하는 것과 함께 공통의 격자 구조를 형성하며, Fuller는 그것을 등방성의 벡터 기질 (isotropic vector matrix: IVM)이라고 불렀다 (Fuller, 1975, 420.00; Edmondson, 2007, 143쪽).

등방성의 벡터 기질 (IVM)과 벡터 평형 (Vector equilibrium)

IVM은 공간을 완벽하게 채워주며 또 다른 모양인 입방팔면체 (cuboctahedron; 중심의 핵을 둘러싸는 열두 개의 구체로 이루어진 불규칙적인 모양)를 드러내는 일종의 구조적인 구성상태이다 (그림 2.14). 이러한 형태를 에너지의 관점에서부터 살펴봄으로써, Fuller는 바깥으로 방사하는 그리고 그것들을 둘러싸는 같은 크기의 다른 것들에 의해 균형을 이룬 벡터 연결선들과 함께, 각각의 꼭지점 (구체)을 동적인 에너지 시스템의 중심으로서 묘사하며, 그것을 벡터 평형 (VE)이라고 불렀다 (Fuller, 1975, 430.00; Edmondson, 2007, 103쪽).

마지막으로 VE는 모든 방향에서 균등하게 확장하는 힘 벡터의 어디에서나-대칭적인 모델이며 장력통합성을 포함하는 모든 다른 것들을 만들어내는 주요 좌표체계이며 - 그리고 생체장력통합성은 본질적으로 생명의 기하학에 관한 것이다. 그렇지만 우리가 이것을 취하기에 앞서 우리는 반드시 두 개의 남은 플라톤 입체를 간략하게 살펴보아야 하며, 그 두 가지 모두는 그것들이 단일한 바깥껍질로서 존재하기 때문에 다른 것들과는 상이한 구조적인 집단에 속한다.

이십면체 (Icosahedron)

이십면체는 입방팔면체의 핵보다는 하나의 중심 공간을 둘러싸는 12개의 구체에 의하여 형성되며, 약간은 더 작다. 모든 규칙적인 모양의 최대 표면적 안에서

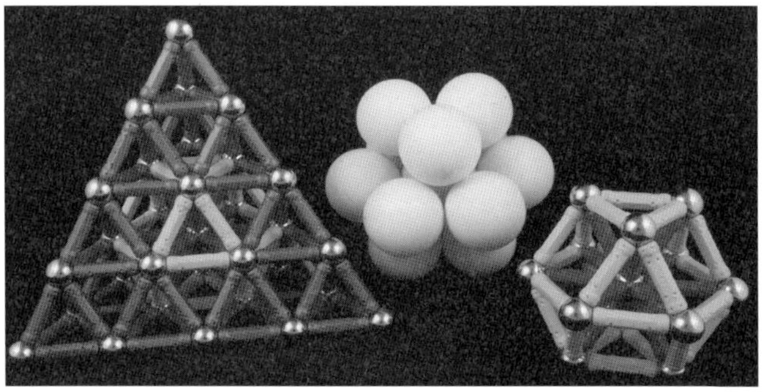

그림 2.14
하나의 중심핵을 둘러싸는 12개의 구체의 가장 조밀한 쌓임으로서 등방성 벡터 기질 (이 사례에서는 4도수의 사면체)로부터 나오는 입방팔면체; 중심 구체 (어두움)로부터 방사하는 그 연결선은 주변의 구체 (밝음)에 의하여 균형을 이룬다. 입방팔면체는 벡터 평형 (VE)으로 알려진 역동적인 에너지 시스템의 한 모델이다.
© Rory James

사면체가 가장 최소의 용적을 포함하는 반면, 이십면체는 하나의 구체로부터 떨어져있는 어떠한 구조든 최소의 표면적 내부에 최대의 용적을 둘러싸며, 자체의 이십개의 삼각형화된 표면으로 인해서 매우 안정적이다 (그림 2.15). 이십면체는 그것의 면들 각각을 세분함 그리고 그 도수를 증가시킴에 의하여 확대되며 (그림 1.7, 7쪽) 그러므로 하나의 구체의 궁극적인 공간 채우기 효율성에 훨씬 밀접하게 근접한다 (Edmondson, 2007, 264쪽).

자연의 '구체'는 자체의 바깥 표면 위에서 작동하는 그 압력이 모든 방향에서 (omnidirectional) 동일하며, 균형을 이루기 때문에 그 모양을 자동적으로 취하는 최소-에너지 구조이지만, 진정한 구체는 그것의 매끄럽게 이어지는 표면이 단지 수학적인 구조에 지나지 않기 때문에 실제의 세상에서는 존재하지 않는다 (Fuller, 1975, 515.01). 예를 들어, 비누거품은 거시적인 단위에서는 구체처럼 보일 것이지만, 세밀하게 연구될 때 그것의 표면은 실제로는 함께 결합된 많은 불규칙한 모양의 분자들인 것이다. 유연한 유기적 구조물들은 항상 구체 (궁극적인 최소-에너지의 구조)의 모양을 취하려고 시도하면서, 높은 도수의 이십면체가 안정할 수 있는 가장 근접한 규칙적인 모양이 된다 (Fuller, 1975; Edmondson, 2007, 263쪽).

분명하게 이십면체를 기반으로 하는 일부 자연적으로 발생하는 구조는 분자성 탄소 풀러린 C60 (60개 원자로 구성된 공 모양의 탄소 원자) (Kroto, 1988), 방산충 (Haeckel, 1887, 117쪽), 구형의 바이러스들 (Twarock, 2006) 그리고 클라트린 (세포막 아래 세포내부의 공포) (Fotin과 동료, 2006), 그리고 금속의 (Lord & Rananathan, 2001b), 수분의 (Johnstone과 동료, 2010) 그리고 유기물 분자의 (Sadoc & Rivie, 2000; Martin과 동료, 2000) 결정구조 안에서 연구의 비교적 새로운 영역인 준-결정의 구조 안에서 하나의 기본적인 패턴으로서, 이십면체는

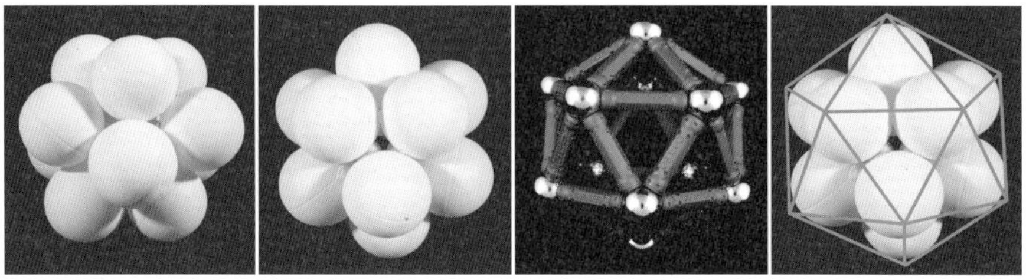

그림 2.15
최소의 표면적 안에 최대의 면적을 점유하는 이십면체를 형성하도록 하나의 중심 공간을 주면에 치밀하게 쌓인 12개의 구체

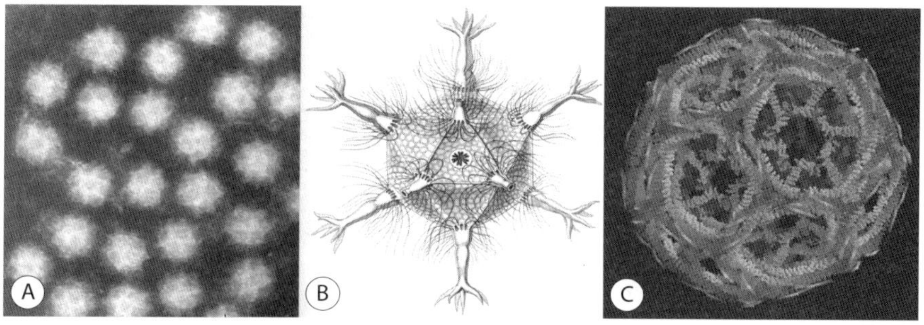

그림 2.16
이십면체를 기반으로 하는 자연의 구조물들: A. 사포바이러스 (위키페디아, ©Graham Colm로부터 복사); B. 방산충 (Haeckel 1887 117쪽에서 복사됨); C. 클라트린 (위키페디아 © Phoebus87로부터 복사됨)

참으로 보다 세밀하게 고려할 가치가 있으며; 다음 장에서 더 세밀하게 살펴볼 것이다.

십이면체 (Dodecahedron)

마지막 설명을 기다려온 플라톤 입체의 마지막은 (오각형의) 십이면체 (12개의 면과 20개의 꼭지점), 이중의 이십면체이지만, 이것은 비-삼각형화된 면이 불안정하기 때문에 다른 모양들처럼 동일한 방식에서 구성될 수 없다 (Edmondson, 2007, 48쪽). 그렇지라도, 이러한 모양은 황철광 결정 (그림 2.17a), 꽃가루 (그림 2.17b), 일부 단백질의 중심 핵 (Isard와 동료, 1999), 그리고 물 분자 (Jonhstone과 동료, 2010)에서 자연적으로 나타난다.

이러한 다섯 개의 기본적인 모양을 설명함으로, 우리는 이제 그것들이 생명의 유기체에게 그리도 중요한 것이 되는 이유를 요약 정리할 수 있을 것이다.

생명의 구조에서 기하학 (Geometry of living structure)

자연은 항상 가능한 한 가장 효율적인 방식에서 일을 처리하며 (최소-에너지의 원리) 그리고 항상 가장 짧은 거리에서 두 지점을 연결한다 (측지선 기하학). 결과적으로, 최대의 에너지-효율성과 이차원 공간 안에서 어떠한 세 개의 지점도 함께 이어줌의 안정적인 방식은 삼각형을 그리고 3차원에서는 그 네 번째의 지점인 사면체를 형성하는 것이다 (그림 2.7). 사실 거기에 다른 방식은 존재하지 않으며, 비록 이러한 주장이 지극히 단순한 듯 보일지라도 그것이 기본적인

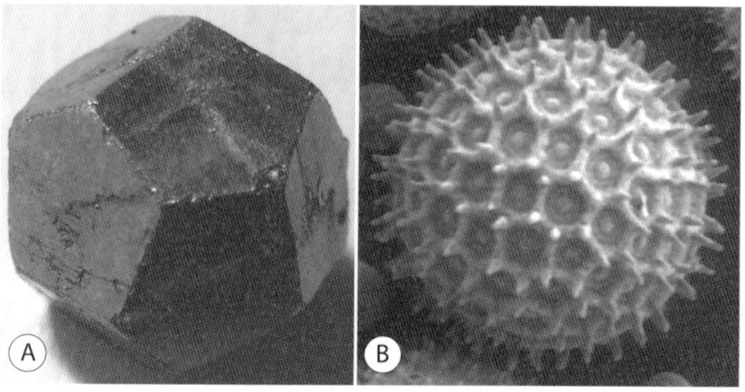

그림 2.17
자연의 십이면체: A. 황철광 결정; B. 나팔꽃의 꽃가루 (Ipomoea purpura) 500× (위키페디아, © Dartmouth 전자현미경 시설로부터 복사됨)

물리학적 진실인 것이며 등방성 벡터 기질 (IVM), 사중나사선 (tetrahelix) 그리고 이십면체는 거기에서부터 결과하는 단지 다른 치밀하게-쌓여진 배열에 지나지 않는다.

가장 적은 단위로부터, 원자는 인력 (引力)과 척력 (斥力)의 보이지 않는 힘을 통해서 서로 간에 관계를 맺으며, 이러한 힘은 항상 그 시스템을 결정 (그림 2.11과 2.13) 및 분자 (Denton과 동료, 2002)를 형성하도록 균형잡힌 평형의 상태를 향해서 이동시키는 방식에서 상호작용한다. 원자는 측지선 기하학, 치밀하게-쌓인 그리고 최소의 에너지 즉, 물리학의 기본적인 법칙의 상호-연관된 원리로 인해서 이러한 안정적이고 에너지-효율적인 구성상태로 안착하며, 이러한 것들이 자가-조립의 기본 규칙이기 때문에, 그것들은 반드시 가장 복잡한 유기체조차도 그 모든 수준에서 반드시 적용해야 한다 (Fuller, 1975, 220.04; Levin, 2006)!

모든 자연의 구조물은 균형잡힌 에너지 시스템이며, 그것들 이면에 놓인 것은 측지선 기하학인 것이며, 그리고 Fuller는 이러한 역동적인 모양이 그 자체를 하나의 상태에서 또 다른 상태로 전환시킬 수 있는 그리고 대칭성을 변화시키는 방법을 설명했다 (Fuller, 1975, 223.80). 벡터 평형 (그림 2.14)으로 시작해서, 그는 하나의 단순한 모델이 하나의 중심 지점 주위에서 확장하며 수축하는 (그리고 장력통합성의 역동성으로 직접적으로 연계되는) 한 구조의 에너지 특징을 설명할 수 있는 그 방법을 보여주었고 지터버그라고 불렀다 (Fuller 1975, 460.00; Verheyen, 1989; Edmondson, 2007, 179쪽).

지터버그 (Jitterbug)[②]

그것의 가장 확장된 입방팔면체 단계로부터, 벡터 평형은 비틀리며, 접히고 이제는 마름모로 일그러진 VE의 정사각형과 함께, 조금 더 작은 이십면체 형태를 취하도록 작게 수축한다; 이어서 그것은 풀어지고 본래의 모습으로 회복되기에 앞서 하나의 팔면체가 되는 그것의 수축을 이어간다.

지터버그는 이와 같은 실제적으로 하나의 구조가 아닌 연속적인 동작에 놓인 파동하는 에너지 시스템인 것이다. 이것은 중심점 주위에서 먼저 한 방향으로 그리고 이어서 다른 방향으로 모든 방향으로 수축하며 확장하고, 그것들이 형태로 결정을 만들기에 앞서 움직이는 물체의 일종의 역동적인 모델이다. Levin은 심장, 방광, 그리고 자궁의 퍼내는 동작을 위한 하나의 모델로서 지터버그를 제안했으며 (Levin, 2006), 아마도 이것의 훨씬 전에, 거기에서 태아의 심장 세포들은 율동적으로 수축하며 심장이 하나의 분명한 실체로 성립되기 전에도 혈액을

② 역자주: 1930년대 이후 유행한 춤의 한 형태로 다리와 전신의 빠른 움직임을 이용하는 춤의 한 형태로 우리나라에서는 지루박이라는 춤의 형태로 알려졌으며 토목에서는 콘크리트를 다져주는 큰 다짐기계를 말한다. 저자는 입방팔면체의 끊임없이 수축하고 확장하는 모습을 비유적으로 지터버그라 한 것으로 생각된다.

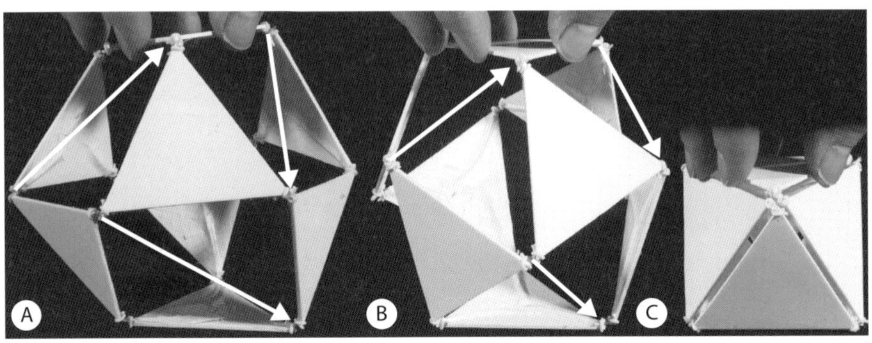

그림 2.18
지터버그의 한 모델은 다음을 보여준다: A. 상이한 축 주위를 돌고 있는 벡터 평형의 삼각형; B. 그 시스템은 본래의 '상태'로 회복되기 전에 이십면체 단계를 통해서 C. 팔면체로 수축한다.
© Rory James

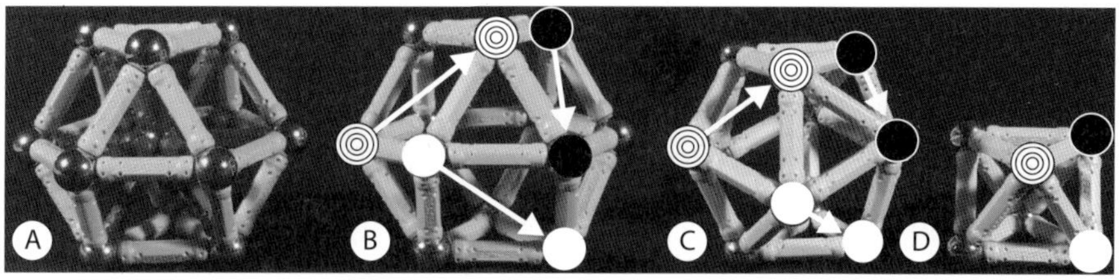

그림 2.19
지터버그의 상이한 기하학적 단계의 한 모델: A. 입방팔면체 (비교를 위해서); B. 벡터 평형; C. 이십면체; D. 팔면체. 화살표는 그 구조물이 수축하므로 그 내부의 변화를 나타낸다; 그리고 백색, 검은색 그리고 동그라미친 구체는 각각 함께 수렴하는 이러한 에너지 시스템 안에서 지점들이 된다.

순환시키는 것을 시작하게 된다 (Levin, 2014).

이것들 모두는 생체장력통합성을 설명하는 장황한 방식인 듯 보이지만 이것은 그 위에서 모든 자연의 구조물이 형성되는 그리고 그것들의 기능이 더 잘 이해될 수 있는 기반인 것이다. Fuller는 자연의 설계 원리가 역동적인 지터버그와 장력통합성 개념을 통해서 다면체의 형태들의 전환에 포함되었다는 것을 이해했으며, 다음에 관심이 있었다. "...물리학과 형이상학의 세계 사이에서 교차점을 찾아보는 것, 대칭성과 비대칭성의 굽이치는 연속성" Bonnie de Varco (1998, III, 4쪽); Snelson은 이어서 장력통합성을 통해서 모두가 볼 수 있도록 구조적인 간결함의 아름다움을 보여주었다 (Heartney, 2009).

3 보이지 않는 힘의 균형

The balance of unseen forces

측지학은 모든 두 개의 사건들 사이에서 가장 경제적인 연관성이다.
R. Buckminster Fuller (1975, 702.01).

Fuller는 "*올바르게 이해된다면, 태양계로부터 원자에 걸쳐 모든 구조물은 장력통합성 구조일 것이다*"고 주장했다. R. Buckminster Fuller (1975, 700.04). 불행스럽게도 그는 자신이 말하고자 하는 세부 내용을 혼란스럽게 만드는 장황한 설명을 던지는 습관을 갖고 있으며, 대담할지라도 이러한 주장은 많은 혼란을 야기했다. 만약 장력통합성이 모든 곳에 존재한다면, 각별하게 그러한 생각에 대한 핵심은 무엇인가?

우리는 이것을 원자-이하의 소립자의 수준에서부터 전체 우주에 걸친 물리적 세계 안에서 존재하는 크기의 광대한 범위를 관찰하므로 답할 수 있지만, 우리는 Fuller의 주장을 그 전체 범위의 중간쯤에 위치한 우리의 시점에서부터 반드시 고려해야 한다. 우리는 단단한 물체의 실상을 관찰하지만 그 물체를 이루고 있는 원자가 대부분 비어있는 공간이란 것도 알고 있으며; 우리는 그 내부에 존재하는 힘을 볼 수 없겠지만, 우리는 그 힘이 거기에 반드시 존재한다는 것도 알고 있다. 우리가 '고체의' 그리고 '비어있는' 이라고 말하는 것 사이에서 그 차이는 우리의 관점에서부터 나오며, Fuller의 천재성은 그가 이러한 힘들이 작용하는 그 방식을 이해했다는 것이다.

모든 자연의 구조물은 물리학의 동일한 기본법칙을 따르며, 그 법칙이란 그것들을 함께 묶어주는 힘의 균형이다 (Fuller, 1975, 641.00). 원자는 결정과 분자를 형성하며 서로 간에 그것들을 자체적으로 장력통합성의 구조물로 만들어주는, 인력과 척력이란 힘을 통해서 관계 맺으며 (Zanotti & Guerra, 2003; Edwards와 동료, 2012); 그렇지만 이것은 문설주[③]도 역시 반드시 그렇게 생각해야 한다는 것을 의미하지 않는다.

[③] 역자주: 문을 끼워달기 위해서 문의 양쪽에 세운 기둥

이러한 물리학적인 원리는 하중부하의 한 가지 형태만을 포함하는 개별적인 구성요소와 함께, 각각 긴장 (당김)의 힘과 압박 (밀어냄)의 힘을 대표하는 당김줄과 버팀목을 사용하는 간단한 모델로 설명될 수 있다 (Fuller, 1975, 720.00; Edmondson, 2007, 259쪽) (그림 3.1). 그것들은 자체의 구조적인

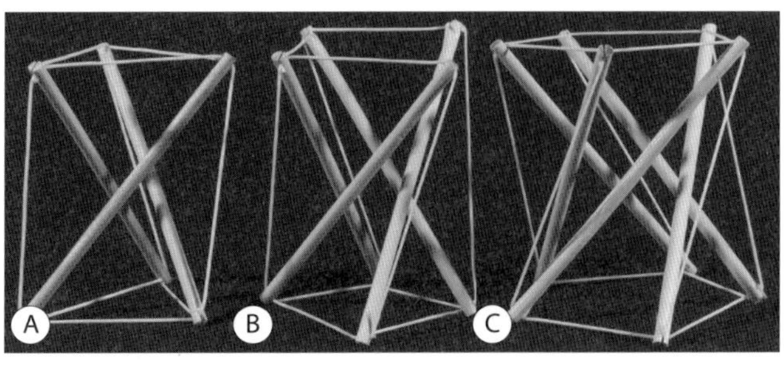

그림 3.1
가장 단순한 장력통합성 모델 - 여기서 보여준 모든 것은 오른쪽-방향으로 비틀림을 갖는다 (왼쪽과 오른쪽 우세성 사이의 구분은 표준 협정이다). © Rory James
A T3-프리즘; B. T4 프리즘; C.T5-프리즘

요소들이 가장 최단 거리에서 이어져있기 때문에 측지선이며; 그것들이 더 이상 단순한 구성을 얻을 수 없기 때문에 꽉 채워진 것이며; 그것들은 최소-에너지의 안정적인 상태에서 자동적으로 균형을 이룬다. 장력통합성 모델은 그것의 가장 단순한 형태로 구조물을 축소시키며, 막대와 당김줄 만이 그것들 내부에서 작용하고 있는 힘 벡터의 본질적인 표현이다. 이어서 무한한 수의 복잡한 구성이 가능하겠지만 그것들 모두는 하나의 기본적인 모델인 장력통합성 프리즘으로부터 파생된다 (Pugh 1976; Motro, 2003, 39쪽).

장력통합성 모델 (Tensegrity model)

T-프리즘 (T-prisms)

T3-프리즘은 하나의 중심축 주위에서 비틀려진 세 개의 버팀목, 그것들 각 말단부에서 함께 이어주는 일종의 삼각형 모양의 당김줄을 보유한 가장 단순한 장력통합성 모델이다 (그림 3.1a). 이것은 T4-프리즘, T5-프리즘 등처럼 더 많은 버팀목의 추가로 연속되는 무한한 연쇄물의 첫 번째이다. 비록 그것들이 '프리즘'이라고 불릴지라도, 그것들 모두는 그 단순한 공식에 일치하는 좌측이나 우측-우선의 비틀림 또는 나사선모양을 보유한다 (Kenner, 1976, 8쪽):

비틀림의 각도 = 90° − 180°/n 여기서 n = 버팀목의 수

그러므로, T3-프리즘은 그것의 상부와 하부 말단 사이에서 30°의 비틀림을 보유하며 T4-프리즘은 45° 비틀림을 보유한다. 흥미롭게도, DNA의 안정적인 나노-구조는 단순한 T3-프리즘을 기반으로 하며, 플라톤의 입체도 생체 밖에서 자발적으로 조립될 수 있으며 (Liedl과 동료, 2010) 나노공학에서 잠재적인 유용성을 보유한 발견이다. Fuller는 T3-프리즘을 장력통합성의 팔면체 (여섯 개의 연결점/꼭지점)라고 언급했으며 (Fuller, 1975, 724.10) 그것은 네 겹 (T4), 다섯 겹 (T5) 그리고 여섯 겹 (T6) 등으로 뒤따르는 단일체, 삼중체 그리고 세발 받침으로도 알려졌지만; T-프리즘의 전반적인 모습은 실제로 *역프리즘* (antiprisms)으로 알려진 측지선적 모양의 한 형태의 모습과 실재로 일치한다!

T-프리즘은 그것들이 회전 대칭성의 단일한 축을 보유하기 (즉, 그것들을 형성하는 버팀목과 당김줄에 유사한) 때문에 *원통형의* 장력통합성으로도 분류되었다. 버팀목의 수를 증가시킴은 그것들이 그 원통모양의 외부를 조금 더 향해서 한정되며 일종의 작은 관모양의 '벽'을 형성하며 서로의 끝부분이 합쳐질 때 그것들은 T-나선형으로 알려진 일종의 쌓임 (무더기)을 형성한다 (그림 3.2).

T- 나선형 (T-helixes)

장력통합성 나사선은 금속 스프링처럼 연속되지 않으며, 생물학에서처럼, 분리된 여러 부분들과 함께 관 모양을 형성하며; 각각의 당김줄과 버팀목은 보다 작은 나사선에서부터 만들어질 수 있으며, 그것은 이어서 일종의 구조적인

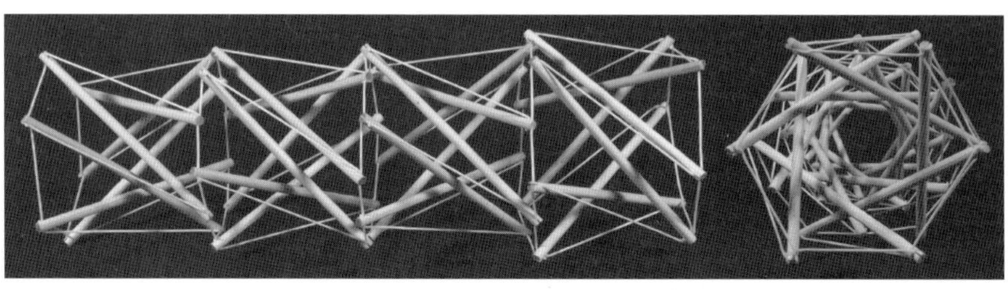

그림 3.2
'속이 빈' T-프리즘을 형성하는 네 개의 우측우선의 T6-프리즘의 분자사슬 © Rory James

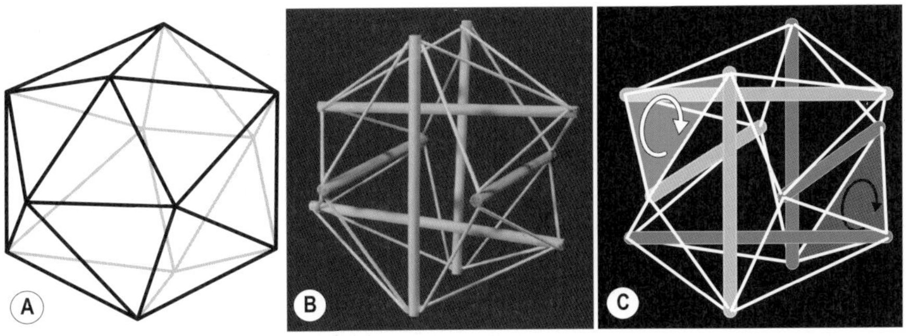

그림 3.3
A.이십면체; B. T6–구체 또는 T–이십면체 © Rory James; C '당김의 삼각형'에 의하여 강조된 세 개의 버팀목 그룹은 우선향의 비틀림을 형성하며 (밝은 화살표) 좌선향의 비틀림을 보유한 반대 그룹 (이 모델의 다른 면으로부터 보여질 때 어두운 화살표)

수직계층 안에서 훨씬 더 작은 나사선으로부터 만들어진 부분들을 담고 있다. 그 무더기 안에서 순차적인 분절들은 동일한 또는 반대의 나사선 모양을 보유하며, 이것은 자체의 물리적인 특성에 영향을 주며 같은 나사선모양의 분절을 보유한 T–나선형은 늘려지거나 압박될 때 비틀릴 수 있을 것인 반면, 번갈은 나사선모양들을 보유한 T–나선형은 이것에 저항할 것이며 – 이것이 생물학적 관의 기능에서 중대한 특성인 것이다. 기본적인 삼중나선 (그림 2.8, 17쪽), 장력통합적 나사선 그리고 복잡한 생물학적인 나사선모양들 사이에서 측지선의 그리고 구조적인 연결은 6장에서 설명되겠지만, 그러는 동안 T3–프리즘은 또 다른 묘책을 숨겨두었다.

T6–구체와 장력통합성–20면체 (T6–sphere and tensegrity–icosahedron)

T6–구체 또는 T–20면체 (그림 3.3)는 장력통합성 물체의 구형들 중 가장 단순한 것이며 (Kenner, 1976, 11쪽) 그것의 구성요소 각 부분들 모두가 20면체와 구체처럼 하나의 중심 점 주위에서 균등하게 공간을 만들고 있기 때문에 이와 같이 명명되었다 (Fuller, 1975, 717.00; Edmondson, 2007, 283쪽).

이러한 모델은 서로 간에 90°로 매달린 나란한 버팀목의 세 쌍을 확실하게 보여주며, 이것은 플라톤의 도형 모두가 보유하는 정육면체 대칭성 세 개의– 축과 일치하지만, 이러한 관찰은 그것이 생물학에 적용될 때 오해된다. 그 여섯 개의 버팀목을 각각의 버팀목이 서로 간에 90°를 이르며 키랄 비틀림을 형성하는 세 개의 상이한 집단으로 간주하는 것이 훨씬 더 유용하며 대립한 그룹에서의 버팀목은 상이한 비틀림을 보유한다 (그림 3.3c) (Fuller, 1975, 400쪽). 그 버팀목 말단부 (마디)를 이어주는 '당김의 삼각형'은 이어서 두 개의 대립하는 그룹을 강조하며, 거기에서는 버팀목의 상이한 조합에서 형성된 그 각각과 함께 이러한 그룹의 네가지 형태가 존재한다. 좌선향의 및 우선향의 나사선 모양 (T3–프리즘의 필수적인 쌍이 되는) 모두는 그러므로 균형이 잡혀있으며 나사선의 비틀림을 구체의 모든–대칭성과 이어진다; 그리고 그것의 다중적인 대칭성은 그것을 훨씬 더 복잡한 생리학적인 모델을 만들어줌에서 지극히 유용한 것으로 만든다.

좀 더 명료하게, T6–구체가 비록 확장된 8면체 (Pugh, 1976, 26쪽; Edmondson, 2007, 283쪽) 그리고 감소하는 입방팔면체 (reducing cuboctahedron)라고 언급될지라도, 이것은 그 버팀목 끝부분 (마디)이 20면체의 꼭지점과 거의 일치하기 때문에 장력통합성–20면체로서 가장 잘 알려져 있다. 이러한 상이한 명칭에 대한 이유는 이러한 특별한 모델이 팔면체 시기를 향해서 모든 방향에서 수축하며 입방팔면체 (cuboctahedron)를 향해서 확장하는 지터버그 (jitterbug: 그림 2.18과 2.19, 22와 23쪽의)의 이십면체의 시기와 매우 밀접하게 일치한다는

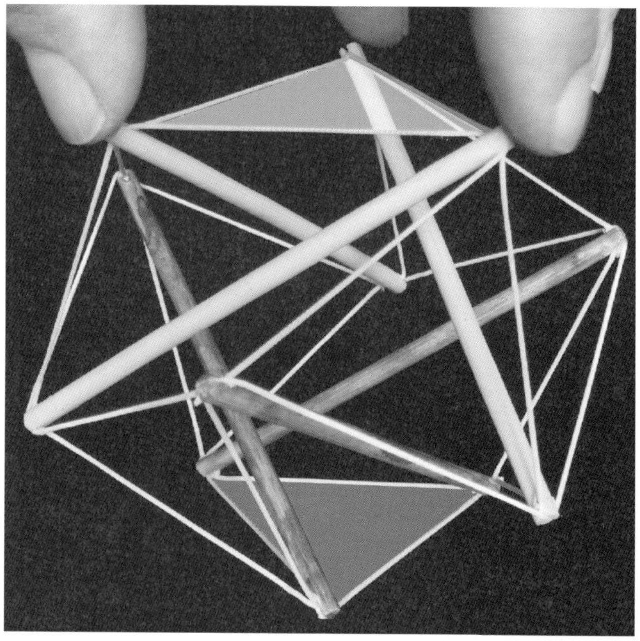

그림 3.4
T-이십면체의 반대 쪽 '긴장의 삼각형'을 서로를 향해서 밀어주는 것은 하나의 중심점 주위로 그 전체 구조물이 움츠러드는 것을 유발하며, 지터버그의 파동하는 특성을 설명한다 (22와 23쪽에서 그림2.18과 2.19를 참조). © Rory James

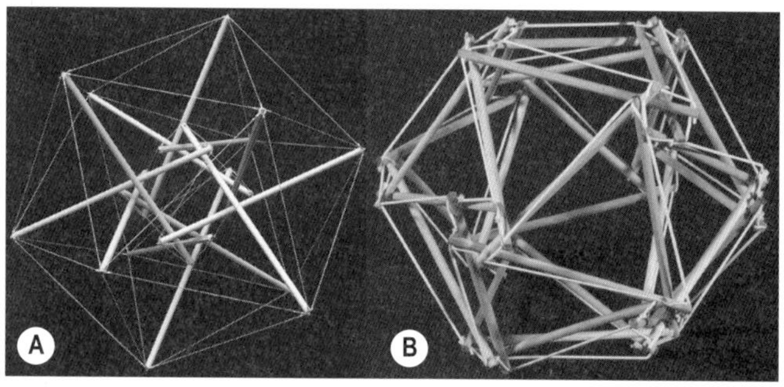

그림 3.5
A. © Marcelo Pars의 승인하에 실은, 이십면체의 꼭지점과 정확하게 일치하는 12개-버팀목 장력통합성 모델; B. T30-이십면체, © Rory James.

것이며 Levin이 생물학을 모델화함에서 그것의 유용성을 묘사한 것은 바로 특별히 이러한 관점에서부터였다 (Levin, 2002). 기타 배열은 이십면체의 꼭지점에 정확하게 일치하는 마디를 보유할 수 있으며 (그렇지만 구조적으로 훨씬 더 복잡한), 30개-버팀목 모델과 함께, 장력통합성-이십면체로서도 언급된다 (그림 3.5) (Edmondson, 2007, 280쪽; Pars, 2014). 그들 모두는 장력통합성 모델에서 선천적으로 존재하는 가능성의 다양함을 설명한다.

장력통합성-이십면체는 "*...구체 곡면 주위에서 균등하게 늘려진 압박력과 긴장력 사이의 완벽한 균형으로, 장력통합성 구체는 모든 측지학의 시금석인, 역동적 강도의 특성을 시각적으로 재현하는 가장 신뢰할 수 있는 일시적인 형태이다. Fuller에게 이것은 바로 물질의 사용에서 최적한 효율성의 완벽한 인간이-만든 설명인 것이었다.*" Bonnie G. de Varco (1997, IV 4쪽).

장력통합성의 단순한 복잡성 (Simple complexity of tensegrity)

장력통합성 모델은 두 개의 기본적 구성요소인 당김줄과 버팀목으로 만들어지며, 자체의 크기에 비해서 놀랍도록 강력하고 가벼우며 - 그러면서도 그것들은 하중이 부여될 때 무엇보다 강력하게 된다! 그 버팀목은 당김줄의 당겨진 그물망 내부에 '떠 있으며' 최소의 힘으로 모양을 변화시킬 수 있으며 본래의 형태로 자동적으로 복귀할 수 있는 하나의 역학적인 단위로 짝을 이룬다. 당겨진 줄은 항상 자체의 길이를 최소로 줄여 주려고 시도하며 (마치 고무줄처럼) 그리고 단단한 버팀목은 그것들이 당김줄이 줄어들 수 있는 그 양을 한정하며, 장력통합성 시스템이 그 자체를 평형의 가장 안정적인 자세로 평형 (최소-에너지)을 잡게 되는 것은 이러한 두 가지 요소 (짧아짐과 그것의 제약요소)들 사이의 상호작용인 것이다.

반드시 개별 당김줄은 당김을 그리고 모든 버팀목은 압박을 받아야 하며, 이러한 힘들이 직선상에서 작용하기 때문에 (측지선), 그 구조적인 구성요소들은 자체의 고유한 기능에 최적화될 수 있는 것이며; 이것은 그것들 모두가 길고 가는 그 이유인 것이다. 장력통합성은 구조물을 자체의 가장 단순한 형태로 줄여주며, 궁극적으로 장력통합성 구조가 그것들을 함께 잡아주는 보이지 않는 힘의 물리학적인 표현이기 때문에, 상이한 구성요소로 압박력과 긴장력 (당김)의 구분은 이러한 모든 힘들이 그 당김줄과 버팀목을 통해서 가시적일 수 있다는 것을 의미한다.

구조와 에너지 (Structure and energy)

구조와 에너지 사이에서 이런 고유한 연결은 장력통합성의 한 가지 중대한 특징이며, 생물학이 구조형성의 동일한 규칙 (측지선의 기하학, 치밀한-쌓임 그리고 최소의 에너지)에 의하여 영향을 받기 때문에, 살아있는 유기체에도 역시 반드시 적용된다는 것이 추론되었다. (Robbie, 1977; Levin, 1981). 비록 뼈를 압박의 버팀목으로 그리고 근육은 당겨진 당김줄로서 생각하는 것 그리고 이러한 막대-와-당김줄 모델의 대부분이 유사한 크기에서 만들어졌을지라도, 생물-장력통합성의 핵심은 다양한 크기 단위의 구성요소들 사이에서 구조적인 그리고 기능적인 독립성이 된다. 상이한 구성요소 안으로 긴장력과 압박력의 효율적인 분리는 각각의 구조가 오로지 하중 그 자체의 특수한 유형을 받쳐주는 것이 가능해야 할 필요가 있다는 것을 의미한다. 이것은 또한 구조적인 수직계층을 형성함에 의하여 훨씬 더한 물질적인 효율성을 만들 수 있으며, 거기에서 개별 당김줄과 버팀목은 그 자체를 T-나사선모양들 또는 T-이십면체들과 같은 보다 소규모의 장력통합성의 사슬로부터 만들게 된다 (그림 3.6과 3.7).

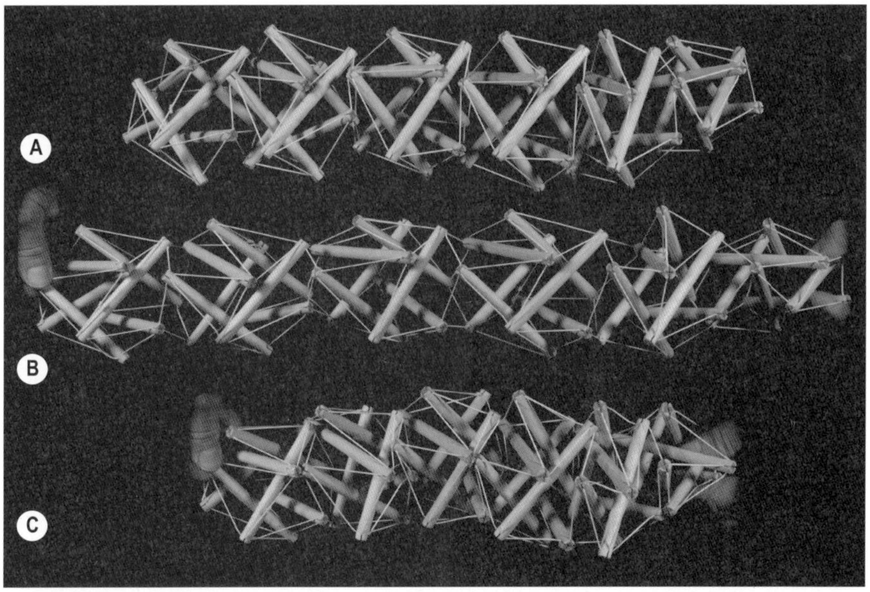

그림 3.6
A. 장력통합성 이십면체의 일종의 규격화된 조립식의 사슬은 하나의 당김줄 B를 형성하도록 늘려질 수 있거나, 훨씬 더 큰 수직계층의 모델 C 안에서 하나의 버팀목을 형성하도록 압박될 수도 있다. © Rory James

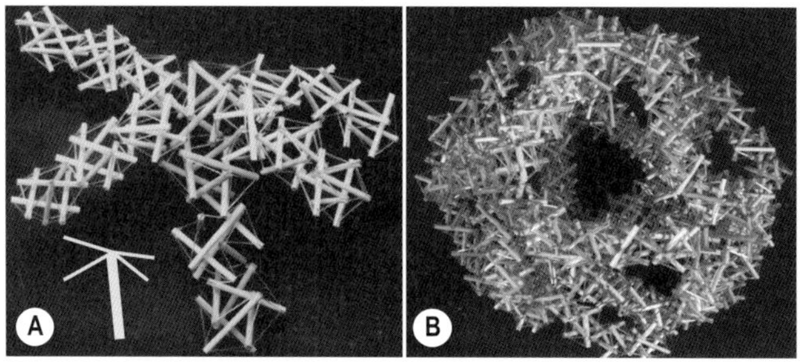

그림 3.7
A. 하나의 버팀목과 네 개의 케이블을 보유한 하나의 마디 (아래 왼쪽)가 자기-유사한 구조적 수직계층 안에서 장력통합성 이십면체의 연속으로서 모델화되어있다;
B. 보다 작은 T-이십면체의 사슬로부터 만들어진 개별 당김줄과 버팀을 보유한 하나의 완전한 '6-버팀목' 장력통합성 이십면체
© Rory James

구조상의 수직계층 (Structural hierarchies)

구조상의 수직계층은 생물학에서 사실상 모든 곳에 존재하고 있는 것과 함께 장력통합성 구조형성의 선천적인 능력인 것이다 (Fuller, 1975, 740.00). 그것들은

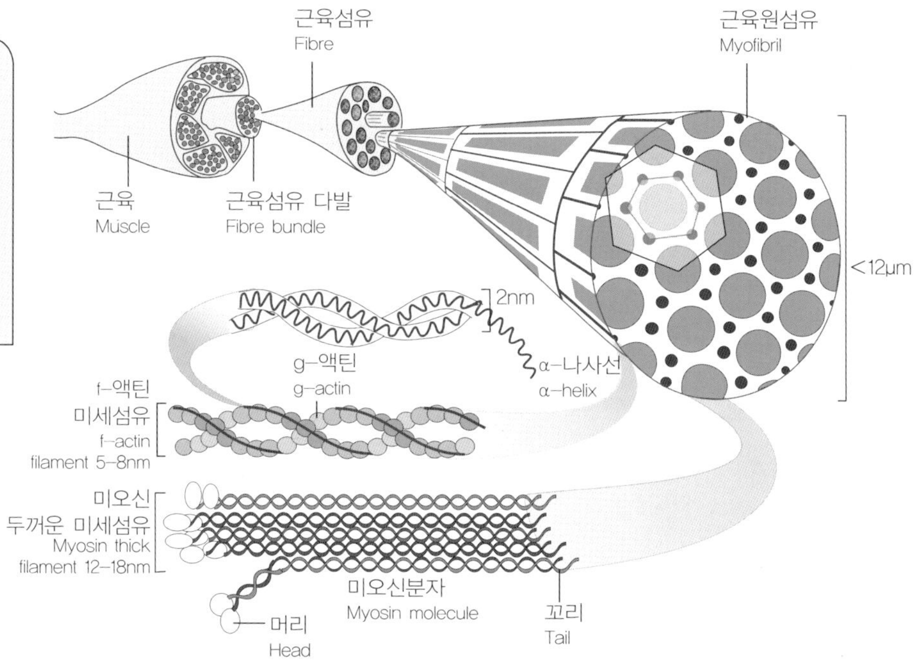

그림 3.8
근육 내부의 구조적인 수직계층; 근육원세포 내부에서 액틴과 미오신 나사선의 나선모양과 육각형의 치밀하게-쌓인 배열에 주목하라.
© Scarr로부터 허가됨. 2010, Elsevier

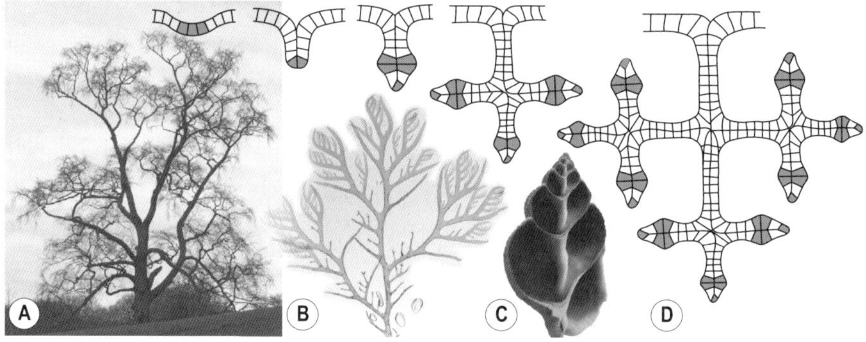

그림 3.9
자기-유사성의 프랙탈-비슷한 자연의 모습: A. 나무; B. 해초; C. 복족류 (배에 발이 달린) 조개; D. 선택적 세포의 성장을 통한 조직 형성 (Huang, 1999로부터 허가됨)

무게를 줄여주며, 축적하는 구성요소들을 위한 에너지-효율적인 수단을 제공하며 (Lakes, 1993), 잠재적인 손상의 스트레스를 분산시키며 (Gao와 동료, 2003; Gupta와 동료, 2006) 하나의 단위로서 작용하는 전체 시스템과 함께, 가장 단순함에서부터 가장 복잡한 모든 수준들을 기능적으로 이어준다 (그림 3.8). 그것들이 가장 에너지-효율적인 구조형성이며, 그러한 프랙탈 비슷한 자기-유사성이 자연에서 일종의 잘 알려진 사례로서 식물의 가지 성장 (Weibel, 2009), 기관지의 그리고 동맥의 '계통도' (Zamir, 2001) 등과 함께 모든 성장과정의 이면에 놓여있다 (Weibel, 1991; Jelinek과 동료, 2006) (그림 3.9).

모든 다른 것들을 위한 패턴 (A pattern for all the others)

원자의 수준에서, 인력과 척력의 힘 사이에서의 상호작용은 원자들이 단단한 결정체와 같은 가장 안정적이고 에너지-효율적인 구조형성으로 자발적으로 모이도록 만든다; 플라톤의 구체와 등방성의 벡터 매트릭스는 그것들이 크기에서 증가할 수 있는 그리고 동일한 기본적인 모양을 유지할 수 있는 그 방법을 보여준다 (7쪽에서 그림 1.7; 16쪽의 그림 2.7; 17쪽의 그림 2.10과 20쪽의 그림 2.14).

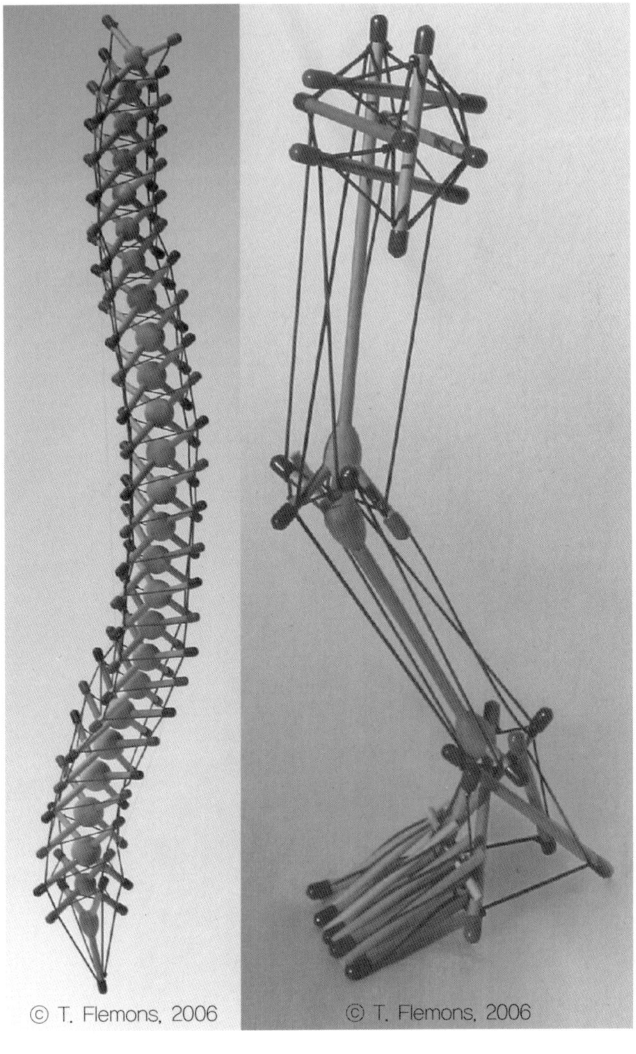

그림 3.10
척추와 다리의 모습으로 보여준 장력통합성 모델. © T. Flemons, 2006에서 허가됨 (Flemons, 2007, 2012)

분자도 역시 동일한 조합의 법칙에 의하여 영향을 받으며 그 자체의 선천적으로 장력통합성 구조물인 것이다 (Zanotti & Guerra 2003; Edwards와 동료 2012); 그리고 그것들의 유연성은 그 자체가 보다 고도의 크기 단위에서 더욱 더 복잡한 구조물을 형성하도록 함께 모이도록 허용한다.

당연하게 단순한 측지학적 모습의 자기-조합을 지배하는 동일한 물리적인 법칙 (Denton과 동료, 2003)은 더욱 더 복잡한 생물학적 시스템의 형성에 영향을 미치게 되겠지만 (Fuller, 1975, 220.04; Levin, 1995; Ingber, 1998), 그것들 내부에서 그 모든 힘들 사이에서 상호작용을 따르도록 전통적인 방법을 사용함은 거의 불가능하며, 그것이 바로 이러한 막대-와-연결줄 모델이 그렇게도 중요한 이유인 것이다. 그것들은 장력통합성 구조와 생물학적 구조의 유사한 비선형적인 동역학은 *그것들이 얼마나 복잡하게 될지에 상관없이*, 다중의 크기 단위를 통해서 비교될 수 있는 것을 가능하게 만든다!

다음 장에서는 단순한 장력통합성 모델이 복잡한 생물학에 대한 우리의 이해를 변화시키는 방법의 몇 가지 사례를 제공하며 (그림 3.10); Levin은 그것들이 그렇게도 심한 차이를 만드는 그 이유가 장력통합성이 고전적인 역학의 인간이 만든 규칙에 의하여 한정되는 것이 아니며, 또 생물학에 의하여도 한정되지 않는다는 것을 강조했다 (Levin, 2006).

4 역학에서의 문제점

The problem with mechanics

생물학적 구조는 그 자체의 본질적인 면에 의하여 무작위하며, 비선형적이고 복잡하고 예측할 수 없는 것이다.... (Levin, 2006, 79쪽).

장력통합성은 자체 특성의 특별한 조합으로 인해서 인간이 만든 기타의 구조물과는 다르다. 비록 Snelson 조각상의 발달과 Fuller의 저서가 그것을 앞세운 영감이었을지라도, 장력통합성은 거의 전적으로 소속된 전문가의 영역으로 남아있었으며 그러므로 그것이 널리 인식되기 위해서는 어느 정도의 시간이 필요했다.

건축가로서 Buckminster Fuller는 협동적인 기하학에 대한 자신의 체계를 강력하게 주장했으며 석조건축 구조물에 대한 강하고, 저렴하며 경량의 대안으로서 측지선의 둥근천장에 집중했지만 그는 또한 그것들을 상당한 논란을 야기했던 장력통합성으로서 간주했다 (Fuller, 1975, 703.03). 측지학적 둥근천장의 모양은 이십면체를 기반으로 하며 삼각형 모양의 버팀목의 자체 구조형성으로 인해서 안정적으로 유지되며 (7쪽과 8쪽에서 그림 1.7과 1.8), 그 버팀목은 당김과 압박의 힘을 '가둬주며', 그 힘들을 그 구조물 전반으로 분산시킨다. 비록 힘의 이러한 균형이 장력통합성을 특징짓는 것의 한 부분이며, 측지선적 둥근천장 구조물 내부에서 원자들은 확실하게 그와 같이 고려될 수 있을지라도 (Connelly & Back, 1998), 그 전반적인 구성이 거시적인 단위에서는 지극히 상이하다는 것 그리고 그것이 일종의 장력통합성 구조물인가 아닌가에 대한 논쟁은 아마도 한동안 지속될 것임이 자명하다.

구조적인 그리고 기계적인 공학자들은 최근 자체의 놀라운 특성으로 인해서 막대-와-연결줄의 장력통합체에 더 많은 흥미를 보이며 (Motro, 2003; Jauregui, 2010), 공간의 탐색 등에서 사용하기 위한 로봇 구조와 교량 등을 만들고 있지만, 이것은 흔히 표준화된 구조물 설계에 더해진 '부분적인' 장력통합성으로부터 만들어진 잡종인 것이다. 진정한 장력통합성은 개별부위가 움직임 동안 모든 다른 것들의 위치에 영향을 주는 방법과 같이 연결된 다중의 구성요소들로부터 만들어지지만, 그것들을 조절하기 위하여 필요한 기계장치는 여전히 연구 중이며 조금은 멋진 복잡한 계산에 대한 정답이 요구된다 (Juan & Tur, 2008; Skelton & de Oliveira, 2009).

고전적 역학의 법칙 (Laws of classical mechanics)

고전적인 역학은 하나의 물체가 물리적인 힘에서 작용할 때 무엇이 발생하는가 결정하는 법칙의 체계에 의하여 지배되며, 이러한 법칙은 많은 사람들 가운데 갈릴레오 갈릴레이 (Galileo Galilei, 1564-1642) 그리고 아이작 뉴턴 (Isaac Newton, 1642-1727)에 의하여 16세기 이래로 만들어진 관찰로 주로 많은 발전을 이루었다. 그렇지만 고전역학이 대부분의 인간이 만든 공학적인 프로젝트에 대한 기반을 형성한 반면, 그것이 생물학적 장력통합성으로 적용될 때 많은 결점을 보유한다.

그림 4.1
다음을 따르는 물체에 대한 전형적인 스트레스-스트레인 곡선:
A. 고전적 역학
B. 장력통합성 및 생물학적 구조물의 비-선형적인 역학

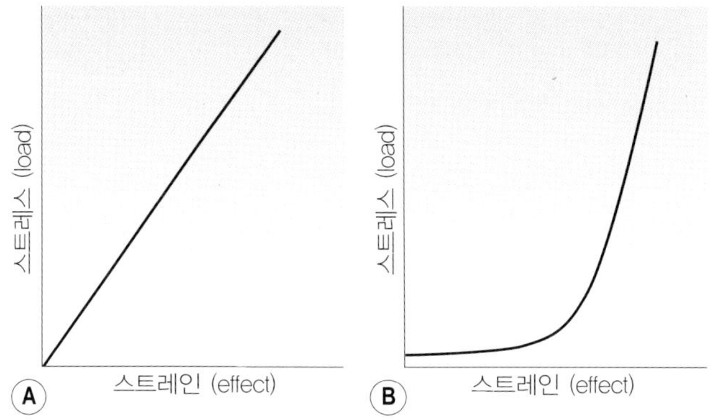

스트레스와 스트레인 (Stress and strain)

17세기 중 언젠가, Robert Hooke (1635-1703)는 어떤 물체가 늘려지거나 압박될 때 무엇이 발생하는가 조사했다. 그는 그 물체가 길이에서 변화하는 정도 (스트레인)가 적용된 그 힘 (스트레스)에 정비례한다는 것 즉, 거기에서 스트레스와 스트레인 사이의 직선적인 또는 선형의 연관성이 존재한다는 것을 효과적으로 주장하는 하나의 법칙을 만들었으며 (그림 4.1a); 이것은 한눈에 명백해 보이겠지만 항상 그런 것은 아니다. 장력통합성 모델과 생물학적 조직들은 자체의 스트레스/스트레인 곡선이 모두 비선형적 (그림 4.1b)이라는 것에서 이것과 다르며, 이러한 유사성으로 인해서 그것들을 서로 간에 함께 고려하는 것이 가치 있을 것이다.

크기를 키우기 (Scaling up in size)

Galilei는 한 물체가 크기에서 두 배로 커질 때 예를 들어, 건물의 높이를 두 배로 만들 때 그 건물이 서 있는 표면적은 제곱되고 그것의 용적 (그리고 질량)은 세제곱이 되어야 하는 사실처럼, 발생한 사실을 묘사하는 수단으로서 '제곱-세제곱 법칙'을 이미 제시했다 (Galilei, 1638) (그림 4.2). 이러한 법칙은 옆의 건물보다 높이가 두 배에 이르는 고층건물의 바닥이 반드시 그 무게에서 여덟 배의 증가를 견디기에 충분하도록 강해야하는가에 대한 이유 ($2^3 = 2\times2\times2 = 8$)를 설명하지만; 이것은 생물학에서는 반드시 그러한 것은 아니다.

공룡과 같은 커다란 동물이 이러한 규칙에 따른다면, 그것들은 자체의 무게에 의해서 붕괴되어야 할 것이며, 이러한 예외는 외견상의 역설로 이어졌다. 보다 작은 동물로부터 크기를 증대시킴은 공룡의 계산된 용적과 질량을 그것들의 다리뼈의 단면적보다 훨씬 더 높은 비율로 증가하도록 만들지만; 뼈의 압박 강도가

그림 4.2
한 물체의 높이를 두배로 만드는 크기에서 비례적인 증가는 표면적이 제곱화되며, 용적 (질량)이 세제곱되도록 만든다; 그렇지만 그것이 갈릴레이의 법칙을 따른다면, 지라화타이탄같은 커다란 공룡의 다리 뼈는 자신의 엄청난 무게 (<60톤)를 받칠 수 없었을 것이다.

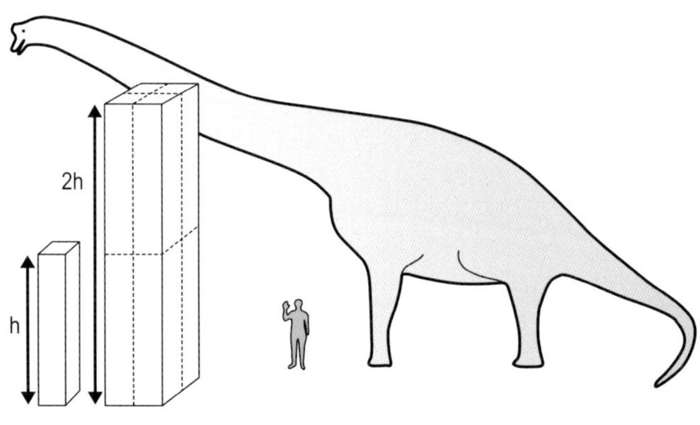

대체로 모든 동물들에서 비슷하므로, 그들의 다리는 무게에서 그렇게 엄청난 증가를 받칠 수 있도록 충분히 강하지 않을 것이다 (Levin, 2006, 69쪽). 이것은 그 공룡이 오래 살지 못했을 것 또는 제곱-세제곱의 법칙이 이러한 커다란 동물에 반드시 적용될 필요가 없다는 것을 의미하지만 화석 증거가 공룡들이 너무도 성공적이었으며 수 백 만년에 걸쳐 지배적인 동물이었다는 것을 보여주기 때문에, 후자가 더 알맞은 사례일 것이다. 그것들이 더 큰 뼈를 보유했을지라도, 뼈의 질량은 뼈 모양의 주된 결정요소는 아니다.

결과 (Consequences)

만약 살아있는 유기체의 행위가 고전적인 역학의 법칙을 따른다면, 그때 무거운 무게를 들어올림은 근육이 찢어지고, 디스크가 터지며, 척추가 부서지고 혈관이 터지는 원인이 될 것이다; 플라잉 피싱 (fly fishing)는 위험스러운 스포츠가 될 것이며 단순한 일상의 동작들은 모든 종류의 문제에 취약하게 될 것이다 (Levin, 2002). 거기에 더해서 Levin은 자궁과 방광은 그것들이 수축할 때 터질 것이며, 심장은 아마도 수축기 압력을 견디기 어려울 것이며 인간과 보다 큰 동물의 뼈는 움직임 중 쉽게 부러질 것임을 강조했다.

희망의 불꽃 (A glimmer of hope)

물론 건강한 조직은 거의 붕괴되지 않으며 그것들이 이러한 법칙에 의하여 한정되지 않기 때문에 이것은 부분적이다. 대부분의 인간이 만든 물체는 그것들이 스트레스를 받을 때 약해지며, 그 물체가 힘에서 더 증가한다면 변형되기 시작하며 결국 파괴되는 어느 시점이 존재하며, 이것은 그것들이 오로지 비교적 낮은 스트레인 수준에서 안전하게 기능하도록 설계된 것임을 의미한다 (때로는 10%만치 적은) (Gordon, 1978, 149쪽) (그림 4.1a). 장력통합성과 생물학적 조직은 그것들이 자신의 크기나 무게에 대하여 훨씬 더 높은 스트레인을 견딜 수 있음에서 다르며 (때로는 100%까지도) - 그림 4.1b에서 그 커브의 시작부분이 나타내는 것처럼 - 그리고 그것들은 실제로 힘이 증가하면서 보다 단단하고 강해진다.

뼈와 힘줄은 그러므로 훨씬 더 많은 양의 에너지를 저장하고 마치 스프링처럼 되돌려 줄 수 있다 (Biewener, 1998). 높은 스트레인을 받는 조직은 유연하고, 팽팽하고 완전하게 안정적으로 유지될 수 있으며, 만약 고전적 역학의 법칙을 따르도록 제한되었다면 터지거나 붕괴되었을 그 구조는 완전하게 안정적으로 유지된다 (Gracovetsky, 1992; Levin, 2006, 76쪽). 추가로, 장력통합성 모델과 생물학적 구조 모두에서 들어있는 그 내부적인 당김 (사전-스트레스)은 그 스트레스/스트레인 커브의 첫 부분이 결코 0에 이를 수 없음을 그리고 그 구조가 항상 '동작을 위해서 준비된' 것임을 의미한다 (Gordon, 1978, 156쪽).

스트레스와 스트레인 (원인과 결과) 사이에서 이러한 연관성은 고전적 역학의 대들보지만, 그것은 다른 형태를 보유할 수 있다. 예를 들어, Siméon Poisson (1781-1840)은 거기에서 대부분의 인간이 만든 물체가 전형적으로 0.2와 0.5사이의 비율에서- 즉, 스트레인의 양이 그 스트레스의 20%와 50% 사이에 놓일 때이지만 그것에 대하여 직각일 때 - 늘려질 때 가늘어지며, 눌릴 때 (압박될 때)는 가운데서 부푸는 특수한 스트레스/스트레인 관계 (푸아송의 비례:Poisson's ratio)에 주목했다.

그렇지만 장력통합성 모델과 생물학적인 조직은, 전형적으로 1.0에 접근하는 값을 갖는, 늘려질 때 보다 두꺼워지며 압박될 때 보다 가늘어지는 구조물 ('네가티브' 비율)과 함께, 빈번하게 상반적으로 작용한다 (Gordon, 1987, 161쪽). T-이십면체 (지터버그)의 모든-방향에서 확장과 수축은 이것의 중요한 사례가 된다 (Fuller, 1975, 724.31; Levin, 2002) (그림 2.18, 22쪽 그리고 그림 3.4 28쪽).

중요한 조각이 빠졌다! (Important bits are missing!)

고전적 역학을 통해서 생물학을 설명함에서 문제점의 한 부분은 이러한 법칙들 (훨씬 더 많이 존재하는 것들의)이 무생물에서 실험을 통해서 발견된 것들이라는 것이며, 살아있는 유기체의 '이상한' 행태는 '그 자리에 들어맞는 것' 또는 편의상 무시될 수 있는 그 무엇이라는 것으로 통상적으로 가정되었다. 그렇지만 사체실험의 결과들은 흔히 입증될 수 없는 가정 (Van der Wal, 2009)을 기반으로 하며 살아있는 조직이 모든 경우에서 상이하게 행동하기 때문에 '그저 좀 더 많은 자료'의 추가는 초점을 벗어난다. 추가로 오로지 비선형적인 곡선의 비교적 곧은 높은-스트레인만을 고려하며 그 시작 부분을 무시한 분석은 이것이 자체의 정상적인 역학적 그리고 에너지 효율적인 최적함에서 작용하고 있는 조직을 대표할 수 없기 때문에 잘못 이끌릴 것이다 (그림 4.1b). 비록 고전적 역학이 공학에 필수적이며 의료장비 등의 발달에서 중대한 역할을 수행했을지라도, 3차원의 유클리드 공간 안에서 그것에 작용하고 있는 힘과 물체 사이의 연관성을 설명하는 능력으로 인해서 그것이 중요하겠지만; 생물학은 유클리드 기하학에 의하여 한정되지 않는다 (Lighthill, 1986; Levin, 2002; McFadden, 2013).

기하학의 상이한 유형 (A different sort of geometry)

유클리드는 대략 BC300년 경에 살았던 그리스 수학자이며 평면 기하학의 논리체계 발달에서 유명했으며, 그것에서부터 파생된 모든 이론이 변하지 않은 실체의 일종의 절대적인 표현인 것으로 간주된다는 것에서 직관적으로 옳았다. 사실, 유클리드 기하학은 최근 19세기와 양자역학과 아인슈타인의 상대성이론 등이 기하학과 공간을 연구하는 다른 방식이 존재한다는 것을 밝혀주었던 20세기 초반까지도 본질적으로 변하지 않고 유지되었으며 (9장과 10장을 참조), 오늘날도 여전히 학교에서 가르치며 우리 일상 경험의 한 부분을 차지한다 (Fuller, 1975, 203.04). 고전역학은 그것이 당시에 알 수 있었던 유일한 체계였기 때문에 이러한 공간적인 체계 안에서 발달했으며, 생물학에 대한 그것의 적용은 피할 수 없었지만, 이것은 생체역학을 막다른 골목으로 이끌었으며 거기에서 생체역학은 다시 오로지 시작할 수 있을 뿐이다 (Levin, 2002).

생체역학 (Biomechanics)

정통의 생체역학은 기둥, 들보 그리고 외팔보의 시스템을 기반으로 하며 (고층건물과 교각처럼), 거기에서 뼈는 마치 벽돌더미처럼 서로 간에 차곡차곡 쌓여있고 (그림 1.5, 6쪽) 근육과 결합조직은 뼈를 마치 돛단배의 삭구장치처럼 조정하고 – '기둥과 아치'가 무게를 받쳐주며 물렁조직은 그것들을 부위별 단편적인-방식에서 움직인다. 그때 동작은 관절과 지렛대의 체계를 통해서 분석되며, 거기에서 뼈는 서로를 압박하며 각 관절은 다른 관절 및 그것을 함께

그림 4.3
팔꿈치에서 그 관절 작용력의 두 가지 구성요소 (JRFx와 JRFy)와 받쳐진 무게 (W), 근육 부착의 특정한 배열로부터 결과하는 힘을 보여주는 전형적인 아래팔의 자유물체도. 분석의 이러한 형태는 아래팔의 질량, 움직임 중 힘 변화의 영향, 다중관절성 근육과 결합조직의 영향 등을 무시하며 JRF가 회전의 한 가지 고정된 중심에서 효과적이라고 틀리게 가정한다. (Ethier와 Simmons, 2007로부터 허가됨)

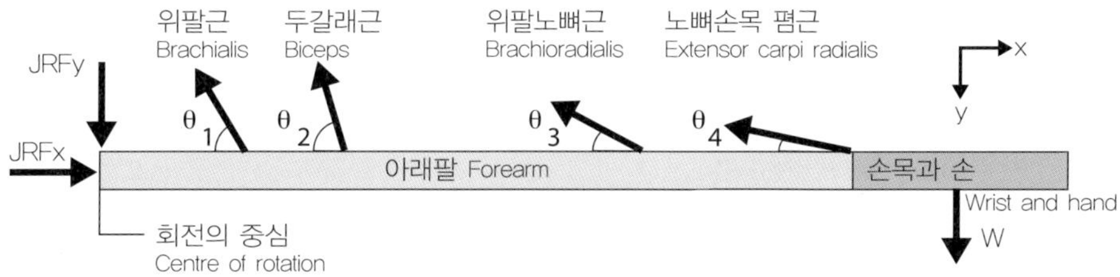

이어주며 둘러싸는 결합조직과 별개로 간주된다 (Standring 2005, 134쪽) (그림 4.3); 그렇지만 이러한 분석은 관절 기능의 전반적인 단순화이며 항상 불완전하고 일부 사례에서는 터무니없기도 하다 (Gracovetsky 1992; Levin 2002).

부러진 지렛대 (Broken lever)

단순한 지렛대는 어느 정도의 힘의 적용을 통해서 서로 간에 관계해서 움직이는 한 쌍의 막대 또는 '팔'로 이루어진 장치이다. 그것의 이점은 지렛대 받침으로부터 멀리 떨어져 실린 적은 하중이 그 지렛대 받침에 보다 가깝게 위치한 더 큰 힘과 균형을 이룰 수 있는 증폭기 효과에 있으며 (그림 4.3); 그리고 어떤 특정한 하중에 균형을 이루거나 움직이도록 요구된 그 실질적인 하중량은 그때 간단하게 계산된다. 예를 들어, 그림 4.4는 3미터 길이의 낚시대의 끝부분에서 2kg의 물고기와 균형을 이루도록 필요한 힘의 양을 보여주며; 그렇지만 허리에서 근육과 기타 물렁조직이 이러한 힘을 받쳐주는 것이 불가능할 것임은 곧바로 분명해질 것이다 (Hansen과 동료, 2006). 이러한 '자유-물체' 분석법은 척추를 일종의 단일한 기둥이라는 것을 가정하며, 사실 척추는 만약 그것이 지렛대체계의 한 부분이라면 아마도 심각하게 손상되어질 뼈, 근육 그리고 결합조직의 고도로 복잡한 배열인 것이다 (Levin, 2002).

지렛대는 굽힘 모멘트와 스트레스 집중을 발생시키며, 그러한 조직은 발달의 초기 단계에서 물질 피로를 통해서 붕괴하게 될 것, 그리고 진실로 지렛대의 종말이 될 것이기 쉽다 (Levin, 2006, 72쪽) (그림 4.5). 고층건물과 교각들이 비교적 딱딱하며 이러한 스트레스의 영향에 대항해서 반드시 강하게 보강되었을지라도, 생명의 유기체는 가볍고 유연하며, 거의 모든 자세에서 동일한 기능을 수행하며, 이것은 그것들이 역학의 상이한 체계를 함께 사용한다는 것을 의미한다.

그림 4.4
3미터 낚시대의 한 끝에 2kg 물고기가 허리 근육의 근력을 넘어서게 되는 균형의 힘을 요구할 것임을 보여주는 지렛대 시스템의 자유 물체 그림 (Levin, 1995로부터 허가됨)

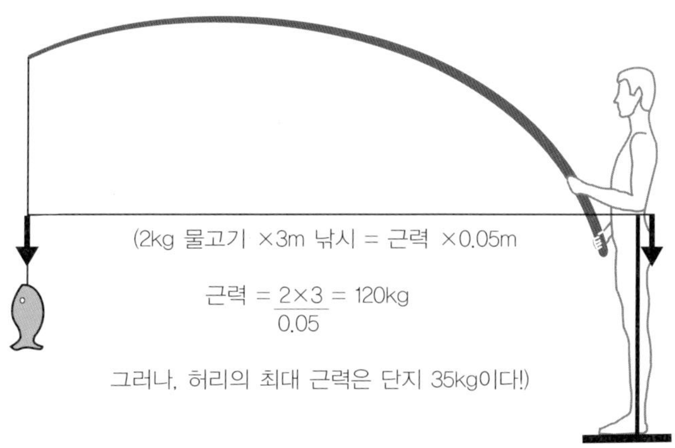

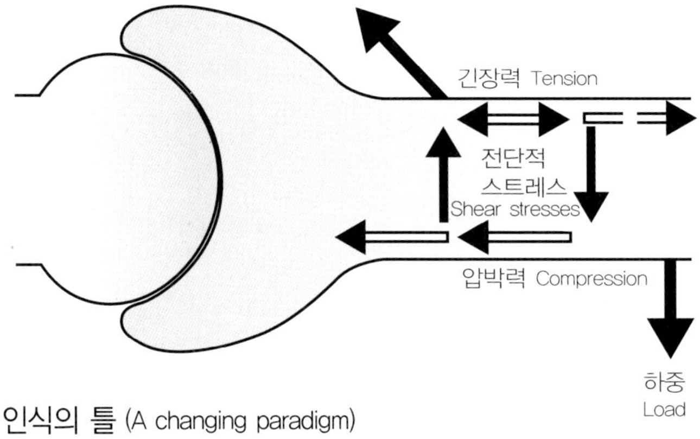

그림 4.5
그 하중부하가 뼈의 한쪽 말단부에서 늘려지는 그리고 반대 쪽 끝에서는 압박을 유발하는 긴장력과 압박의 힘 (빈 막대 화살표)을 만들게 되므로, 지렛대는 굽힘 모멘트를 그리고 잠재적으로 그 구조 자체의 내부에서 손상의 전단 스트레스를 발생시킨다.

달라지는 인식의 틀 (A changing paradigm)

정형외과 의사로서 Stephen Levin은 정상적인 뼈들이 자체의 관절 표면을 가로질러 서로 간에 압박되지 않는다는 것 그리고 물렁조직 내부에서 '떠 있는 듯' 보인다는 것을 알았으며 (Levin, 1981); 오래지 않아 뼈들이 고정된 축 주위에서 회전하지 않으며 그보다는 움직임 동안 지속적으로 달라지는 위치의 나선형의 궤도를 따라간다는 것도 역시 알려졌다 (6장과 7장) (Standring, 2005, 110쪽). 고전적 역학과 분리된 지렛대체계는 생물학적 동작의 복잡성을 설명하기에는 충분치 못하며 이제는 보다 철저한 설명을 제공하는 하나의 대안이 존재한다. 고전적 역학이 틀린 것이 아니며 그보다는 생물학을 설명함에서 그것의 가치가 이제는 시대에 뒤떨어진 것이다 (Levin, 2002)!

생체-장력통합성 (Bio-tensegrity)

인간은 중력의 위치에 상관없이 어떠한 자세에서도 상당히 동일하게 기능하며, 에너지의 관점에서부터 일종의 미리-당겨진 수직계층을 통해서 자체 해부학의 모든 부분을 통합하는 장력통합성 시스템은 분리된 막대, 기둥 그리고 지렛대의 스트레스-부여된 시스템에 의존하는 것보다 훨씬 더 매력적일 것이다 (Turvey, 2007).

생체장력통합성 체계는 자체의 동역학의 모든 측면을 보여주고 있는 막대-와-당김줄 모델과 함께, 단지 당겨진 '케이블'과 눌려진 '버팀목'이라는 두 가지 구성요소로 이루어지며; 그것들은 강인하고, 무게가 가벼우며 유연하며 노력의 최소한의 양으로도 모양을 변화시킬 수 있다. 또 다른 부분과 관계해서 한 부분의 위치에서 이러한 변화는 움직임을 특징지어주는 그 무엇의 한 부분이며, 그것이 목적을 가져야 한다면 반드시 일종의 조절된 방식에서 발생해야 하겠지만, 신경계가 이것의 모든 측면을 조율하는 것이 불가능함은 잘 알려져 있다 (Stecco, 2004, 31쪽). 장력통합성 모델은 구조 자체가 복잡한 움직임을 조절하는 것이 가능하다는 것을 보여주며, 이것은 그것들의 역학이 모든 상이한 부분들 사이에서 기하학적인 연관성을 기반으로 한다는 것 때문이다.

운동학적 사슬 (Kinematic chain)

비록 운동학적 분석이 고전적 역학의 한 가지로 고려될지라도, 그것은 여전히 생물학을 묘사함에서 자체의 유용성을 보유하며, 거기에서 다중 관절들은 구조 자체에 의하여 부분적으로 조절되는 통합된 움직임체계로 연계된다. 간단한

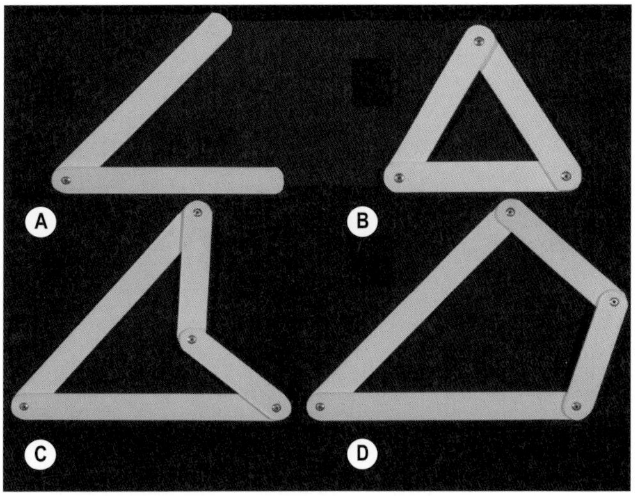

그림 4.6
'핀 박힌-관절들'과 함께 운동학적 사슬: A. 벌어진 2-막대
B. 폐쇄된 3-막대 (고정된 삼각형)
C와 D. 폐쇄된 4-막대의 다른 위치

2-막대 지렛대도 역시 이것과 연계되겠지만 (그림 4.6a), 우리가 이미 살펴보았듯, 그것이 고립된 그리고 열린 시스템이기 때문에 생물학적 관점으로부터는 많은 부적합함을 보유한다.

폐쇄된-사슬 운동학 (Closed-chain kinematics)

폐쇄된 운동학적 사슬은 그것들이 다중의 관절들을 모든 다른 것들에서 위치, 속도 그리고 운동 에너지에서 조절된 변화를 유발하고 있는 개별 관절들의 움직임과 함께, 그리고 기하학에 전적으로 의존하고 있는 한정할 수 있는 연관성과 함께, 동작을 허용하는 연속적인 역학적 고리로 짝지어 준다 (그림 4.6c 그리고 d) (Alfaro와 동료, 2004). 이러한 것들의 한 가지 전형적인 사례는 증기 작동의 당김기전에서 볼 수 있을 것이다.

또 다른 적용은 많은 운동학적 사슬 기전을 해변을 따라서 걷는 풍력작동의 '창조물'로 이어준 네델란드의 설치 예술가인 Theo Jansen에 의하여 만들어진 스트랜비스트 (Strandbeest)에서 살펴볼 수 있을 것이다.

이러한 폐쇄된-사슬의 가장 간단한 것은 (그림 4.6b) 3개의 막대와 3개의 관절을 보유하며 경직된 삼각형을 형성하고 - 자체의 선천적인 안정성과 모든 자연 모양의 기반이 되는 사면체, 팔면체 그리고 이십면체에 대한 그 기여도로 인해서 생물학적 기전에서 가장 중요하다 (2장). 지렛대를 좀더 공정히 다루기 위해서, 그림 4.6a의 두 개의 팔을 움직이는 부응하는 근육으로 그 막대 중 하나를 생각할 수 있겠지만, 이것은 여전히 그 자체에서 고립된 체계로 남게 된다.

물론 생물학적 '관절'은 핀 고정-관절 (그림 4.6)이라기보다는 상이한 역학적인 특성을 보유한 다수의 더 작은 '막대'들로 만들어진 개별 '막대'와 함께, 엄청난 복잡성과 상호연결된 수직계층 (그림 3.7, 30쪽)인 것이며 그것들이 당김과 압박의 힘에 반응하는 방식에 더욱 영향을 준다. 개별 막대는 뼈나 힘줄과 같은 수동적인 구조이거나 근육같은 능동적 동작 발생기일 수 있으며; 이러한 수직계층의 의미에서 '관절'이란 단지 '무릎' 또는 '팔꿈치'라기 보다는 뼈로 향한 근막, 널힘줄로 향한 근육섬유 등에서처럼 하나의 특정한 조직이 또 다른 것으로 향한 부착으로 언급된다.

그림 4.7
엔진의 어느 옆에서든 단일한 드라이브가 여러 개의 폐쇄된 그리고 상호연결된 운동학적 사슬을 통해서 바퀴와 짝을 이루는 증기 작동의 당김 기전

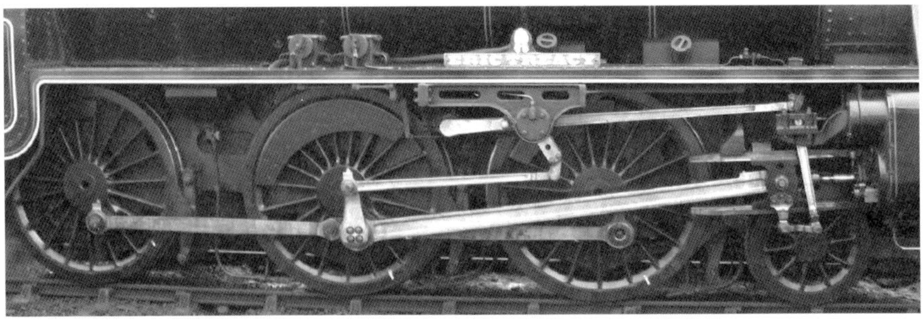

그림 4.8
A. © Theo Jansen에서 허가된 Theo Jansen의 스트랜드비스트 (Strandbeest) '창조물'
B. 많은 상호연결된 운동학적 사슬을 보여주는 유사한 모델 (Theo Jansen의 동의);
C. 다리 모양에서의 변화와 움직임을 조절하는 기본적인 3 및 4-막대 운동학적 사슬

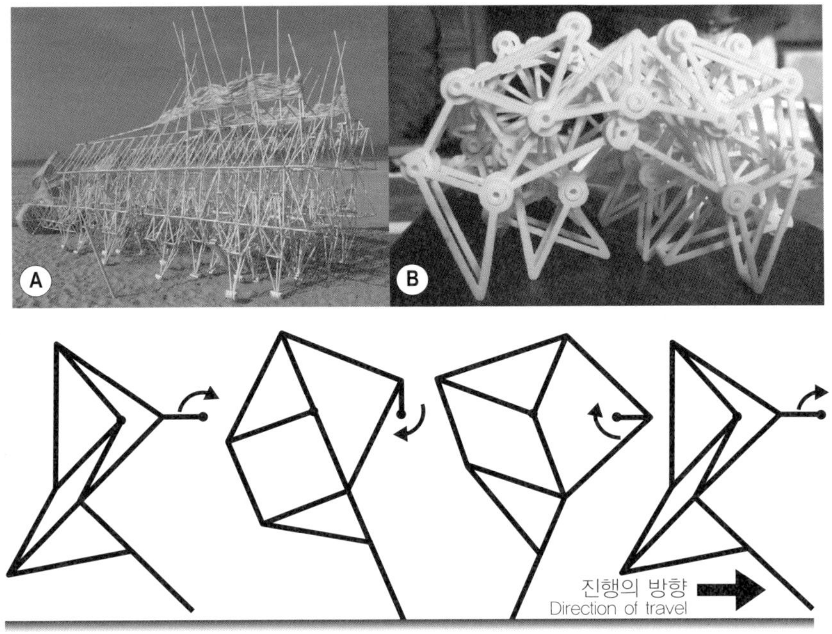

장력통합성 운동학 (Tensegrity kinematics)

Levin은 장력통합성 당김줄과 버팀목도 역시 폐쇄된-사슬의 운동학적 체계의 막대를 형성한다는 것, 그리고 그것들이 '4-막대'가 모습을 변화시키도록 허용하는 연관적인 안정성을 제공하고 있는 그 '3-막대'와 함께 모든 방향에서 공간을 채워준다는 것을 지적했다 (Swartz & Hayes, 2007; Levin, 2014) (그림 4.9). T-이십면체 '지터버그'는 이것의 좋은 사례가 된다 (Fuller, 1975, 724.31) (그림 3.4, 28쪽).

마주한 '긴장의-삼각형'을 함께 밀어줌은 정가운데의 매듭이 비틀어지는 그리고 전반적인 구조가 접촉하는 (사용된 물질의 제약 안에서) 원인이 되며, 그리고 그 압력을 풀어주는 것은 그것의 정상적인 평형의 상태로 복귀하도록 허용한다. 지터버그는 실제로 하나의 상태로부터 다른 상태로 파동하는 에너지에서 전환을 실제적으로 보여주며, 장력통합성 구조란 그 자체에서부터 완전한 에너지 시스템이기 때문에, 생물학적 구조와 동작을 보여주는 전형적인 모델로서 T-이십면체에 기여한다 (Fuller, 1975, 724.32; Edmondson, 2007, 179쪽) (그림 2.18, 22쪽).

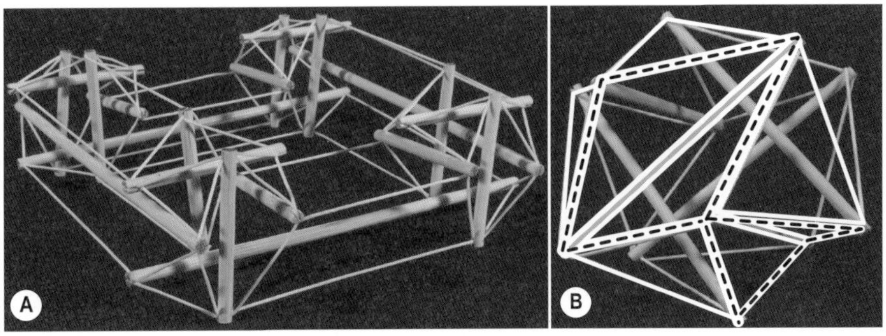

그림 4.9
A. 4개의 상호연결된 T-이십면체의 '관절들'로부터 만들어진 일종의 장력통합성 수직계층으로서 모델화된 하나의 폐쇄된 4-막대의 운동학적 사슬 (그림4.6 C와 D);
B. 모양에서의 변화를 유도하는 안정적인 3-막대와 유연한 4- 막대의 (점선으로 표시) 운동학적 사슬의 몇 가지를 보여주고 있는 하나의 T-이십면체

문제가 해결되었다! (The problem solved!)

생물학은 고전적 역학의 법칙에 의하여 한정되지 않으며, 거기에서 그것의 기능에 대한 현명한 이해가 존재한다면, 유기체란 항상 전체에 대한 관계에서 개별 "부분"과 함께 항상 그것의 완전한 상태 안에서 살펴져야 한다. Fuller는 기본적 물리학의 충분한 이해가 생물학적 구조의 복잡성을 설명함에서 절대적이라는 것, 그리고 장력통합성이 그 두 가지 모두를 함께 이어줄 수 있다는 것을 이해했다 (Fuller, 1975, 707.03). 이어서 Levin은 그 첫 번째 원리와 일종의 수직계층의 관점으로부터 생체장력통합성을 설명했으며 (Levin, 1981, 2006); 혈관발생에서 세포성 세포골격의 역학을 조사하고 있는 세포 생물학자인 Donald Ingber (b. 1956)는 실험을 통해서 장력통합성 개념을 살펴보았으며 세포의 기능과 수직계층적인 신체에 대한 그것의 중요성을 확인했다 (Ingber와 동료, 1981; Ingber, 2008). 우리는 이제 어떻게 생체장력통합성이 인간해부학- 전체 유기체를 통합해주는 일종의 역동적인 구조형성 -에 대한 우리의 이해를 증진시킬 것인가의 몇 가지 사례를 살펴볼 것이다.

5 자율적인 세포
The autonomous cell

생명의 아름다움은... 유일한 통합의 원리로서 공간상의 제약을 보유한 기하학의 아름다움이다. Donald E. Ingber (Edmondson, 2007, 286쪽)

1970년대에 학부생으로서, Donald Ingber는 삼차원 설계에서 조각수업을 수강하고 있었으며 자신의 바로 앞에 전시된 장력통합성 구조물에 크게 감명 받았고, 그는 세균 배양용 접시에 배양된 세포의 행태와의 유사성을 인식했다. 테이블 위로 압박될 때 장력통합성 모델은 평편해지며 압박이 해소될 때 동그랗게 솟아올랐으며, 배양접시의 바닥으로 납작해진 세포들은 자체의 끈적한 들러붙음을 약화시키도록 효소가 더해질 때 동일한 행태를 보였다. 그때 Ingber는 세포들 역시 장력통합성 구조물일 수 있다는 것을 깨달았다 (Ingber, 1993).

세포골격 (Cytoskeleton)

겔의 막성 주머니로서에 관한 원래 생각에서, 이제 세포들의 내부적 구조는 분자성의 미세필라멘트 (microfilament; MF), 미세소관 (microtubular: MT) 그리고 세포골격이라고 불리는 중계성의 필라멘트 등의 틀로 이루어진다고 알려졌다. 세포의 상이한 부분들을 역학적으로 이어주는 것 그리고 그것의 모양과 기능에 영향을 주는 것은 일종의 장력통합성 뼈대와 비슷하다 (그림 5.1) (Ingber, 2003a). Ingber는 그 자신만의 단순한 장력통합성 모델을 만들어서 배양된 세포들의 행태를 재현했지만, 바깥의 모델로 연결된 안쪽의 보다 작은

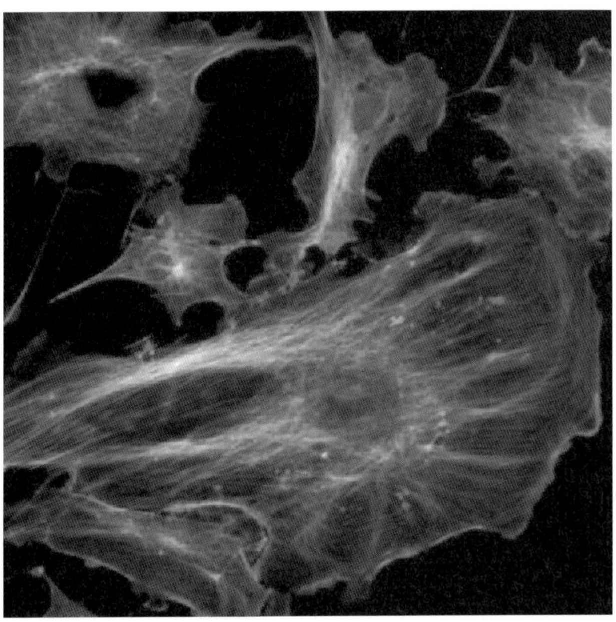

그림 5.1
세포의 중간으로부터 바깥으로 펼쳐지는 자체의 많은 미세소관 (밝음)과 함께 세포골격을 보여주는 소의 폐동맥으로부터 내피세포들. 그리고 미세판 액틴 미세필라멘트 (대중 도메인, Wikipedia로부터 허가됨)

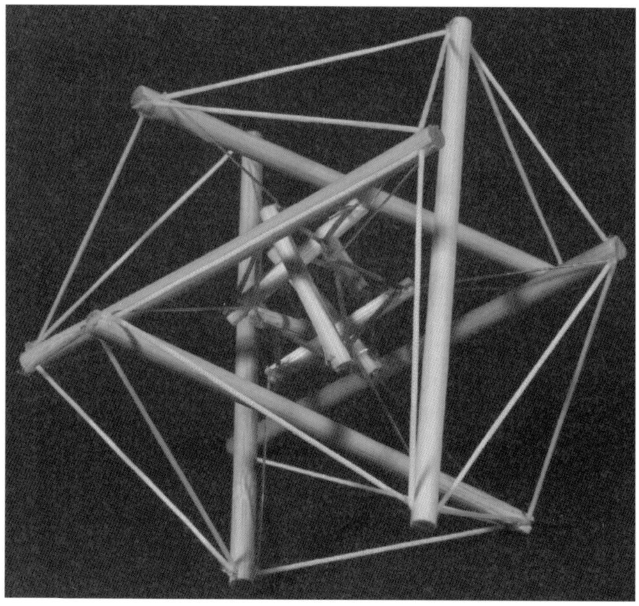

그림 5.2
안쪽에서 보다 작은 이십면체에 이어진 장력통합성-이십면체 (T6-구체)는 모양에서 변화가 그것들 모두에 영향을 미치는 방법을 보여준다.
© Rory James

핵을, 즉 구조상의 수직계층을 추가했다 (그림 5.2). 아래로 누르거나 반대 쪽에서 당김에 의하여, 안쪽의 '핵'은 모양을 바꾸는 원인이 되었으며 유사한 방식으로 바깥 부분을 따라간다. 이러한 행태는 역시 살아있는 세포들 안에서 보여주었으며 세포골격이 참으로 그 내부의 핵과 염색체와 함께 바깥의 세포피질을 이어준다는 것 그러므로 장력통합성 모델과 비슷하게 역학적으로 작동하는 것은 나중에 확인되었다.

세포를 조절하기 (Regulating the cell)

세포막으로부터 세포핵까지 모두를 함께 연결해주는 당겨진 중간에 낀 필라멘트들과 함께 압박을 받고 있는 미세소관에 의하여 당겨진 미세필라멘트가 균형을 이룰 수 있도록 세포골격의 상이한 구성요소들은 연결된다. (Brangwynne과 동료, 2006). 그것들은 역학적인 힘에 대한 반응에서 자체의 분자성 구성요소들을 지속적으로 모으고 흩어뜨리는 역동적인 구조의 모든 부분이다. 긴장력은 액토미오신 운동원의 동작과 미세소관의 중합반응을 통해서 만들어지며 (Tolié-Nørrelykke, 2008) 그리고 그 구조물의 어느 한 부분에서라도 힘에서 어떠한 변화도 전체 세포골격이 세포의 모양 - 또한 장력통합성의 특징을 변화시키는 원인이 된다 (Stamenovic & Ingber, 2009).

세포골격은 그것이 소기관의 위치와 세포의 모양에 영향을 주며, 여러 가지 세포-내부의 신호발생의 연쇄작용을 작동시키며 다른 세포들과 조직들로 연결을 보유하는 다중-기능의 구조이기 때문에 더욱 흥미롭다 (Mammoto와 동료, 2010). 이것은 또한 주변의 세포외부기질 (extracellular matrix: ECM)로 그리고 각각 인테그린과 카드허린과 같이 세포막을 건너가는 유착 분자를 통해서 다른 세포들로 연결된다 (그림 5.3). 이러한 세포막 통과의 단백질은 그때 ECM과 인접한 세포들로 세포골격 내부에서 만들어진 긴장력을 이동시키는 일종의 역학적인 짝-형성을 만들며, 긴장력의 내인적인 상태 (사전-스트레스)가 그것들 사이에서 존재하기 때문에, ECM 긴장상태에서 어떤 변화도 역시 세포골격 내부에서 구조의 재정렬을 유발하며 세포모양과 기능을 변화시킨다 (Wang과 동료, 2009).

그림 5.3
세포막 내부에서 인테그린을 통해서, 세포외부의 기질로 연결과 함께 내부의 세포골격의 격자에 대한 요약적 그림 그리고 세포의 기능에서 변화로 이끌리는 효소 신호발생의 연쇄효과의 작용에서 그것의 영향을 보여준다 (일정한 비율이 아님).

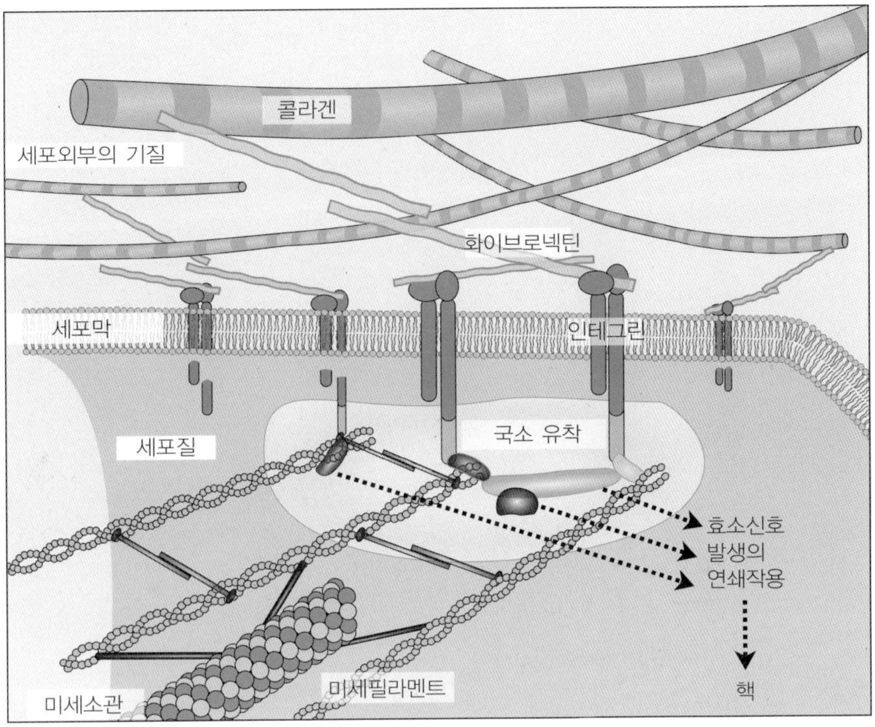

균형을 만들기 (Shaping the balance)

개별적인 세포들이 원형, 사각형 그리고 삼각형의 특수하게 준비된 유착 섬 (adhesive islands) 위에서 그것들을 배양함에 의하여 특정한 모양을 취하도록 허용된 실험에서 일그러지거나 늘려질 수 있는 세포들은 성장의 가장 높은 비율을 보유했으며, 둥근 세포들은 고사되었으며 사멸했고 모양에서 중간인 것들은 비활동적이 되었으며 분화됐다 (Ingber, 2008). 세포들은 또한 뭉뚝한 모서리보다는 날카로운 모서리에서 층판가짜다리 (lamellipodia)와 실모양가짜다리 (filopodia)와 같은 새로운 운동성의 돌기들을 확장하는 경향이 있었다 (그림 5.4) (Parker와 동료, 2002). 이러한 발견들 모두는 세포골격, 핵, 신진대사의 기질 그리고 DNA 사이에서 연결과 세포모양 등이, 역학적인 신호가 화학적인 신호로 전환되는 과정인 역학전환 (mechanotransduction)으로 알려진 일련의 과정을 통해서 세포 기능을 변화시킬 수 있는 방법에 대한 우리의 이해에 기여했다 (Wang과 동료, 2009).

그림 5.4
상이한 모양과 함께 유착 섬에서 성장할 때, 내피의 세포들은 모서리에서부터 바깥으로 세포돌기들을 주변으로 확장시킨다.

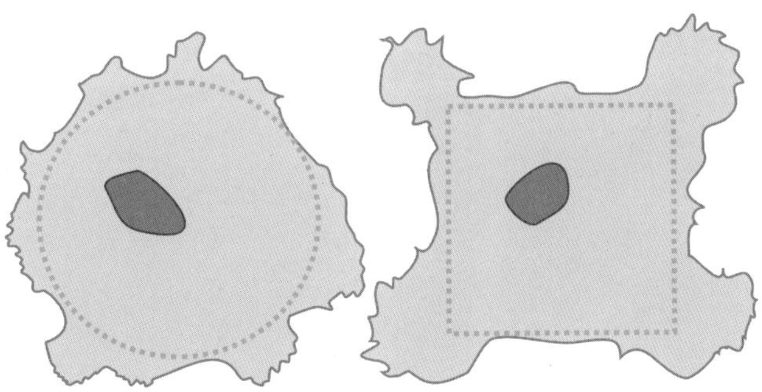

많은 효소들과 기질들은 세포골격의 격자무늬로 부착하며 당 분해, 메신저 RNA 전사와 단백질 합성 등과 같은 중요한 신진대사적 기능을 중계하며, DNA 전사와 복제도 역시 세포골격의 나머지와 이어져있는 핵의 뼈대 상에서 시행된다. 긴장력과 세포모양에서 전반적인 변화는 그때 세포의 화학작용을 변화시키며 궁극적으로 성장, 분화 그리고 세포 사망과 같은 상이한 기능적인 상태들 사이에서 전환으로 이어진다 (Wang과 동료, 2009).

'안'과 '밖'을 이어주기 (Linking the with the 'outside')

인테그린은 세포막의 양 측면 위에서 긴장력에서의 변화에 대하여 반응하는 진정한 세포막-통과의 스트레인 (긴장) 측정기인 것이며 (De Santis와 동료, 2011), 그것들의 활성화는 세포골격의 바깥껍질 부분 내부의 수축성 액틴 다발로 그것들을 이어주는 기타 단백질들의 결합을 조장하며 일종의 국소유착 (focal adhesion)이라고 불리는 특수화된 복합체에 기여한다 (그림 5.3). 특정한 인테그린으로 ECM 분자 (예, 화이브로넥틴)의 부착은 그때 세포골격 내부에서 액틴 긴장도에서 변화를 유발하며, 그 하중을 함께 공유하는 동일한 부위로 더 많은 액틴 긴장의 단백질의 동원을 자극한다 (Ladoux와 Nkcolas, 2012). 이어서 긴장도에서 이러한 변화는 ECM으로 되먹여질 수 있으며 화이브로넥틴 분자의 펼침과 원섬유-발생 그리고 궁극적으로 콜라겐의 조합을 유발한다 (Kadler와 동료, 2008). 세포막의 바깥쪽에서 화이브로넥틴 나노-원섬유의 기하학적인 공간 확보가 세포골격 내부에서 교차-연결된 액틴 다발의 공간 확보에 비례하기 때문에 (Pompe와 동료, 2005), 세포는 발달 도중에 콜라겐 형태발생과 ECM의 유지에서 엄격한 규칙적인 조절을 견지할 수 있다 (Martin과 동료, 2000; Mao & Schwarzbauer, 2005).

조직의 발달 (Development of tissues)

배아발생 중, 화학적 유사분열 촉진 요소들의 영향과 함께 짝을 이룬 세포골격과 ECM 사이에서 긴장도의 상반적인 교환은 세포활동과 세포의 아래 기저막 (ECM)을 퇴화시키는 효소의 발생에서 변화를 유발할 수 있다 (DuFort와 동료, 2011) (그림 5.5). 이것이 세포의 두께에서 국소적인 변화를 가져오므로, 이어서 내인적인 조직 긴장도 역시 ECM이 약간 늘어나며 비틀리는 원인이 될 것이며 (Huang & Ingber, 2011), 싹트기, 가지내기 (예, 폐포) (Moore와 동료, 2005), 그리고 관의 형성 (모세혈관) (Huang & Ingber, 1989) (30쪽에서 그림 3.9 a, b & d) 또는 상피로부터 상이한 부위로 멀리 이동하는 가동적인 중배엽 세포들로 전환 (Ingber, 2006) 등과 같은 보다 복잡한 패턴의 발달로 이어진다. 아래 놓인 기질로 부착하는 그리고 당기는 힘을 발휘하는 세포들의 능력이 꽤 오랜 동안 알려져 있었던 반면 (Harris, 1980), 그것들의 움직임의 가장 철저한 탐구를 제공했던 것은 생체장력통합성 모델이다.

세포의 움직임 (Movement of cells)

중배엽 세포들은 빈번하게 ECM을 통해서 확산하는 화학적 신호에 대한 반응에서 움직이며, 그것들은 장력통합성의 세포골격 내부에서 변화를 조율함에 의하여 이것을 시행한다. 그러한 세포들은 스스로를 국소적인 유착성 결합 장소를 통해서 비교적 단단한 ECM으로 부착시키며, 바깥으로 돌출하는 가동적인 실모양가짜다리

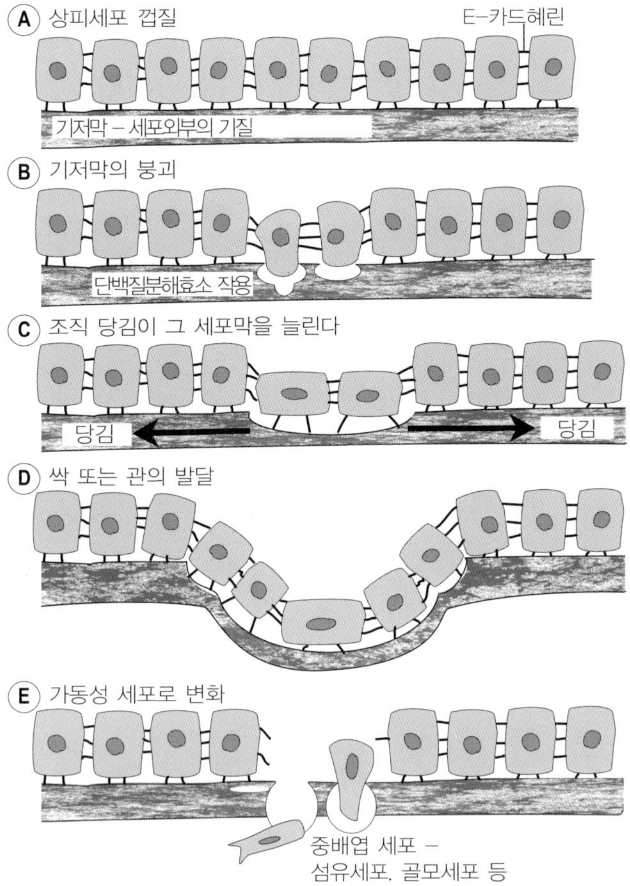

그림 5.5
상피 껍질 내부에서 발생할 수 있는 변화의 순서:
A. 서로 간에 부착된 세포들과 당겨진 기저막(BM);
B. 세포골격 작용에서 변화는 BM을 국소적으로 퇴화시키는 효소의 생산으로 이어진다;
C. 보다 가는 BM의 늘어남은 그 세포들을 왜곡시키며 그것들의 기능을 더욱 변화시킨다;
D. 싹, 가지 또는 관의 발달;
E. 가동적인 세포를 향한 상피의-중배엽성 전환
(Huang과 Ingber로부터 허가됨 1999)

(filopodium)의 결과적인 형성과 함께, 기저부의 '스트레스' 섬유와 위에 놓인 위쪽의 둥근천장 안으로 스스로를 경화시키며 재형성하는 세포골격 내부에서 액틴 필라멘트로 이끌리는 과정이다 (그림 5.6b). 이어서 기저부 세포골격 내부에서의 긴장력에서 더 많은 변화는 선행한 부분에 인접한 새로운 유착장소를 만들며, 그 과정이 반복되며 세포들이 스스로를 앞으로 당겨주면서, 이차적인 실모양가짜다리(filopodium)의 형성으로 이끌리며 그 세포를 고정시킨다 (Stamenovic & Ingber, 2009).

이러한 과정 전반에서, 세포의 한쪽 부분에서 당겨진 액틴 필라멘트 (당김선)은 스스로를 기저부의 스트레스 섬유들의 다발로 조직하고 있으며 실모양가짜다리(filopodia)들의 형성에 기여하는 장력통합성 버팀목으로 효율적으로 변화한다. 그 세포의 다른 쪽에서, 상이한 다발들도 흩어지고 있으며 그것들의 이전 상태로 전환하고 있다. 그 순환은 세포골격이 긴장도에서 국소적인 변화에 대하여 반응하면서 이어지며, 그리고 장력통합성 배치가 그 세포 전반에 걸쳐 이것의 영향을 전파시키겠지만, 그 역학-화학적 환경이 변화하며 그 세포가 기능을 다시 한번 변화시킬 때인 어느 시점에 도달할 수 있다.

복잡한 패턴의 발달 (Development of complex patterns)

살아있는 세포는 스스로를 균형 잡으려고 지속적으로 노력하고 있는 장력통합성 세포골격과 흐름의 일정한 상태에 놓여있는 내부적인 환경을 보유한, 일종의

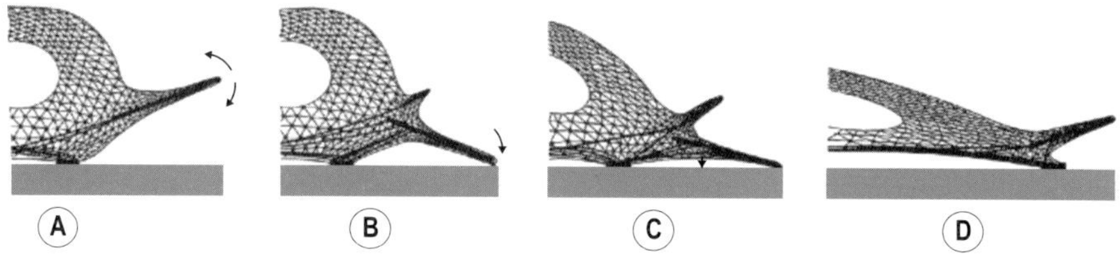

그림 5.6
A. ECM으로 향한 세포의 부착은 그 세포골격 안에서 액틴 섬유가 딱딱해지며 정점의 원형천장과 실모양가짜다리 (filopodia)의 형성과 함께, 기저부의 '스트레스' 섬유로 재형성되는 원인이 된다.
B. 기질로 새로운 부착은 세포골격 내부 균형을 변화시키며 새로운 실모양가짜다리 (filopodia)의 발달로 이어진다
C. 새로운 실모양가짜다리가 발달하며 기저의 스트레스 섬유들이 좀 더 후방의 섬유들과 이어지면서 당겨진 액틴 그물망은 본래의 경직된 실모양가짜다리 (filopodia) 중심을 따라 앞으로 당겨진다.
D. 실모양가짜다리 (filopodia) 중심은 후방의 기저 스트레스 섬유와 모이며 그 세포가 자체를 전방으로 당기면서 ECM으로 향한 새로운 부착부가 형성된다.
© Ingber와 동료, 1994, Elsevier.

역동적인 체계이다. 세포골격과 ECM 사이의 역학적인 힘의 이동은 세포성장에서 증가와 세포의 수에서 확대로 이끌릴 수 있으며, 이어서 이것은 주변 조직으로 스트레스를 주게되며 그것들 자체의 발달에 영향을 미친다 (Chen & Ingber, 1999; Rozario & DeSimone, 2010). 언제든 두 개의 인접한 조직이 상이한 비율로 성장할 때마다, 빠르게 성장하는 것이 느리게 성장하는 쪽을 압박할 것이며 그 자체 세포들의 세포골격성 반응과 조직 순응에 의존한 결과적인 결말과 함께 (그림 5.5), 느린 쪽이 당김 하에서 늘려지는 원인이 될 것이다 (Henderson, & Carter, 2002; Blechschmidt, 2004). 복잡한 다중-세포성 조직 패턴은 이어서 동일한 원리를 기반으로 한 그것들 자체의 형성과 함께 조금 다르게 나올 수 있으며 (Nelson과 동료, 2005) 그리고 근막성 그물과 ECM의 연속성은 이것을 발달중인 배아 전체에 펼쳐준다.

세포의 통합인자 (The cellular integrator)

세포의 기능적인 활동성에 영향을 주는 내인적으로 (선천적으로) 당겨진 장력통합성 그물망으로서 세포골격의 역할은 이제 과학계에서 좀 더 폭넓게 인정되고 있으며, 상당부분 세포의 생화학, 현미경검사법 그리고 컴퓨터화 된 모형제작 (이것에서 부분적으로 작용하는 폐쇄된-사슬의 운동학적 분석과 함께) 등에서 발달에서 기인하지만 (Chen과 동료, 2010), 그 착상은 단순한 막대-와-당김줄 모델에 의하여 제공된 것이다.

하나의 전체적으로 긴장된 단위의 일부분들로서 세포 (Vogel & Sheetz, 2006; Jamali와 동료, 2010), 조직 그리고 장기 (Chen & Ingber, 1998; Parker & Ingber, 2007; Mammoto & Ingber, 2010) 등의 발달과 기능적인 활동을 조율해주는 일종의 그물망을 통한 힘의 전달은 전신 움직임을 조절하기 위한 효과적인 기전이 될 것이지만 (Levin & Martin, 2012); 이것을 보다 복잡한 구조물 안에서 살펴보기 위해서, 나사선모양으로 시작해서 기본적인 기하학의 일부를 다시 소개할 것이다.

6
재미있는 비틀림
The twist in the tale

자연은 기회의 게임인 듯하지만, 자연은 납을 박은 부정 주사위로 시합을 한다.
Stephen M. Levin (2014)

세포골격은 그것이 세포의 기능과 구조적인 역학을 분명하게 연결시키기 때문에 생체장력통합성의 가장 중요한 사례가 되며, 우리가 이미 보았듯 그러한 기전을 뒷받침하는 것은 기하학인 것이다. 자연은 항상 가장 효율적인 방식에서 작동하며, 단순한 기하학적 모양이 빈번하게 생물학에서 등장하며 다중적인 크기 단위에서 그것들을 반복하는 것은 그리 놀라운 것도 아니다. 그러한 모양의 하나가 나사선이다.

나사선 (Helix)

가장 기본적인 수준에서, 사면체가 어떤 주어진 표면적 안에서 단위 공간의 가장 적은 양을 둘러싸는 모양인 것이다. 사면체로부터 발달한 사면체나사선은 동일한 방식에서 효율적이지만 그것은 여전히 공간을 완전하게 채울 수 없다 (그림 6.1) (Lord & Ranganathan, 2001a). (전부는 아니지만) 대부분의 분자성 나사선 모양은 기하학적으로 사면체나사선 모양과 연관되며, 비록 그것이 모든 나사선 모양의 가장 단순한 형태일지라도, 그것은 이미 상이한 경사도와 나사선 성질의 세 개의 미세-나사선 모양을 갖는 내인적인 서열을 포함하며 (그림 6.2) (Sadoc & Rivier, 2002; Lord, 2002); DNA의 이중-나사선 모양조차도 긴 가닥 중 하나가 빠진 일종의 사면체나사선 모양으로서 묘사되었다 (Sadoc & Rivier, 2000; Fuller, 1975, 931.63). 나사선 모양은 단백질 구성에서 하나의 공통적인 문양이며 많은 서열상의 수준에서 상이한 유기체와 구조물의 광범위한 다양성에서 꼬여진 감기를 위한 일반적인 모델이다 (Scarr, 2011).

분자의 나사선 (Molecular helix)

생물학적인 나사선모양은 일반적으로 마치 금속의 스프링처럼 연속적으로 존재하는 듯 생각되지만, 당연히 그것들은 전혀 그렇지 않다; 그것들은 마치 장력통합성

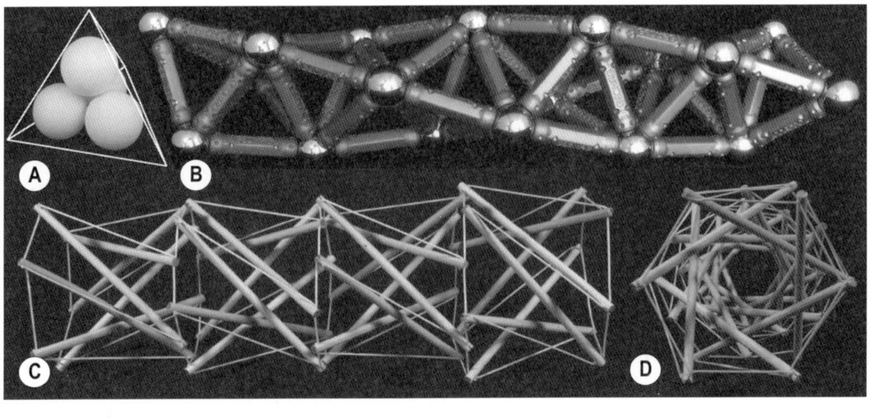

그림 6.1
A. 생물학적 나사선에 대한 한 가지 모델: 사면체는 단위 공간의 최소량을 둘러싼다;
B. 사면체나사선;
C와 D. T6-나사선 (측면모습과 한 끝에서 본 모습) © Rory James

그림 6.2
A. 사면체나사선 (짙은 색)은 내인적으로 상이한 나사선 성질과 경사도 (밝은 색)의 3개의 미세-나사선을 담고 있다.

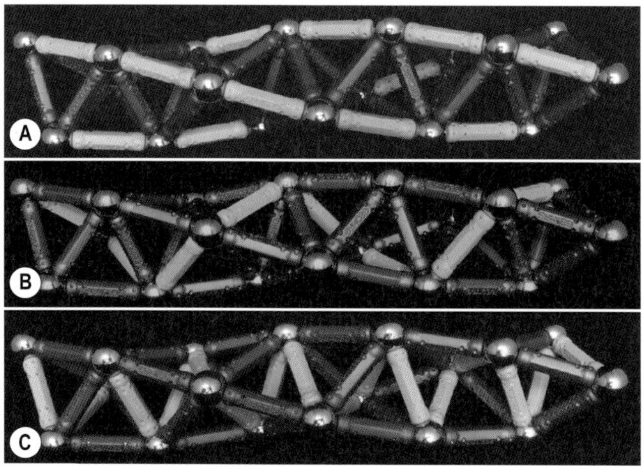

모델에서처럼, 함께 연결된 많은 개별적인 구성요소로부터 구성된다 (그림 6.1). 분자는 그러므로 그 자체 장력통합성 구조이며, 분자들이 자동적으로 자체의 구성 원자들 사이에서 당김 (긴장력)과 밀어냄 (압박력)의 힘들을 자동적으로 균형 잡으며 (Zanotti & Guerra, 2003; Edward와 동료, 2012), 측지선의 기하학, 치밀하게-쌓인 그리고 최소-에너지라는 상호-연관된 원리를 통해서 자신들을 자동적으로 조합하기 (Fuller, 1975, 740.21) 때문이다.

많은 나사선의 분자들은 세포골격 내부에서 g-액틴과 튜불린과 같은 훨씬 더 적은 나사선모양을 포함하고 있는 구형의 단백질로부터 구성된다 (그림 6.3).

그림 6.3
세포의 세포골격 안에서 나사선의 분자들 (Scarr, 2010으로 부터 허가됨)

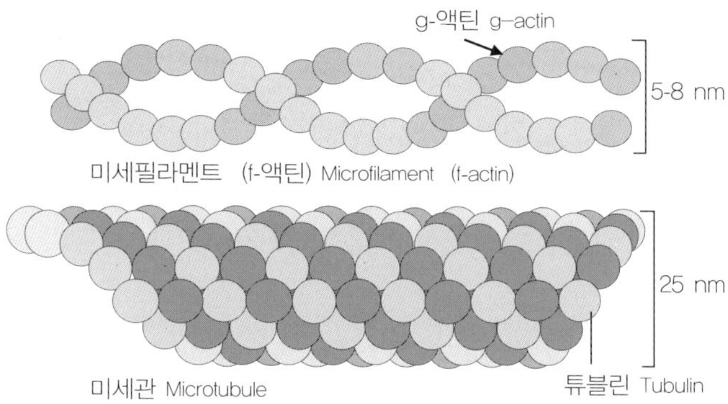

그림 6.4
스펙트린 서열의 개략적인 그림:
A. 스펙트린 미세섬유는 기본적으로 α와 β-스펙트린 이합체로부터 만들어진 삼합체의 연속으로 이루어진다;
B. 각 이합체는 C 스펙트린 α-나사선의 이중과 삼중 꼬인-코일로 형성된다 (Scarr, 2010으로부터 허가됨)

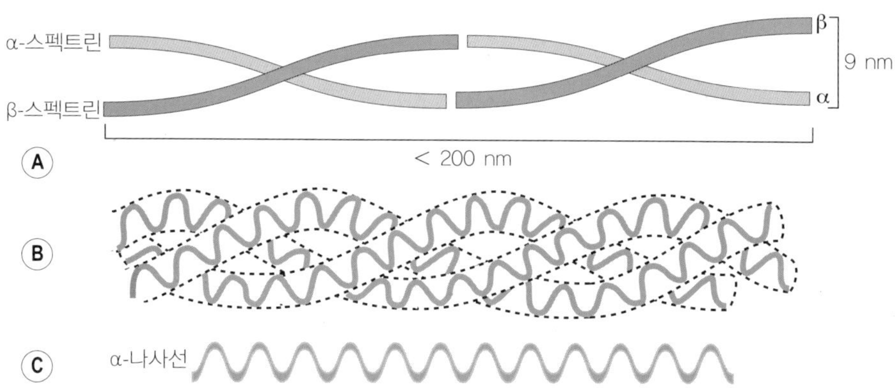

유사한 나사선모양은 미세섬유성 스펙트린 (그림 6.4)과 같은 꼬인-코일을 형성하도록 서로의 주변을 감을 수 있으며 (Parry와 동료, 2008), 또는 비멘틴 (Qin과 동료, 2009) 그리고 콜라겐 (Fratzl, 2008)과 같은 특수화된 기능을 보유한 좀 더 복잡한 수직서열의 구조로 더욱 더 조합한다.

복잡한 수직계층 (Complex hierarchies)

스펙트린 (Spectrin)

지질막 안의 앙키린에 고정된 스펙트린 미세섬유는 세포골격의 피질부분 안에서 액틴의 내재한 다발들과 짝을 이루며 (Liu와 동료, 1987), 그 두 가지 모두는 세포막 바로 아래서 삼각형화된 육각형을 형성한다 (그림 6.5) (Weinbaum과 동료, 2003). 그것들은 또한 액틴의 짧은 원형-미세섬유를 이전에 설명한 장력통합성 자전거 바퀴의 바퀴살과 축 (9쪽에서 그림 1.9를 참조)에 너무도 유사한 방식에서 압박을 받고 있는 원형-미세섬유 (그림 6.6)와 당김을 받고 있는 스펙트린 섬유와 함께, 최소한 적혈구 내부에서라도 (de Oliveira와 동료, 2010) 매달림 복합체의 중심부로 이어준다. 대략적으로 33,000개의 이러한 매달림 단위가 존재하며

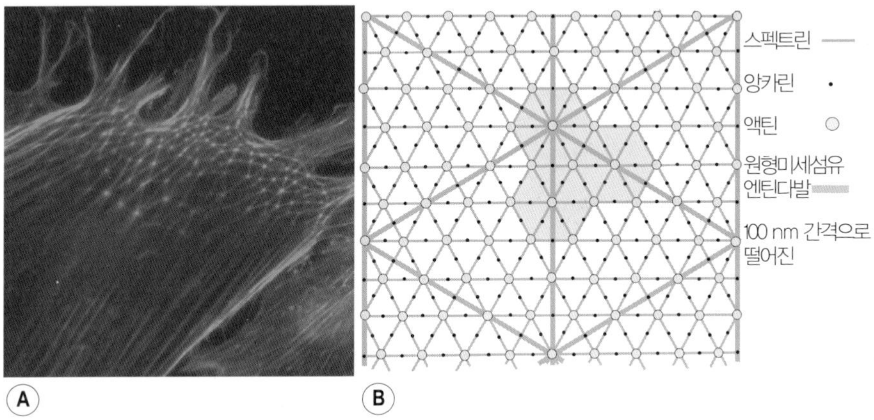

그림 6.5
A. 살아있는 인간 세포의 긴장된 피질 세포골격 안에서 측지선적인 형태 (© Donald E. Ingber, Scholadedia에서 허가됨)
B. 내피세포의 지질막 내부에서 앙카린으로 고정된 액틴 미세섬유, 액틴 원형-미세섬유 그리고 스펙트린 미세섬 등의 다발들 사이에서 이상적인 연관성을 보여주는 개략적인 그림 (Weinbaum과 동료 2003로부터 허가됨)

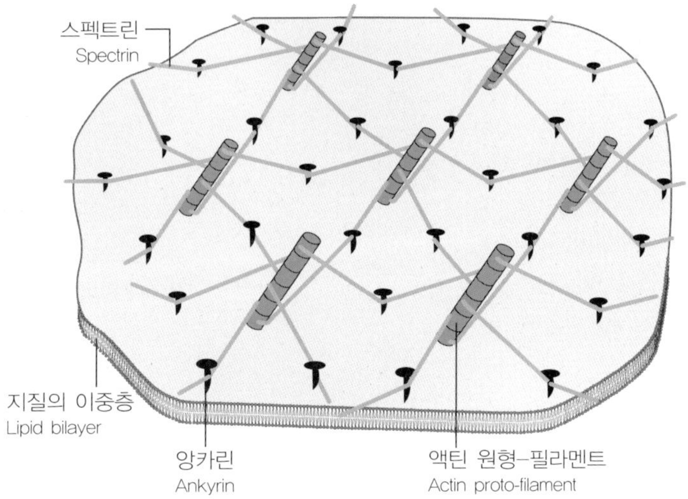

그림 6.6
지질막 안의 앙카린으로 고정된 스펙트린 미세섬유의 삼각형화된 그물망 내부에서 매달린 액틴 원형-미세섬유의 개략적인 그림: 각각의 액틴 원형-미세섬유는 그림1.9의 장력통합성 자전거 바퀴의 축에 비유될 수 있다 (Zhu와 동료 2007로부터 허가됨).

그것들은 육각형으로서 나타나는 것이 약 85%, 오각형으로 3% 그리고 칠각형으로 약 8%를 보유한 채, 세포를 둘러싸며 내부의 세포골격으로 연결되는 높은 도수의 20면체의 한 부분들로서 간주되며, 육각형에 대한 자연의 선호도를 확인시켜준다 (14쪽에서 그림 2.3과 2.4) (Zhu와 동료, 2007).

콜라겐 (Collagen)

약 30개의 상이한 형태가 존재하는, 콜라겐은 훨씬 더 복잡한 구조적인 서열로 이루어지며, 인간에게서 가장 널리 퍼져있는 구조적인 분자로서 조직 긴장력의 주요 분포요소의 하나가 된다 (Fratzl, 2008) (그림 6.7).

콜라겐 유형 I에서, 아미노산의 반복 순서는 우선향의 트로포콜라겐 (모아교질) 분자를 형성하도록 합쳐지는 이러한 것들의 세 개와 함께, 자동적으로 프로콜라겐 (전아교질)의 좌선향의 나사선을 형성한다. 이어서 이러한 것들은 골, 힘줄, 인대 그리고 근막 등의 내부에서 미세원섬유 (microfibril), 원섬유 (fibril) 그리고 다발 (fascicles) 등을 형성하도록 엇갈려 배치된 정렬방식에서 함께 쌓인다. 콜라겐은 또한 프로테오글리칸과 엘라스틴 등과 같은 다른 분자들과 함께 복잡한 연결을 보유하며, 보다 큰 단위에서 조직의 특성에 영향을 준다 (Cavalcante와 동료, 2005).

콜라겐은 개별적인 좌선향의 프로콜라겐이 그림 6.2b에서 미세-나사선과 밀접하게 일치하기 때문에 측지선적인 관점에서부터 훨씬 흥미롭다. 이어서 이러한 것들 세 개는 트로포콜라겐 (모아교질) 분자의 중심핵을 둘러싸도록 함께 결합한다. 추가로 프로콜라겐 사슬의 각각에서 매번의 세 번째 아미노산은 트로포콜라겐 분자의 중심핵 안으로 돌출하는 수소 원자를 보유한 하나의 글리신이 되며 프로콜라겐 사슬이 엇갈려 놓여있기 때문에, 이러한 각별한 수소 원자는 우선향의 삼중나사선의 정점부와 정확하게 일치한다 (Sadoc & River, 2000; Lord, 2002) (그림 6.8).

삼중나사선이 간단한 생물학적 나사선을 위한 측지선적 모형인 반면, 좌선향의 그리고 우선향의 나사선 특성을 조합하는 것은 그것들을 훨씬 더 안정적으로

그림 6.7
힘줄 내부에서 콜라겐 서열의 개략적인 그림 (© Scarr 2010 Elsevier로부터 허가됨)

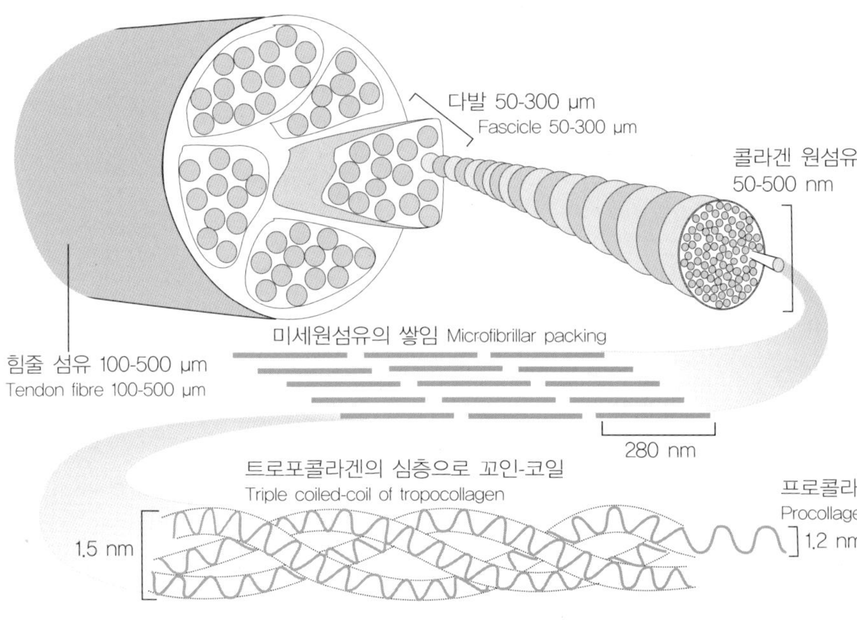

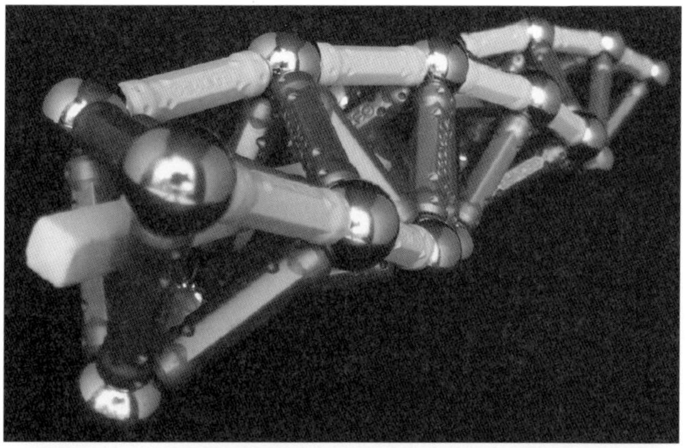

그림 6.8
트로포콜라겐 분자의 삼중나선의 핵을 향해서 안으로 돌출하고 있는 프로콜라겐의 글리신 수소 원자 (구형)의 표현 (사각막대는 그 핵의 중심을 나타낸다).

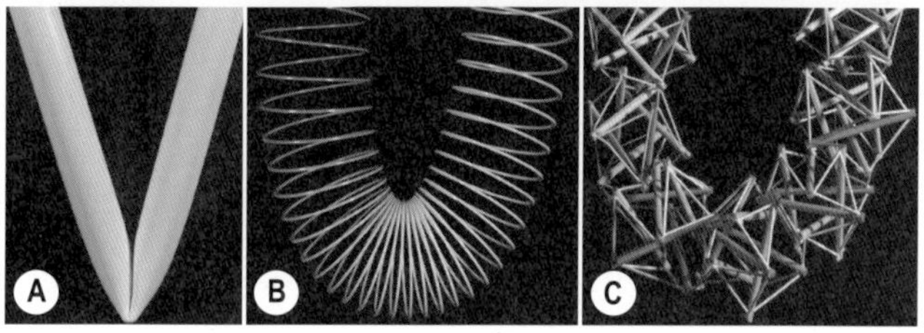

그림 6.9
소관 벽의 물질 특성은 그것이 구부러지는 능력에 영향을 준다: A. 딱딱한 관은 굽어지며 그 안으로 액체 흐름을 막는다; 그렇지만 B.감킨 스프링과 C. 교차된–나사선의 장력통합체 (T–20면체 사슬)은 열림을 유지한다.
© Rory James

만들어 주며, 그러므로 Levin은 장력통합성 20면체 즉, 교차된-나사선 소관의 사슬과 함께 이것의 중요성을 강조했다 (Levin, 1986, 2002) (그림 6.9b, 위)

나사선모양의 관 (Helical tube)

콜라겐의 기능 중 하나는 유연한 관의 나사선의 강화에 있으며, 위-창자의 벽 (Carey, 1920a; Gabella, 1987), 호흡 경로 (Carey, 1920b) 그리고 동맥 (Holzapfel, 2008) 등의 벽 모두는 번갈은 좌선향의 그리고 우선향의 나사선모양으로 배열된 콜라겐 섬유의 동심원의 층들을 담고 있다. 교차된-나사선모양의 섬유 배열은 보강물을 제공하며, 이어서 이것은 탄력적인 관들이 꺾어짐이 없이 매끄럽게 굽어지도록 허용하며 특수한 방식에서- 특별히 액체 흐름을 유지하기 위하여 유용한 - 용적에서의 변화에 반응한다 (그림 6.9). 54.44°라는 최적한 섬유의 각도는 종방향의 그리고 주변으로의 스트레스 모두를 균형 잡아줄 것이며, 이것은 더 작은 각도가 길이에서 늘어남 상태에 저항할 것이며 (그림 6.10a) 더 큰 각도는 직경에서 증가에 저항할 것이다 (Clark & Cowie, 1958; Shadwick, 2008) (그림 6.10b). 위에서 설명한 관 모두는 비슷한 각도를 갖는 콜라겐 섬유들에 의하여 강화된다 ('섬유 각도'라는 용어가 그 관의 축에 대한 관계에 놓인 것이며 그 관의 축에 대하여 직각에 놓인 '나사선의 각도'의 표준적인 공학적인 사용과는 조금 다르다) (그림 6.10c).

심장 내부에서 근육과 콜라겐 섬유는 안쪽과 바깥쪽 벽 사이에서, 한쪽 방향에서 ~55°로부터 다른 방향에서 ~55°까지 배열에서 그리고 수평평면 안에서 접점의 나사선형성에서 점진적인 변화를 보여주며 (Purslow, 2008), 이러한 배열상태는 좌선향의 그리고 우선향의 비틀림 동작으로 수축하는 근육들 전방의 나사선 코일을 형성한다 (Buckberg, 2002). 심장이 전형적으로 단지 15%의 근육수축에 대하여 60%의 좌심방 분출 비율을 만들어내므로, 이것은 바로 이러한 나사선 구조형성의 역학적인 효율성을 확인하게 된다.

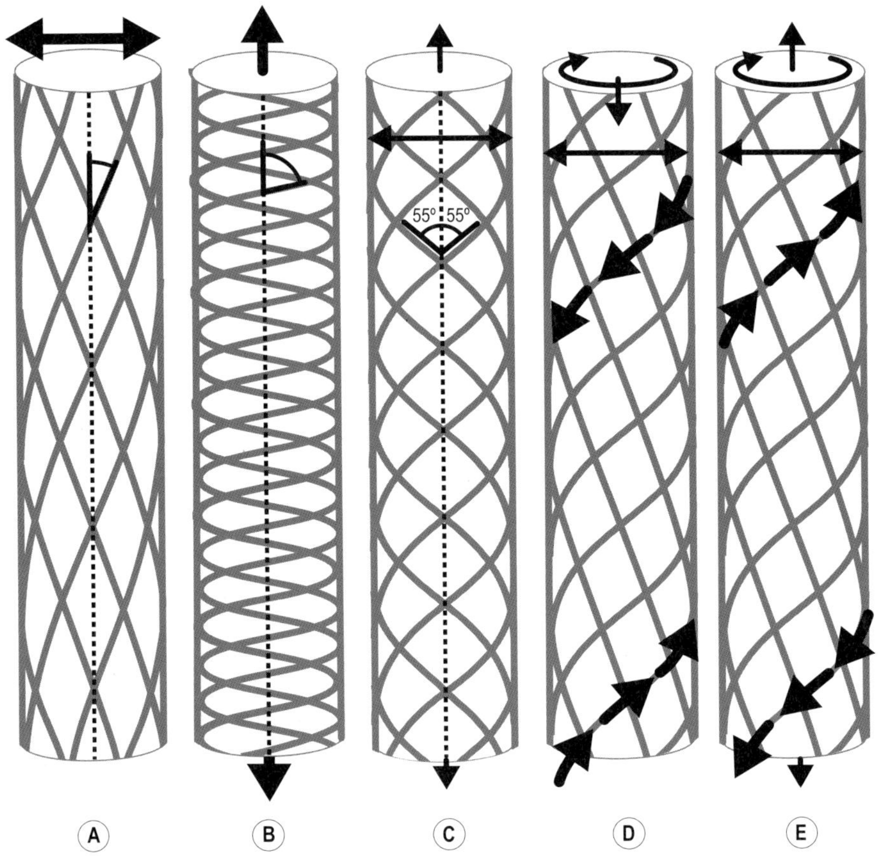

그림 6.10
용적에서 증가에 대하여 나사선 관의 반응에서 교차된-섬유의 각도의 영향을 보여주는 그림:
A. 작은 섬유각도는 관의 용적을 증가 시킨다;
B. 큰 섬유의 각도는 관의 길이를 증가 시킨다;
C. 54.44°라는 최적한 섬유 각도는 그 두 가지 영향을 균형잡아준다;
D. 좌선향의 그리고 우선향의 각도는 보다 짧아지며 비틀림을 유도한다;
E. 그렇지만 장력통합성 교차된-나사선은 실제적으로 길이와 용적을 증가시킬 것이다 ('부정적인' 뿌아송 비율) (Scarr 2013으로부터 허가됨)

Levin은 또한 장력통합성-이십면체 (그림 3.4, 28쪽)와 지터버그 (Levin, 2002) (그림 2.18, 22쪽)의 팽창과 수축을 기반으로 한 일종의 장력통합성 펌프로서 심장을 묘사했다; 그리고 해부학적 구조와 장력통합성 모델은 그 모두가 많은 개별적인 부분들로 구성되는 것에서 유사하기 때문에, 장력통합성 사슬은 생물학적인 교차된-나사선을 위한 이상적인 모델로서 작용한다.

필연적으로, 이러한 나사선의 배열은 박테리아의 바깥 벽 (Jones와 동료, 2001) 그리고 식물 세포 (Lloyd & Chan, 2002)로부터 동맥에 이르기까지 (Holzapfel, 2008) 속이 빈 관을 형성하며, 그것들은 모두는 일종의 역학적인 단위로 통합된 다중의 구성요소로부터 만들어진다: 그리고 장력통합성과의 이러한 유사성은 그것들의 역동성이 쉽게 모델화될 수 있으며 보다 복잡한 서열의 구조가 설명될 수 있다는 것을 의미한다 (Fuller, 1975, 750.00; Flemons, 2012).

관 속의 관 속의 관... (Tubes within tubes within tubes...)

근육근막성 관 (Myofascial tube)

근막은 긴장력의 전달에 상당한 영향력을 보유한 콜라겐-풍부한 결합조직이며 (Passerieux와 동료, 2007; Stecco와 동료, 2009; Schleip과 동료, 2012) 모든 뼈와 근육을 단일한 긴장의 그물망으로 이어준다. 이것은 자연적으로 구획 또는 '관 속의 관'으로 발달하며, 그것은 하지의 가로-단면에서 특별히 두드러진다 (그림 6.11). 근육근막은 근육과 밀접하게 연결된 일종의 분화이며, 개별적인 근육

그림 6.11
A. 근육근막성 관들의 서열상의 배열을 보여주는 근육의 가로단면의 요약적인 그림 (비늘이 아닌);
B. 넙다리의 가로단면은 개별적인 근육들과 전체 하지 둘러싸는 커다란 근육근막성 관을 보여준다.

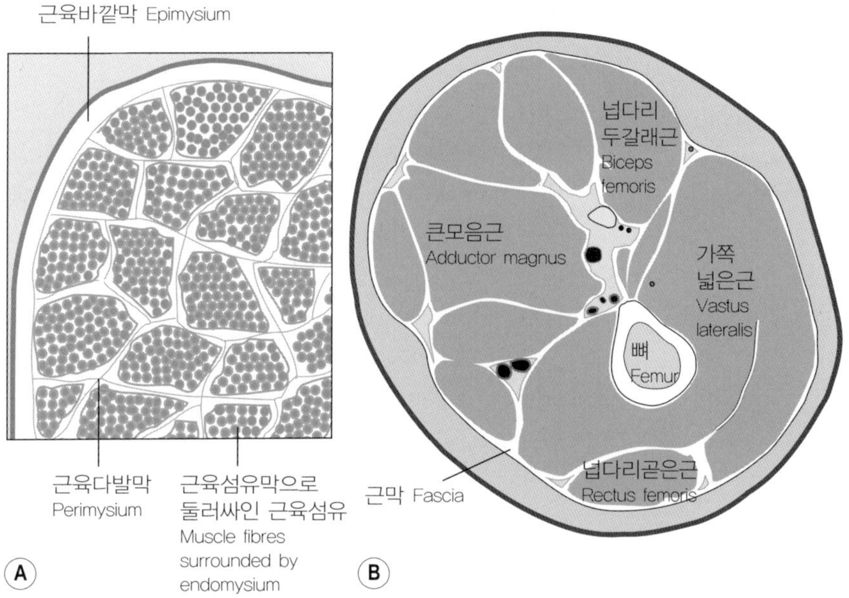

섬유를 둘러싸고 있는 근육섬유막의 섬세한 그물망으로서, 근육섬유막은 나란한 다발 (다발, 섬유속)로 섬유의 일단을 둘러싸주는 근육다발막으로 그리고 전체 근육을 덮어주는 근육바깥막으로 그리고 전체 근육 집단을 덮어주고 있는 근막까지 이어진다 (Turrina와 동료, 2013). 이러한 껍질들 모두는 합쳐지며 힘줄로 그리고 안쪽/바깥쪽–근육의 근막성 부착부들로 근육 섬유 내부에서 만들어진 힘의 전달에 기여하게 된다 (Huijing과 Baan, 2003).

비록 이러한 조직들 내부에서 특별히 근육섬유막 안에서 섬유의 배열에 상당한 가변성이 존재할지라도, 근육다발막과 근육바깥막은 그 '이상적인' 55°에 인접한 평균적인 안정 상태의 섬유 배열과 함께 콜라겐의 두 개의 나사선의 교차된–층들에 의하여 보강된다 (Purslow, 2008; Benetazzo와 동료, 2011) (그림 6.10c).

신체의 벽 (Body wall)

55°에 인접한 콜라겐 섬유의 번갈은 층을 보유한 유사한 나사선모양의 관 (그림 6.10c)도 역시 벌레 (Shadwick, 2008), 뱀장어 (Hebrank, 1980) 그리고 파충류 (그림 6.13a)로부터 물고기, 돌고래, 고래 (Pabst, 2000), 소 (Purslow, 2008) 그리고 인간 (Benetazzo와 동료, 2013)에까지 이어지는 개별 종들의 엄청나게 다양한 몸통 벽을 둘러싼다 (그림 6.12). 그것들은 또한 포유류와 도마뱀의 혀 안에서도, 두족류 (cephalopods: 낙지나 오징어류)의 촉수나 다리에서 그리고 코끼리의 몸통 (Kier & Smith, 1985)에서도 묘사되었다. 인간에게서 오로지 부분적으로 본다면, 가슴–허리의 그리고 복부의 근육구성의 전반적인 배열조차도 나사선의 모습을 보유하며 (그림 6.12), 인간의 움직임에 대한 이것의 기능적인 의미는 당연히 강조되었다 (Stecco, 2004; Levin & Martin, 2012; Myers, 2014).

기하학의 보다 기본적인 형태 (A more fundemental kind of geometry)

개미핥기 (Manus spp) 사지의 비늘 안에서 각별히 흥미로운 한 가지 사례가 확인되며, 거기에서 좌선향의 그리고 우선향의 나사선모양이 상이한 각도로

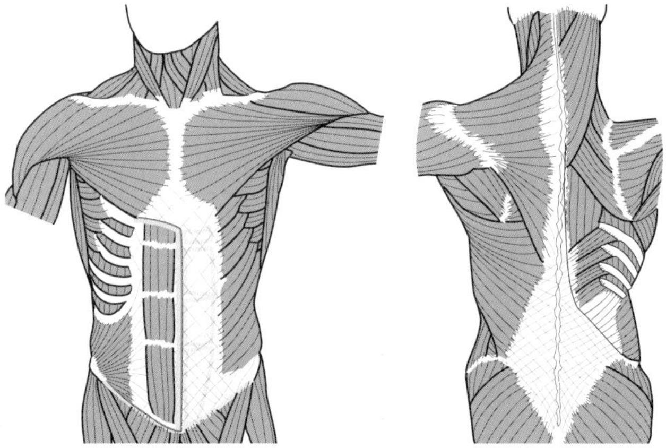

그림 6.12
몸통의 근육들은 목과 사지 안으로 이어지는 신체 주위의 부분적인 나사선을 형성한다.

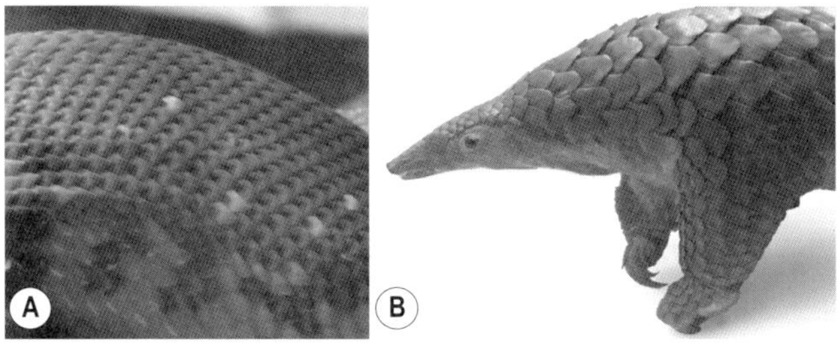

그림 6.13
다음에서 비늘의 교차된-나사선의 패턴
A. 보아뱀 수축근
B. 개미핥기 (Manis javanica)
(Scarr, 2013, Elsevier에서 허가됨)

배열되며 (그림 6.13b), 모든 포유류의 피부와 근육근막 안에서 콜라겐 배열상태의 기하학적 반영이 될 수 있을 것이지만 (Scarr, 2013) (그림 6.10d); 왜 그렇게 되는가에 대하여 10장에서 살펴볼 것이다.

항아리 속을 휘젓기 (Stirring the pot)

생물학적인 나사선은 그것들이 먼저 삼중나사선을 형성한 측지선의 기하학, 치밀하게-쌓인 그리고 최소-에너지의 동일한 규칙을 받고 있기 때문에, 너무도 많은 상이한 상황에서 드러나게 되며, 이러한 특정한 배열상태로 자체의 역동적인 내용물들을 안정시키는 원인이 되는 것은 전적으로 발달하는 원통과 관의 기하학적 제약인 것이다 (Pickett과 동료, 2000; Nisoli와 동료, 2010). 추가로, 그것들의 구조적 특성은 거기에서 그것들이 다중의 별개 구성요소들로 이루어진 막대-와-당김줄 장력통합성 모델에 유사하며; 그것들은 본질적으로 긴장되어있으며 서열화되어 있고; 그것들의 동역학은 비-선형적이며 (그림 4.1b, 34쪽); 그것들은 구겨짐이나 붕괴됨이 없이 모양에서 변화를 허용하며 그것들은 훨씬 더 복잡한 구조의 동작에 직접적으로 영향을 주며 (Levin, 1986, 2006); 결국 생리학적 유기체가 생명을 표현하는 것을 가능하게 만드는 것은 바로 움직임인 것이다.

7 동작의 편안함
The ease of motion

생체장력통합성이 복잡한 생물학적 구조로 적용될 때, 생체역학의 오래된 관점에서 존재해있던 많은 모순을 극복하는 일종의 효율적이며, 최소-에너지의 역학체계이다. Stephen M. Levin (2014).

이탈리아의 Padua 대학에서 해부학과 외과학 교수였던 Andreas Vesalius (1514-1564)는 Galen (129-200)의 시대 이래로 거의 1400년의 시간동안 만연했던 지배적이지만 잘못된 해부학적 지식에 불만을 품었으며, 자기 자신의 해부 실습을 새롭게 시행했다 (Rifkin & Ackerman, 2006, 14쪽). 그가 알아낸 것은 인간 해부학이 이전에 설명되었던 내용과 실제적으로는 너무도 상이하다는 것이었으며 마침내 자신의 가장 대표적인 저서인 De Humani Corporis Fabrica를 저술했다 (그림 7.1a). 그 당시 수학자인 Giovanni Borelli (1608-1679)는 당시에 인간이 만든 기계와 인간 움직임의 해부학을 비교했으며 (그림 7.1b) De Motu Animalium라고 그 후 300년 동안이나 정통적인 생체역학을 위한 기준을 확립한 저서를 저술했다 (Ethier & Simmons, 2007, 6쪽).

어느 누구도 관찰할 수 있던 그 무엇에 대하여 더 좋은 설명을 제시할 수 없었기 때문에, Galen의 착상이 그랬던 것과 너무도 유사하게 Borrelli의 생체역학은 지배적이었다. 골격의 뼈들은 서로 간에 차곡차곡 쌓인 것으로 간주되었으며 (그림 1.5, 6쪽) 인체가 인간이 만든 구조물과 공통적인 잘-알려진 건축체계였기 때문에 일종의 복잡한 지렛대 시스템을 통해서 중력에 저항하는 것으로 생각되었다; 그렇지만 우리가 이미 보았듯, 생물학적인 움직임을 설명함에서 역학의 가치는 너무도 의문스럽다 (Levin, 2006).

척추동물의 특징은 윤활관절의 사용을 통해서 움직이는 자체의 능력이며, 생체역학은 전통적으로 자유-물체 분석의 체계를 통해서 그러한 움직임을

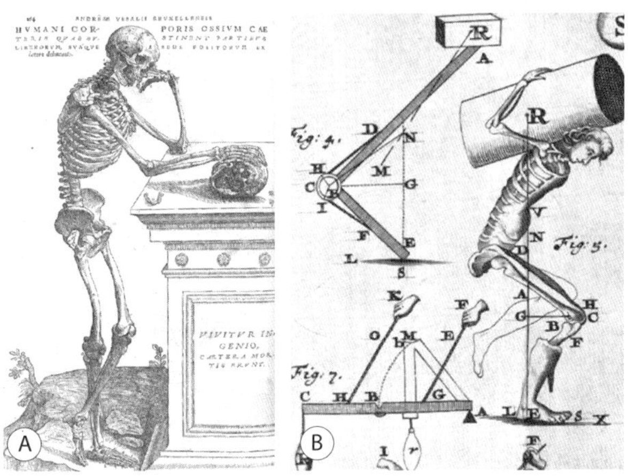

그림 7.1
A. Vesalius (1543)에 의한 De Humani Corpora Fabrica로부터 허가된 하나의 그림설명;
B. 역학적인 지렛대 체계를 기반으로 한 인간 움직임을 보여주는 Borelli의 De Motu Animalium (1680)으로부터 허가됨

고찰해왔으며 거기에서 뼈와 관절들은 개별화되었으며 어느 정도의 임의적인 '최소한도'까지 단순화되었다 (그림 4.3, 37쪽) (Standring, 2005, 134쪽). 이러한 시나리오에서, 뼈는 서로를 압박하며 하나의 고정된 축 주위에서 움직이고, 결합조직에 대해 거의 설명하지 않았으며 관절들 사이에서 힘 전달의 연속성은 전적으로 무시되었다. 아무튼 이러한 시스템은 불완전했으며, 지나치게 단순했고 더 이상 현대의 생물학과 맞지 않는다.

오래된 것을 새로운 것으로 바꿔주기 (Replacing the old with the new)

살아있는 뼈는 복잡한 나사선모양의 축 주위에서 움직이며 (Standring, 2005, 110쪽), 정상적인 움직임 중 서로를 상당하게 압박하는 일은 거의 없을 것이다 (Levin, 2002; Andrews와 동료, 2011). 그렇지만 길이, 하중 그리고 관절의 각도에 따라서 개별적인 근육에 의하여 만들어진 힘의 양이 달라지기 때문에, 근육들은 반드시 훨씬 더 복잡한 움직임체계의 한 부분이 되어야 한다.

공룡과 포스 브리지 (Dinosaurs and the Forth Bridge)

한 사람의 정형외과 의사로서, Levin은 많은 정상적인 그리고 그리 정상적이지 못한 관절들을 관찰해가며, 그는 Borelli 모델의 지혜라는 환상에서 깨어났다 (Levin, 1981). 그는 척추를 묘사하도록 사용된 전통적인 블록의 쌓임이라는 이미지는 척추의 구조와 기능의 복잡성을 설명할 수 없다고 느꼈다. 1975년에 그는 워싱톤 D.C.의 스미소니언 자연사 박물관에서 공룡과 포유류의 골격에 대한 연구를 시작했으며 수개월의 과정에 걸쳐, 큐레이터와 고생물학자들과 상담에 많은 시간을 할애했다 (Levin, 2014) (그림 7.2a).

박물관 밖의 벤치에 앉아서, 그는 자신이 관찰했던 것들을 깊이 궁리했으며: 어떻게 이러한 창조물의 엄청난 하중이 자신들의 조직에 무한한 스트레스를 주게 될 일종의 지렛대 시스템에 의하여 받쳐질 수 있는 것인가 (그림 4.2, 34쪽). 전통적인 관점은 공룡들의 몸체가 포스 브리지에 유사한 컨틸레버 (외팔보: 한쪽만 고정된 보)라는 것 (그림 7.2b), 수십 년 동안 맴돌았던 한 가지 착상이었지만 (Thompson, 1961, 245쪽), 이것은 살아있는 유기체의 동작의 그 어떤 것도 갖지 않았다.

Snelson의 탑 (Snelson's tower)

Levin이 앉아있던 장소로부터 상점가를 가로질러서 Kenneth Snelson에 의하여

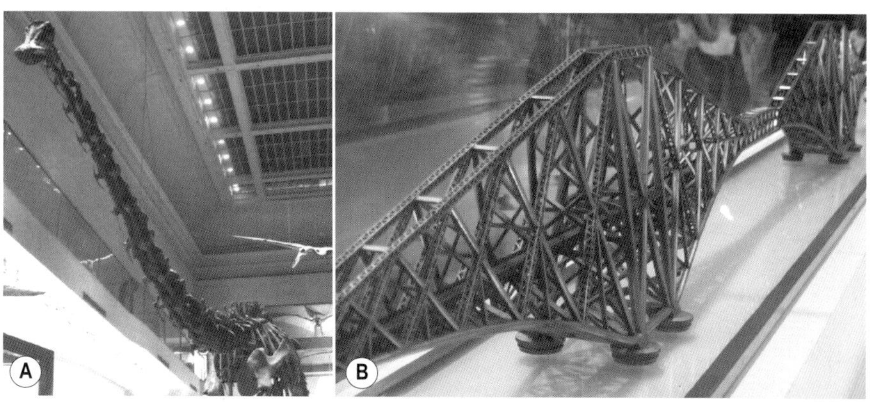

그림 7.2
A. 디플로도쿠스 롱구스의 골격 (워싱턴 D.C의 스미소니언 박물관)
B. 스코트랜드의 포스 철도교의 모델 (런던 스클렌스 박물관)

만들어진 조형물이 놓여있었다; 60층의 바늘 탑 (그림 7.3). 이러한 구조물은 매우 튼튼하게 보였으며 여전히 가볍고 유연했으며 - 특별히 길고 무거운 공룡의 목에서처럼 살아있는 유기체에서 진화를 통해서 발달했을 특징의 일종이다 (그림 7.2a). Snelson의 조형물은 그때 장력통합성이 아마도 생물학적인 구조물들을 이해하기 위한 가능한 대안이 될 것이라는 착상을 자극했으며, 머리의 엄청난 무게를 들어줌에서 크레인의 팔 부분 (jib)과 비슷하게 작용하고 있는 뒤쪽 목 근육들로 보다는, 일종의 장력통합적 구조형성이 아마도 이러한 힘을 목 전반에 걸쳐 분산시킬 것이며 잠재적인 약화의 한 지점 및 스트레스 집중현상을 피하게 될 것이다 (그림 7.4). 발달 중, 긴장력의 힘은 아마도 Wolff의 법칙 등에 따라서 뼈의

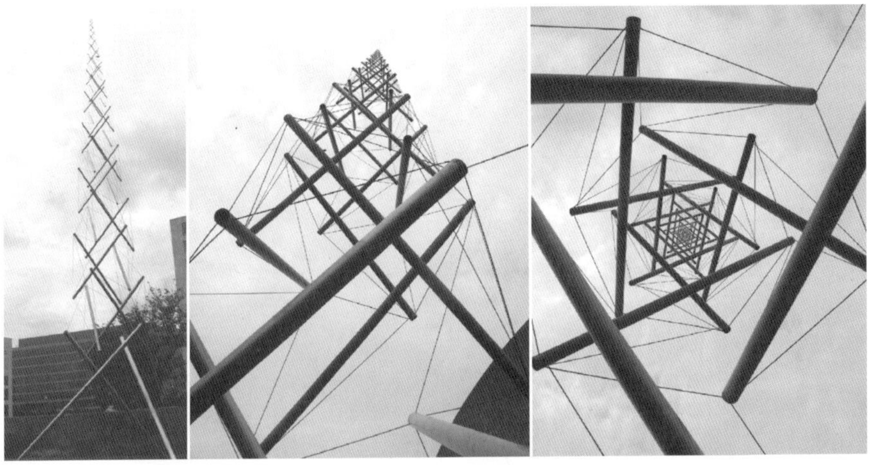

그림 7.3
Kenneth Snelson의 바늘 탑 1968, 알루미늄과 스테인레스 스틸; Hirschorn 박물관, 워싱턴 D.C

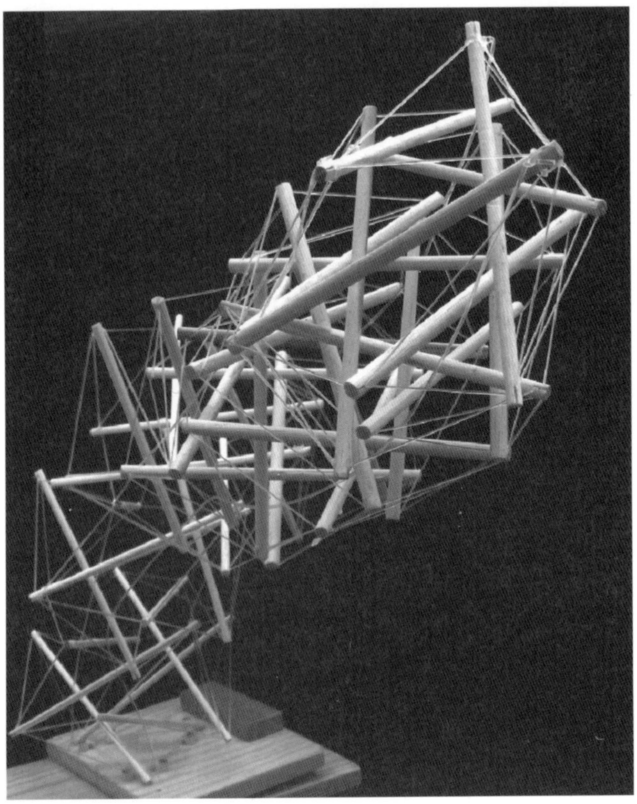

그림 7.4
장력통합성의 사슬 - 20면체는 자체를 받쳐주며 긴 목의 동물들의 척주를 모방한다.

모양을 형성하게 될 것이며 모양의 외견상의 복잡성에 기여하는 물렁조직 부착의 위치와 배열상태를 변형시킬 것이다. 그러한 기전이 긴-목을 갖는 동물들에게서 분명한 이점이 있을 것인 반면에, 어째서 그러한 착상을 거기에서 멈추는가 (Levin, 2002)?

척추로 만들어진 등뼈 (The vertebrate spine)

전통적으로, 인간의 똑바로 선 등뼈 기둥은 개별적인 구획을 통해서 아래로 골반까지 자체의 압박적인 하중을 전달해주는 끈적한 디스크와 단단한 벽돌의 탑으로 간주해왔지만 (그림 1.5, 6쪽), 수직의 등뼈란 척추동물들 사이에서도 비교적 드물다. 대부분의 다른 동물들은 압박 가능한 척추 기둥을 거의 또는 전혀 사용하지 않으며, 그것은 빈번하게 수평 트러스 (Gordon, 1978, 234쪽) 그리고 외팔보 (칸틸레버) 받침 시스템 (그림 7.2b) 등으로 묘사되며, 척추 해부학에서 주된 차이가 세부적으로 나열되면서, 그것들 모두가 일부의 공통적인 구조적 특성을 보유한다는 것을 주장하는 것은 타당한 듯 보인다.

그림 7.5의 모델은 긴장상태의 단일한 고리에 의하여 간격을 유지한 두 개의 인간 척추를 보여주며 즉, 이것은 Snelson의 *초기 X-작품* (그림 1.1, 1쪽) 그리고 Flemons의 척추의 장력통합성 모델 (Flemons, 2007) (그림 3.10, 31쪽)에 대한 원리에서 유사한 일종의 단순한 장력통합성 상태이다. 만약 뼈를 둘러싸는 물렁조직의 엄청난 복잡성이 생체에서 동일한 방식에서 작용한다면, 그것들은 아마도 척추가 중력이나 하중부하의 방향에 상관없이 그리고 최소의 압박력을

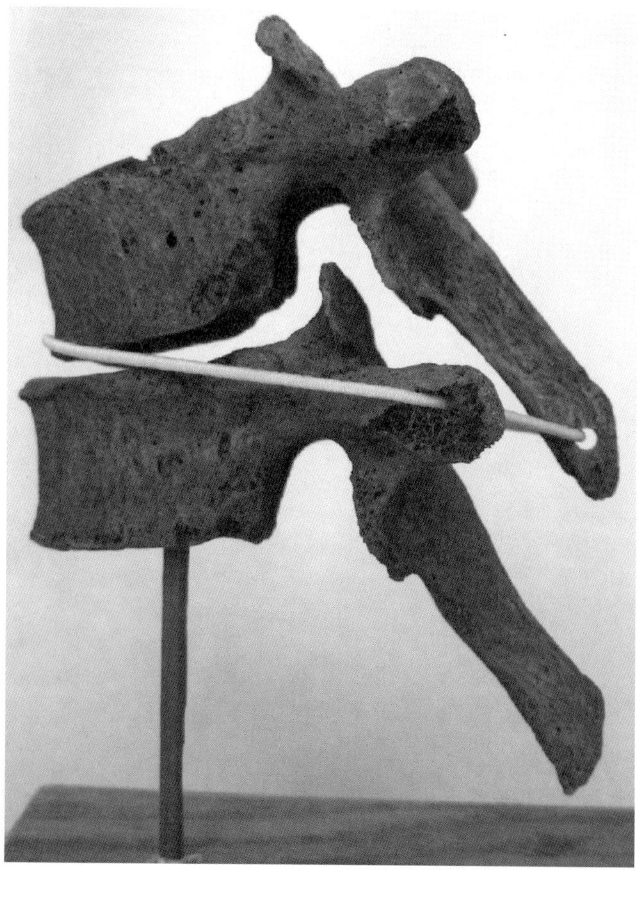

그림 7.5
이어진 긴장력의 고리와 그 뼈들 (버팀목)의 특정한 배열에 의하여 간격을 유지하는 두 개의 중간-흉추인 인간 추골

보유한 채 어떠한 자세에서도 충분히 똑같게 기능하도록 작용하는 것을 가능하게 만들어 줄 것이다 (Robbie, 1977; Levin, 2002).

추간원판 (자체의 나사선모양의 강화물과 함께)은 국소화된 스트레스 집중현상을 회피해주는 당겨진 시스템을 통해서 넓게 흩어진 압박력을 담아두는 움직임의 조력자로서 간주될 수 있다. 이러한 사례에서, 콜라겐 섬유는 굽히기와 비틀기 중 탄력적인 보강력을 제공하는 대부분의 나사선모양의 '관' (~55°)보다 훨씬 큰 각도인, 65°의 번갈은 나사선의 층으로 대립하는 배열을 보유한 동심성의 층판들로 배열되며 (그림 6.10), 그리고 부어오름에 대항해서 추간원판을 안정시킨다 (Hukins & Meakin, 2000). 생체장력통합성 관점에서부터 척추와 다른 관절들을 살펴보는 장래의 연구는 아마도 척추 기전의 더 좋은 이해로 이끌릴 것이다.

생체장력통합성 관절 (The biotensegrity joint)

수술 중, Levin은 자신의 장력통합성 이론과 수술대 위에서의 관찰결과를 연관지어보았으며 무릎관절 안에서 십자인대의 팽팽해짐이 그 뼈들을 벌어지도록 만들었다는 것 즉, 지렛대 체계 안에서 받아들일 수 없는 그 무엇임을 알았다 (Levin, 2014). 그는 또한 정상적인 관절이 뼈 사이에서 항상 약간의 간격을 보유하며 그 간격은 질병에 의하여 손상될 수 있다는 것을 알았지만, 이러한 간격을 가능하게 만들어줄 수 있는 어떠한 알려진 기전도 존재하지 않았으며; 그것은 마치 물렁조직들 안에서 '떠있는' 뼈들과 비슷했다 (Terayama와 동료, 1980; Levin, 1981).

바퀴 (The wheel)

당겨진 바퀴살 (스포크)이 중앙의 바퀴축 (허브)과 바퀴둘레 (림)을 완벽한 균형으로 유지해주는 사례인 (그림 1.9, 8쪽) 장력통합성의 자전거 바퀴의 비유를 사용해서 Levin은 어깨뼈가 그러한 바퀴축처럼 작용하며, 효과면에서는 긴장된 근육의 및 근막의 부착을 통해서 축성 골격으로 자체의 하중을 전달하는 종자뼈 (각주참조)라는 것을 제안했다 (Levin, 1997, 2006). 추가로, 복장-빗장뼈 관절은 상당한 압박성 하중을 받아들이기 위한 위치에 놓인 것이 아니고, 90° 벌림자세에서 하중이 주어질 때 관절오목-위팔뼈 관절을 가로지르는 진정한 축성 압박력의 전달이 발생할 수 있다. 윤활관절은 당연히 마찰력이 없는 기울어진 평면이기 때문에, 모든 다양한 자세들에서 그저 안정된 자세를 유지되기 위해서 인대성 및 근육성 긴장력에 상당히 의존할 것이다. 그 조직 내부에서 만들어진 엄청난 스트레스는 그때 그 부위의 근력한계를 넘어설 것이며, 가장 간단한 움직임조차도 지속하기 위해 필요한 에너지의 양이란 의미에서 지나치게 비쌀 것이며, 그러므로 이것을 불가능한 상황으로 만들게 된다 (Levin, 1997, 2006)[1].

그렇지만, 위팔뼈 머리가 자전거의 바퀴축 (그림 1.9)에 비유되며 근육, 인대 그리고 기타의 결합조직들의 장력통합성 구성에 의하여 관절오목 '모서리'로부터 매달려있다면, 어깨관절은 아마도 어떠한 자세에서도 팔과 함께, 당연히 그 조직의 생리학적 한계 안에서 충분하게 균등하게 기능할 수 있을 것이다 (그림 7.6).

---

1) 그것들의 참깨씨 닮은 모습으로 인해 Galen에 의하여 명명된, 종자뼈는 예를 들어, 무릎뼈와 발의 볼부분 아래의 종자뼈처럼 힘줄이나 기타 치밀한 결합조직 안에 통상적으로 박혀있다. 그것들의 기능적인 역할은 Levin의 생체장력통합성 모델 이전에는 명확하지 않았다 (Standring 2005, 1523쪽).

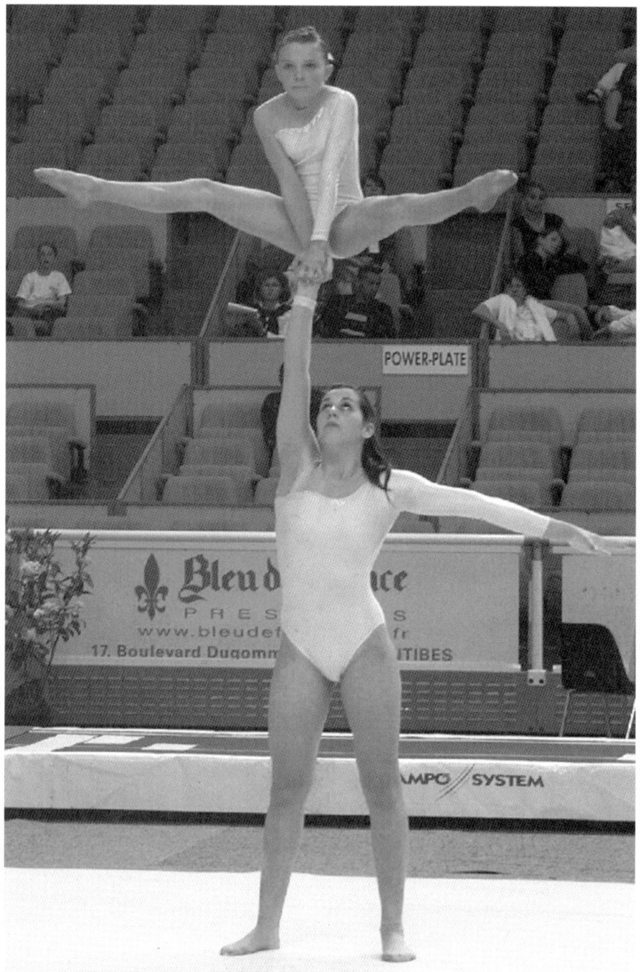

그림 7.6
곡예체조는 전신 무게가 관절오목-위팔뼈 관절을 가로지르는 긴장력에 의하여 받쳐질 수 있다는 것을 분명하게 보여준다. 체조선수인 Éleonore Lachaud와 Clara Guinard.. © Trampoline club du Dauphiné, Wikipedia로부터 허가됨

비슷한 방식에서, 관절을 가로질러서 실린 하중은 현저하게 긴장성 (당기는 힘)이고 압박적인 힘은 그 긴장된 그물망을 통해서 재분산되는 장소인 어깨관절과 비슷하게, 정강뼈도 물렁조직 부착지점인 넙다리라는 테두리 내부에서의 바퀴축으로 이어질 수 있다. 골반은 또한 바깥 테두리 (림)를 대표하는 엉덩뼈 능선, 두덩뼈 그리고 궁둥뼈와 함께 바퀴와 비슷하며, 그리고 엉치뼈 (바퀴축에 비교되는)는 강력한 엉치-엉덩뼈의, 엉치-결절간의 그리고 엉치-가시돌기 인대 등과 함께 연결된다. 넙다리뼈 머리는 엉덩-넙다리 인대, 두덩-넙다리 인대 그리고 궁둥-넙다리 인대들 내부에 놓인 바퀴축과 비슷하다 (Levin, 2007; Flemons, 2007).

떠 있는 종자뼈들 (Floating sesamoids)

이러한 묘사는 관절들을 가로지르는 다수의 당겨진 구조물이 존재하기 때문에 분명히 지나친 단순화겠지만 그것은 '떠 있는 뼈들'의 원리를 설명한다. 서로 간의 관계에서 움직일 수 있는 뼈의 능력은 척추 해부학의 필수적인 특성이며, 척추의 관절들 모두가 동일한 역학적인 뼈대 내부에서 작동할 가능성이 있다. 지렛대 시스템으로서, 그것들은 아마도 굽힘 모멘트를 그리고 손상의 스트레스 집중화를 받기 쉬울 것이며 (그림 4.5 38쪽), 현재 증명된 것 이상으로 훨씬 더

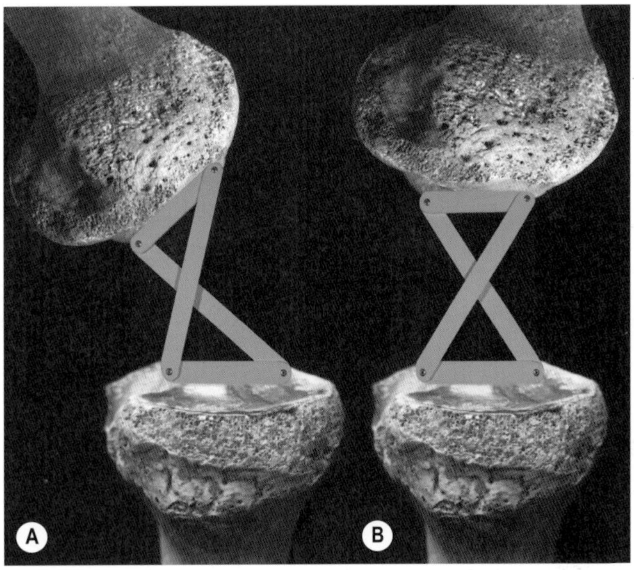

그림 7.7
움직임을 유도하는 서로 교차된 4-막대의 운동학적 사슬로서 모델화된 십자인대를 보유한 무릎관절의 측면 모습.
A. 굽힘; 그리고 B. 폄
(Levin 2007)

복잡한 신경계의 조절을 필요로 할 것이다 (Turvey, 2007). 그렇지만 닫힌-사슬의 운동학적 체계로서, 당겨진 구조라는 그물망 자체의 물리적인 제약이 아마도 동작을 유도할 것이며 (그림 7.7), 장력통합성 구성으로서, 그 관절을 둘러싸고 있는 모든 조직은 아마도 그 체계 전반에 걸쳐 해가 되지 않게 스트레스를 분산시키며 그것이 하중을 받으므로 보다 강해지게 되는 하나의 기능적 단위로서 통합될 것이다 (그림 3.4, 28쪽). 그때 장력통합성-20면체는 그것이 움직임을 위해서 필요한 모든 필수적인 특성을 나타내기 때문에 관절 동작을 이해하기 위한 이상적인 모델이 된다 (Levin, 2006).

아주 작은 공간 (A little bit of space)

장력통합성 모델의 특징들 중 한 가지는 압박력이 연속되지 않는다는 것 즉, 압박력이 그 버팀목 (뼈)들 사이에서 직접적으로 전달되지 않는다는 것이며, 무릎과 다른 관절들의 검사에서도 생체에서 정상적인 관절 표면 사이에서 함께 압박될 때 조차도 거기에 거의 또는 전혀 눌림이 존재하지 않는다는 것을 보여주었다 (Terayama와 동료, 1980; Levin, 1981)!

무릎관절 (The knee)

Levin은 뼈들 사이에서 작은 공간이 존재한다는 것을 일정하게 관찰한 반면, 그는 자기 자신의 무릎 역시 어떤 수술적인 처치 (심각한 것은 아니고, 그저 가벼운 관절경으로의 말끔한 정리 정도)가 필요하다는 것을 알았으며 자기 자신에게 이러한 착상의 몇 가지를 검증해볼 기회를 얻었다. 완전하게 의식이 있으며 실시간으로 동영상을 지켜보면서, 그는 수술중인 외과의사에게 생체장력통합성의 '떠 있는 뼈' 원리를 확증하게 될 몇 가지 특별한 방법을 시행하도록 요청했다. 이것이 수술 시간 중 별것 아닌 것처럼 더해졌으며 별다른 위험성이 없었기에, 그 외과의도 동의했다. 그때 보인 모습은 넙다리네갈래근이 능동으로 수축할 때 또는 발바닥을 엉덩관절쪽으로 밀면서 체중 받치기를 흉내낼 때조차도, 무릎뼈-넙다리의 그리고 넙다리-반달연골의 관절들 모두의 사이에서 지속적인 1-3mm의 공간확보를 보였다 (Levin, 2005) (그림 7.8).

그림 7.8
좌측 무릎 관절의 전면 모습은 다음의 조건에서도 넙다리뼈와 반달연골들 사이에서 일정한 간격을 보여준다:
A. 하중 제거됨
B. 하중 부여됨
넙다리뼈 그리고 안쪽 반달연골 (좌측 위) 사이의 공간 안에서 도구에 주목하라. © Stephen Levin (2005)에서 허가됨.

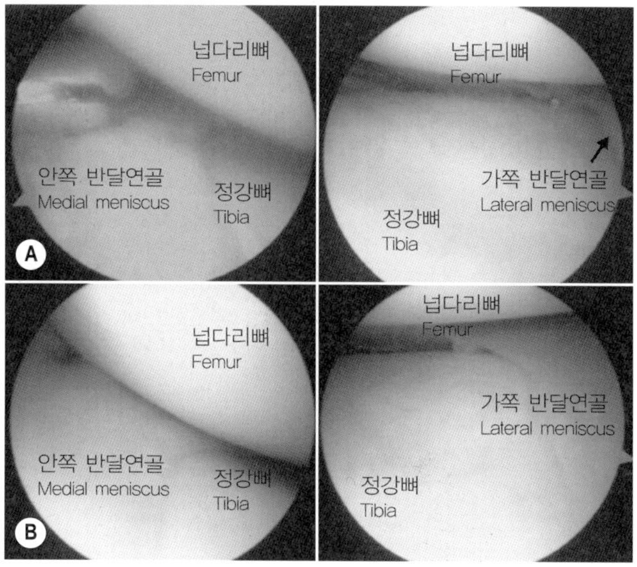

두 개의 아마도 '압박된' 뼈들 사이에서 이러한 공간확보는 피할 수 없이 기준적인 생체역학적 모델과는 조금 다른 그 무엇이 반드시 진행되고 있다는 것을 제안하게 된다. 비록 넙다리뼈를 '공간' 안으로 들어줄 수 있는 그 물렁조직 기전의 세부내용이 부족할지라도, 거기에서는 분명하게 지렛대가 존재하지 않으며, 생체장력통합성은 아마도 이러한 견해에 대하여 유일하게 가능한 설명인 것으로 보인다. 비록 생체에서 다른 관절 표면을 가로지르는 상당한 압력이 관찰되었을지라도, 뼈 사이에서 위치한 감지기 (센서)의 실제적인 두께가 아마도 이러한 사례에서의 그 결과에 부정적으로 영향을 줄 수 있는 것이다 (Rikli와 동료, 2007). 많은 사례에서, 문헌의 고찰은 충격흡수기로서 작용하는 반달연골의 능력에 의문을 던진다 (Andrews, 2011).

추가로, 물렁조직이 그것 자체로서도 수직계층적인 구조로 존재한다는 것 (Fratzl, 2008; Qin, 2009) (그림 3.8 30쪽 그리고 그림 6.7, 52쪽) 그리고 교차된-나사선모양의 근육근막성 그물망이 그 관절의 공간확보에 기여하는 일부 축성의 압박력을 유지할 것임은 반드시 이해되어야 한다 (Flemons, 2012). 우리는 나중에 '당김줄'과 '버팀목' 사이에서 차이가 생체장력통합성 내용에서 진정으로 관점의 문제라는 것을 보게 될 것이다.

미끄러지는 표면 (Sliding surfaces)

윤활관절 표면은 서로 간에 일치하지 않으며, 그 사이에 연골이 있어도 그러하며, 사체에서 표면 접촉의 정도는 이러한 불일치로 인해서 관절 위치와 하중부하에 따라서 달라진다 (Eckstein과 동료, 1995a). 생체에서 움직임 중 주기적인 하중부하가 실재로 연골세포 활동과 연골 윤활작용을 증진시키는 (그리고 어떠한 사례에서든 정점 표면 압력을 현저하게 감소시키는) 한편, 대부분의 압박력의 전달 없이 서로 간에 활주하는 관절표면의 능력은 여전히 생물학적인 의미에서 장력통합성과 함께 양립할 수 있다 (Fuller, 1975, 715.01; Levin, 2002). 정상적인 연골이 관절 간격확보와 표면 압력을 조절하는 당겨진 근육 및 결합조직과 함께, 주된 하중 전달자 보다는 일종의 보호적인 최종-완충기로서 더욱 더 작용한다는 것이 보다 합리적일 것이다.

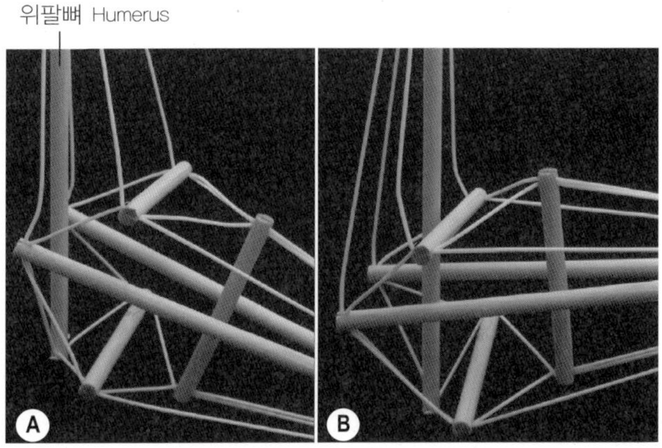

그림 7.9
동작을 조절하고 있는 물렁조직과 뼈에 상응하도록 길어진 버팀목의 일부와 함께, A. 굽힘; 그리고 B. 폄에서 팔굽관절의 수정된 T-20면체 모델;

주의할 언급 (A note of caution)

관절 압박이란 이러한 문제는 실제적으로 역학의 공학자들이 그것에 관하여 과도하게 집중해야 할 주제가 아니며, 결과적으로 공학적인 관점에서부터는 아마도 유용하겠지만 생물학으로 분명하게 전환될 수 없을 어떤 특정한 장력통합성 형태를 소개했다: 유형 1, 여기에서 Snelson (Heartney, 2009, 20쪽) (그림 1.1 1쪽) 그리고 Fuller (1975, 700.011)에 의하여 정의된 것처럼 버팀목은 그것들 사이에서 압박력을 전달하지 않는다; 그리고 유형 2, 3, 4 등 (Skelton & de Oliveira, 2008), 거기에서 상이한 버팀목 여러 개가 서로를 압박하며 지렛대 시스템의 일부를 형성한다.

우선적으로, 우리는 반드시 이러한 특정한 분류가 일종이 공학적인 편리함이며 살아있는 유기체와 관련이 없다는 것을 반드시 주목해야 하며; 두 번째로, 우리는 이미 생물학적 동작에 대하여 지렛대의 적용이 얼마나 잘못된 것이며 속이는가 이미 살펴보았다. 인간이 만든 구조는 사용된 물질의, 각별하게는 비용 (그리고 진행의 의미에서)과 건설의 특성에 의하여 제약되는 반면, 생물학은 오로지 그것들이 가장 에너지-효율적인 구성에 존재하기 때문에 상이한 패턴과 모양의 자연적인 발달과 함께 물리학의 법칙에만 제약된다. 유형 2, 3, 4, 등의 시스템 안에서 굽힘 모멘트와 전단적 스트레스의 피할 수 없는 발생은 정상적인 생물학적 기능의 한 부분으로서 단순히 견뎌낼 수 있는 것이 아니며 (Levin, 2002) (그림 4.5 38쪽), 그것들이 이러한 부위의 수직계층적인 특성을 무시하기 때문에 그러한 묘사는 잘못 이어진다.

이러한 생체장력통합성 구조적 시스템의 일반적인 원리가 아마도 보다 명료해지기 시작하는 한편, 위에서 설명된 발견 등을 뒷받침하는 정확한 해부학적 세부내용은 여전히 만들어지고 있는 중이며, 팔굽관절의 보다 세밀한 조사는 장력통합성이 지렛대를 넘어서 훨씬 더 흥미롭다는 것을 보여준다 (그림 7.9).

좀 더 세밀한 내용 (A bit more detail)

팔굽 관절 (The elbow)

팔굽관절은 흔하게 단일한 평면 안에서 움직임과 몸쪽 아래팔 회전의 회전축을 허용하는 일종의 단일축의 경첩관절로서 묘사된다. 그 관절은 굽힘을 통해서 위팔의 길이를 변화시키는 것을 가능하게 만들며 잡고 조작하는 손의 기능을 수행함에서 손을 도와준다. 비록 위팔뼈와 노뼈가 움직임 중 접촉을 만들지 않는다는 것이 충분히 확인되었을지라도 (비록 근육들이 그 뼈들을 함께 당기고 있을지라도) (Kim과 동료, 2002), 이러한 근육들의 일부에서 주요 기능은 최근까지도 별로 이해되지 못했다. 생체장력통합성 모델은 이제 그 관절들에 가치있는 기능을 제공한다 (Scarr, 2012).

조금 더 특수한 그 무엇이 있다 (Something rather peculiar is going on)

비록 위관절융기능선 위에서 그 근육의 비교적 높은 부착이 어떤 다른 굽힘근도 압도하는 역학적인 이로움을 제공할지라도, 위팔노근 (그림 7.10)은 느리고 편안한 굽힘 동안 그 근육의 최소한의 작동으로 인해서 각별하게 다른 근육이다. 위팔노근의 힘살이 주로 그 관절의 먼쪽에 위치한다는 것, 그리고 이것이 반드시 그 사지의 관성을 증가시키며 빠른 움직임 중 그것을 움직이도록 더 많은 노력이 요구된다는 것에서 그 근육은 다른 굽힘근들과 다르지만, 여전히 위팔노근은 주로 빠르고 강제된 굽힘 그리고 폄에서 작동한다 (Standring, 2005, 879쪽). 이상하게도, 이 근육은 자체의 예상된 길항근인 폄 근육들로 신경분포하는 동일한 신경 (노신경)에 의하여 신경이 공급된다!

팔꿈치 굽힘근들이 하나의 기능성 단위가 아니라는 것은 잘 알려져 있으며 (Pauly와 동료, 2005), 일종의 '부수적인 굽힘근'으로서, 위팔노근의 먼쪽 끝부분은 종종 절단되며 손상 후 다른 근육들의 상실을 대체하도록 위치를 이동시키며, 이것은 그 근육의 '정상적' 기능이 통상적으로 얼마나 미미하게 간주되는가를 보여준다. 별로 잘 알려지지 않은 또 다른 근육은 팔꿈치근이며 (Standring, 2005, 881쪽), 이 근육은 팔꿈치의 모든 움직임을 통해서 작동하며, 항상 세갈래근보다 먼저 수축하며 (Le Bozec과 동료, 1980), 위에 놓인 근막으로 직접적으로 이어지지 않는 유일한 팔꿈치 근육이다. 조금 모호하게, 그 근육은 일종의 '안정화 작용' 근육으로서 간주되었으며, 모든 이러한 요소는 위팔노근과 팔꿈치근의 주요 기능이 조금은 다르다는 것을 제안한다.

그림 7.10
위팔노근에 의하여 주어진 가정된 벌어짐의 힘 (검은색의 점선 화살표)의 방향을 보여주는 오른쪽 팔꿈치의 측면 모습; 위팔-자뼈의 관절 공간형성은 명료한 설명을 위해서 넓혀주었다.

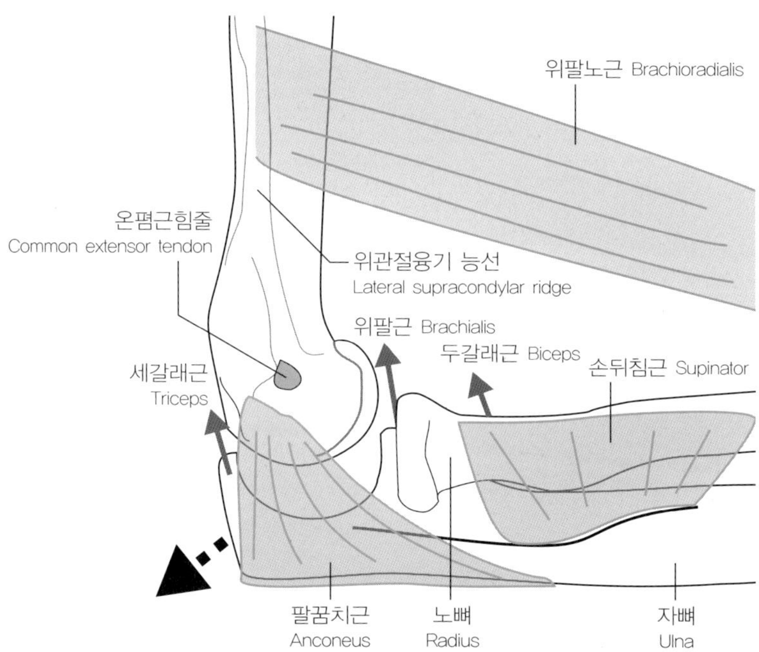

훌륭한 기능 (A respectable function)

위팔노근의 덩어리는 아래팔의 가쪽 부분에서 보는 것이 잘 보이며 그것의 다른 부착지점은 먼쪽 노뼈 (손목근처) 위에 위치하며, 결과적으로 굽힘 동작 중 위팔뼈 쪽으로 자뼈를 간접적으로 당겨주는 관절을-건너가는 또는 회피능력으로 작용한다 (Williams & Warwick, 1980, 579쪽) (그림 7.10). 그렇지만, 가쪽 위관절융기능선에서 그 근육의 높은 부착으로 인해서, 위팔노근은 위팔뼈와 자뼈 사이에서 반드시 벌어지는 힘도 역시 만들어야 하며, 이것이 그때 세갈래근, 팔꿈치근, 결인대들 그리고 연관된 근막 등에 의하여 제약되어질 것이다. 함께 작용하는 위팔노근과 팔꿈치근 모두는 그때 그 관절 표면의 미끄러짐에 또는 당연하게 압박됨이 없이 서로 간에 나란하게 떠있음에 기여할 것이며, 이것은 이러한 분석을 일종의 장력통합성 구조형성으로서의 팔꿈치와 잘 들어맞게 만든다 (Scarr, 2012).

동일한 신경 (노신경) 공급을 통해서 관절주머니의 후방 부분으로 모든 이러한 근육들의 잘 알려진 짝 형성은 이때 일맥상통하게 되며, 그것들이 관절주머니와 다른 조직들로부터 고유감각적인 정보를 신속하게 받아들이는 것이 가능해야 할 것이기 때문에, 움직임 중 관절 표면을 가로질러서 압박/간격형성을 조절하는 빠른 반응성 단위의 한 부분이 된다 (Scarr, 2012) (그림 7.11). 폐쇄된-사슬의 운동학적 장력통합성 구조형성 안에서 당김줄로서, 이러한 근육들은 또한 움직임을 조절하는 전체적인 긴장력 그물망의 한 부분이 된다. 이때 관절 동작의 나선형의 동작경로는 장력통합성-이십면체 (그림 3.4, 28쪽 그리고 그림 7.9)에 그리고 지터버그의 강력한 비틀림 (그림 2.18과 2.19, 22쪽과 23쪽)에 연관되며, T3-각기둥을 기반으로 한 팔꿈치의 단순한 수학적인 분석 (그림 3.1, 25쪽) 역시 장력통합성 원리를 뒷받침한다 (Cretu, 2009).

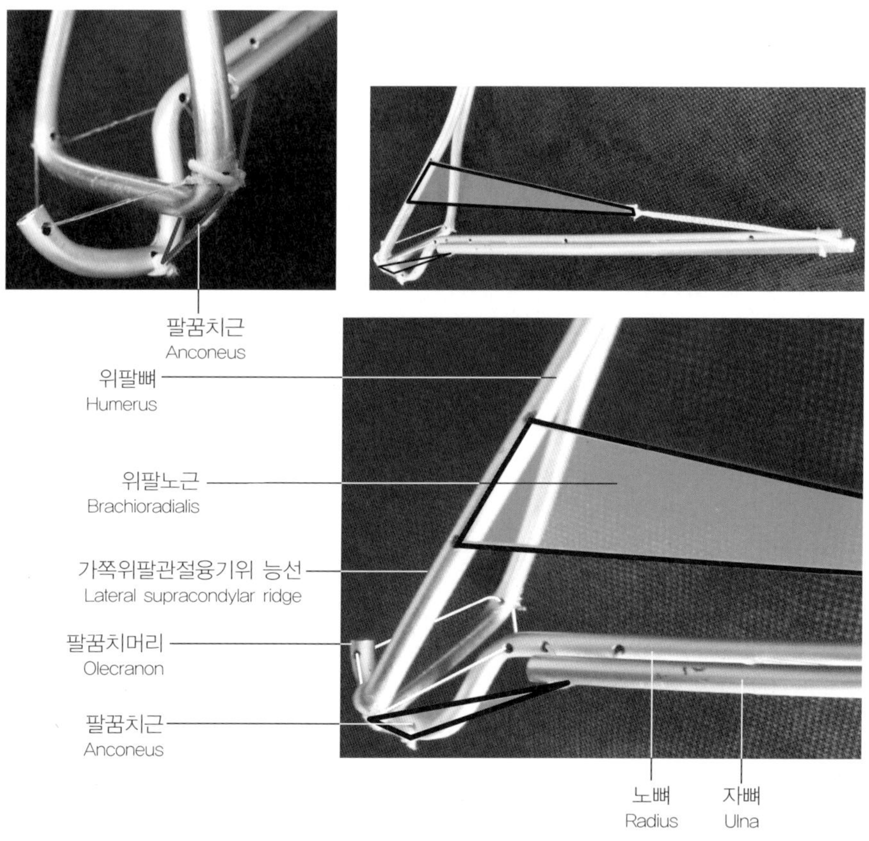

그림 7.11
간단한 장력통합성 모델인 팔꿈치는 '떠있는 뼈'의 원리 (해부학적인 정확성 보다는)를 설명한다. 결합조직, 위팔노근 그리고 팔꿈치근 등에 의하여 긴장된 뼈를 보여주는 전방-측방의 모습.
삽입그림: 위 왼쪽 – 후방 외측의 모습; 위 오른쪽 – 전반적 모습. © Scarr 2012, Elsevier로부터 허가됨.

작은 다시 시작 (A little resume)

생체장력통합성은 일종의 완전한 구조적 체계이며 이러한 외견상으로 고립된 사례가 그 원인을 정당화하도록 던져진 것이라고 이야기될 수 있겠지만, 이것은 그 자체에서 공정한 평가는 정말 아니다. 비록 가시적인 수준에서 대부분의 증거들이 대체로 부수적이라는 것이 사실일지라도, 그 개념은 어떤 결론에 도달하기에 앞서 그것의 실체에서 가장 잘 고찰된다.

생체장력통합성은 전통적인 생체역학이 갈등해왔거나 아니면 그저 무시해버린 것들을 설명하며, 그러한 어려운 질문들의 일부에 답을 주도록 도와주는 분명한 모델을 제공한다. 자전거 바퀴 모델은 윤활관절이 그것을 둘러싸고 있는 연부조직에 과도하게 부담을 주지 않은 채 지극히 큰 하중부담 하에서도 작동하는 방법을 그리고 바퀴축 (허브)-비슷한 뼈들이 그것들 내부에서 '떠 있을 수' 있는 방법을 설명해준다. 그 모델은 처음으로 종자뼈에 일종의 고유한 기능을 제공하기도 한다! 비록 우리가 아직은 그 세부 내용을 모를지라도, 생체에서 무릎관절의 한 가지 설명은 넙다리뼈가 정강뼈 위에서 반드시 '떠 있어야 한다'는 것 – 그리고 생체장력통합성이 현재 이러한 설명을 가능한 것으로 만들어줄 수 있는 유일한 설명이라는 것을 밝혀준다. 팔꿈치의 고찰도 역시 특수한 근육과 기타의 조직들이 관절 표면을 벌어진 채 유지하도록 직접적으로 책임지고 있는 그리고 그 관절의 동작을 조절하는 그 방법을 설명해준다. 이어서 척추뼈는 반드시 긴장돼있는 구조라는 것의 한 부분으로서 행위하는 것으로 간주되며, 그것은 인간과 다른 동물들의 척주가 수평의 및 수직의 자세 모두에서 똑 같이 올바르게 기능하는 것을 가능하게 만든다.

생체장력통합성은 관절의 양 측면에서 뼈들이 안정적으로 유지될 수 있으면서도 최소의 힘을 사용해서 움직일 수 있는 방법을 그리고 물렁조직이 그 뼈들을 유도하는 것이 가능한 방법을 설명한다. 그것은 개별 조직이 모든 방향에서 펴주는 일종의 복잡한 긴장력의 그물망으로 통합될 수 있는 방법을 그리고 하나의 기능적인 단위로 다중의 관절들 (그리고 전신)을 짝지어주는 일종의 '자동적인 이동의 매달림 복합체'를 형성하는 방법을 설명한다.

생체장력통합성의 원리는 곡예사가 한 손 위로 올린 채 균형을 잡을 수 있는 (그림 7.6), 그리고 역도선수가 물렁조직만으로 받쳐주기에는 '지나치게 무거운' 물체를 들어 올릴 수 있는 방법을 설명한다 (Levin, 2006) (그림 4.4, 37쪽). 생체장력통합성 원리는 또한 나선형 그리고 이십면체의 기본적인 기하학이 그것들이 이러한 것들을 수행하도록 허용하는 구조적인 수직계층 내부에 들어있다는 것도 이해한다.

장력통합성-이십면체가 그 구조의 내부에 모든 단단한 버팀목을 담아두는 한 모델인 그것들 모두가 일종의 내부-골격 (위에서 언급한 뼈들처럼) 반면, 뼈가 두뇌를 둘러싸는 장소인 머리뼈 안에서 반대의 상황의 한 예가 발생하며, 그 안으로 발생하는 상당한 긴장력의 조직을 보유한 일종의 단단한 외부-골격을 형성한다. 다음 장에서는 간단한 장력통합성 이십면체와 자전거 바퀴 모델을 갖고 조류 폐의 복잡성과 머리뼈 발달의 몇 가지 특수한 측면을 설명하도록 그것을 이용할 것이다.

8 단단함 그리고 부드러움

The hard and the soft

......이상적인 기하학이란.....자연의 법칙이란 것이 힘의 최적한 발현으로서 그러한 간결함을 선호하기 때문에 유기체의 형태에 스며들어 있게 된다.
Stephen Jay Gould (Thompson, 1961, xi)

머리덮개뼈와 조류의 폐는 상당히 다른 기능을 보유한 두 개의 확연한 해부학적인 구조이지만 그것들은 자체의 구성에서 유사성을 공유하며 즉, 그것들 이면의 장력통합성 기전은 동일하지만 그것들을 설명하기 위해서 상이한 모델이 최적하게 사용된다. 아주 최근까지도 머리뼈 발달의 많은 측면이 별로 이해되지 못했으며, 조류 폐에서의 예외적인 역학적인 강도 역시도 그저 퍼즐의 한 조각만을 제공했을 뿐이다. 이 장에서는 생체장력통합성 모델이 이러한 구조들의 일부 측면을 설명하도록 도와줄 수 있는 그 방법을 보여주며 그것들의 기능에서 우리의 이해를 증진시킬 것이다.

머리덮개뼈 (The cranial vault)

머리덮개뼈는 머리뼈의 꼭대기, 뒤쪽 그리고 측면을 둘러싸는 일련의 뼈들이며 즉, 아래에 놓인 머리뼈 바닥의 뼈들 그리고 앞쪽에 놓여있는 안면의 뼈와 함께 뇌를 둘러싸며 보호해주는 뼈들인 것이다 (그림 8.1). 최근까지 발달 중 성장하고 있는 두뇌가 그 뼈들을 외부로 반드시 밀어주어야 한다는 것이 일반적인 견해였지만, 그렇지 않다는 것이 이제는 알려졌다 (Mao, 2005). 추가로 머리뼈 정골의사

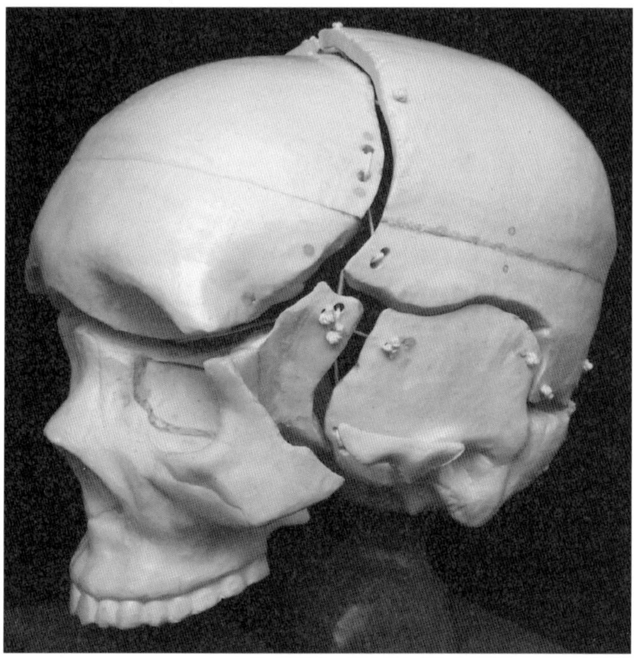

그림 8.1
내부의 경질막 (경막: dura mater)을 나타내는 탄력적 당김줄 그리고 버팀목으로서 뼈들을 갖는 머리덮개뼈의 장력통합성 모델

그리고 일부 두개천골치료사들은 그 뼈들 사이에서 미세한 양이지만 유연성의 중요성을 오래 전부터 인식해왔으며 (Sutherland, 1939; Parsons & Marcer, 2005), 다양한 병변의 진단과 치료에서 자신들의 발견을 사용했다. 그렇지만 이것을 설명할 수 있는 바탕의 세부내용은 여전히 별로 이해되지 못한 채 남아있었다.

비록 사람의 머리뼈가 일반적으로 딱딱한 상자인 것으로 간주될지라도, 머리뼈는 실제로 스물-두 개의 뼈로 이루어지며, 이러한 뼈들의 여덟 개가 머리덮개뼈를 만들고 있으며, 그 뼈들의 대부분은 평생에 걸쳐 독특하게 유지된다 (Sabini & Elkowitz, 2006). 그 뼈들 사이의 공간 (봉합)은 그때 섬유성 조직으로 채워지며 단단한 경질의 막 (경막)이 그 덮개와 머리뼈 바닥의 안쪽 표면을 덮어준다.

장력통합성 구조로서 머리뼈의 한 가지 모델은 그 뼈들이 두뇌에 의하여 밖으로 밀리지 않고도 커질 수 있는 그 방법을 그리고 머리뼈가 어느 정도의 유연성을 보유할 수 있는 그 방법을 설명하도록 도와줄 것이다 (Cummings 1994; Scarr 2008). 그렇지만 이러한 특정한 모델의 세부내용을 살펴보기에 앞서, 그것의 이면에 놓여있는 기하학의 일부분을 간략하게 살펴보는 것이 가치 있을 것이며, 그러한 고찰은 당연히 구체를 기반으로 한다 (Fuller, 1975, 706. 10).

기하학적 모델 (The geometric model)

2장에서 살펴본 것처럼, 진정한 구체는 오로지 수학적인 구조물에만 존재하며 실재적 세계에서는 존재할 수 없지만, 진정한 구체에 최대한 가깝게 도달하는 구체는 Fuller의 측지선의 둥근천장 (돔)인 (그림 1.8, 8쪽) 이십면체 (그림 8.2a)인 것이다. 이러한 모양의 모든 방향에서의 대칭성은 일종의 장력통합성 이십면체와 함께 모델화 될 수 있다 (그림 8.2b). 만약 우리가 직선의 버팀목을 휘어진 것으로 바꾼다면 (그림 8.2c) 그리고 그것이 다시 휘어진 판자가 되도록 버팀목들의 폭을 넓혀준다면, 그때 그것들은 머리덮개뼈와 뼈들을 모델화하도록 작용한다.
그 덮개가 실제로 이것들 이상의 더 많은 뼈들로 이루어질지라도, 그 원리는 동일하게 유지된다 (안면의 뼈들, 나비뼈 그리고 벌집뼈 등도 역시 편리함을 벗어난 하나의 단일한 단위로서 모델화되었다).

직선을 곡선으로 (Straight into curves)

좀 더 눈치 빠른 독자는 측지선이 직선인 상태에서 가장 짧은 거리로 지점들을 이어준다는 것 (그림 2.1, 13쪽) 그리고 아마도 이러한 휘어진 버팀목이 갑작스럽게 나타난 장소로부터 기이하게 생각했을 것이다. 만약 우리가 일종의 구체의

그림 8.2
A. 이십면체;
B. T-이십면체;
C. 휘어진 버팀목을 보유한 T-이십면체 (Scarr 2008로부터 허가됨)

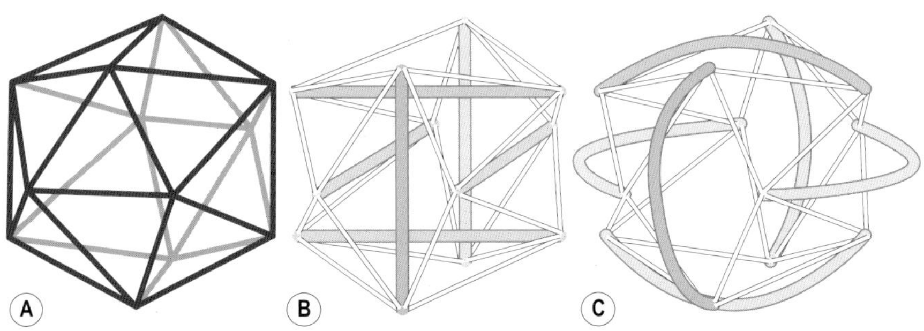

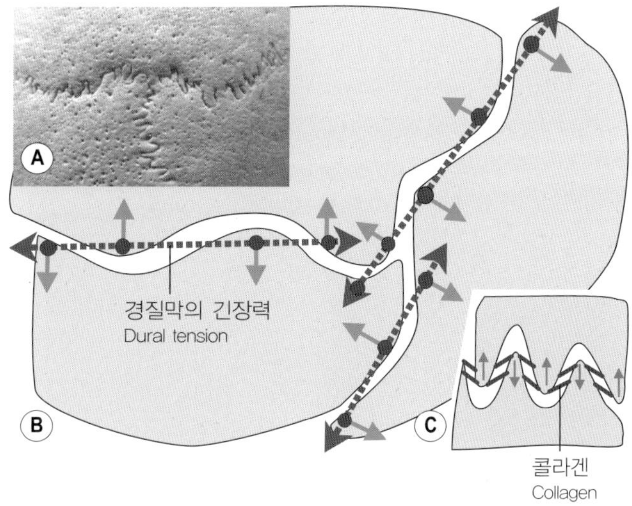

그림 8.3
A. 커다란 곡선과 보다 작은 톱니모양을 보여주는 머리의 꼭대기에서 시상봉합과 관상봉합 사이의 연결부 (정수리점: bregma)의 모습;
B. 내부 뼈의 표면의 개략적인 그림. 커다란 봉합의 볼록면 주위에 부착된 긴장된 (당겨진) 경질막 (점선의 화살표)을 보여주며, 그 뼈들을 벌어지도록 밀어주는 효과를 갖고있다 (회색 화살표);
C. 한 가지 유사한 효과가 톱니모양의 봉합 내부의 콜라겐과 함께 발생한다 (Scarr 2008로부터 허가됨)

훨씬 더 가까운 접근방식으로서 높은 도수의 이십면체를 생각한다면 (그림 1.7, 7쪽), 그리고 (지금 당장은) 직선이란 것이 측지선의 기하학에서 일종의 특정한 사례라는 것에 (Fuller 1975, 702.01) 주목한다면, 생물학적 수직계층 내부의 높은 도수에서 곡선의 등장은 조금 더 이치에 맞아가기 시작하는 것이다. 조금 더 찾아보기 위해서 우리는 10장까지 기다려야 할 것이다!

해부학적 기본사항들 (Anatomical basics)

생물학적으로, 신생아에게 내재하는 경질막은 뼈의 모서리 주변에 보다 단단하게 부착되며; 이러한 모델에서 당겨진 케이블 (탄력성 밧줄)도 역시 뼈의 모서리 주변에, 각별하게 봉합의 양측면에서 그 볼록한 부분으로 고정된다 (그림 8.3b). 그 막의 내부에서 당김의 벡터가 이러한 볼록함에서 당긴다면 그때 이것은 당김의 작용선에 대하여 직각에서 그 뼈들이 벌어지게 밀어주는 효과를 갖고 있으며, 보다 작은 톱니모양 안에서 콜라겐의 배열도 유사한 효과를 갖고 있다 (Jasinoski와 동료, 2010) (그림 8.3c). 즉, 이러한 커다란 그리고 작은 봉합의 휘어짐은 그것들 사이에서 프랙탈 효과를 보유하며 (Yu와 동료, 2003), 그것들은 상이한 크기의 단위에서 자가-유사성이 있으며 기하학적으로 서로 간에 연관된다 (그림 3.9 30쪽). 이러한 모델이 현실의 사실과 비교되는 그 방식을 깊게 살펴보기 위해서, 우리는 내재한 생리학의 일부를 반드시 살펴보아야 한다.

배아의 발달 (Embryonic development)

배아의 발달 중, 성장하는 두뇌는 둘러싸고 있는 바깥수막의 막을 밀어주며, 대략 8주 이후에 그 뼈들은 경화되며 그 막의 내부에서 성장한다 (그림 8.4a). 그렇게 함으로, 그것들은 그 뼈들을 바깥의 뼈막과 안쪽의 경막으로 분리해주며 (그림 8.4b), 그것에 의하여 만삭의 출산 시기에 그 뼈들은 서로 밀접하게 접근하며 봉합에 의하여 분리된다 (Pritchard와 동료, 1956) (그림 8.5).

뼈의 성장은 성장하고 있는 뼈의 모서리 주변에서 덩어리져있는 뼈-만들기 세포들인 뼈모세포 (osteoblasts)들과 그 봉합 아래의 경질막 안의 상피세포들 사이에서 주기적인 상호작용에 의하여 조절된다 (그림 8.5). 이러한 뼈모세포는 상피세포를 향해서 확산하는 화학물질 (미토겐: 분열촉진 물질)을 생산하며, 경질막 내부에서 당김의 변화와 함께 이전에 설명했던 것처럼, 그것들의 장력통합성 세포골격이 세포 기능에서 변화를 자극하는 원인이 된다 (그림 5.5e, 47쪽). 이어서 상피세포는 뼈의 모서리 쪽으로 이동하는 자동성의 중간엽세포로 전환하며 뼈 성장을 증가시키는 뼈모세포로 성숙한다. 이어서 뼈의 대부분을 함께 융합하는 것을 막고 있는 그 봉합 안에서의 섬유성 조직과 함께, 이러한 뼈 성장주기는 7세에 이를 때까지 지속한다.

그림 8.4
A. 성장하고 있는 두뇌는 처음에 그 안에서 뼈가 응축하고 있는 바깥수막의 막을 밀어낸다 (화살표); B. 뼈가 성장하면서 그 바깥수막을 외부의 뼈막과 안쪽의 경질막 안으로 분리시킨다.

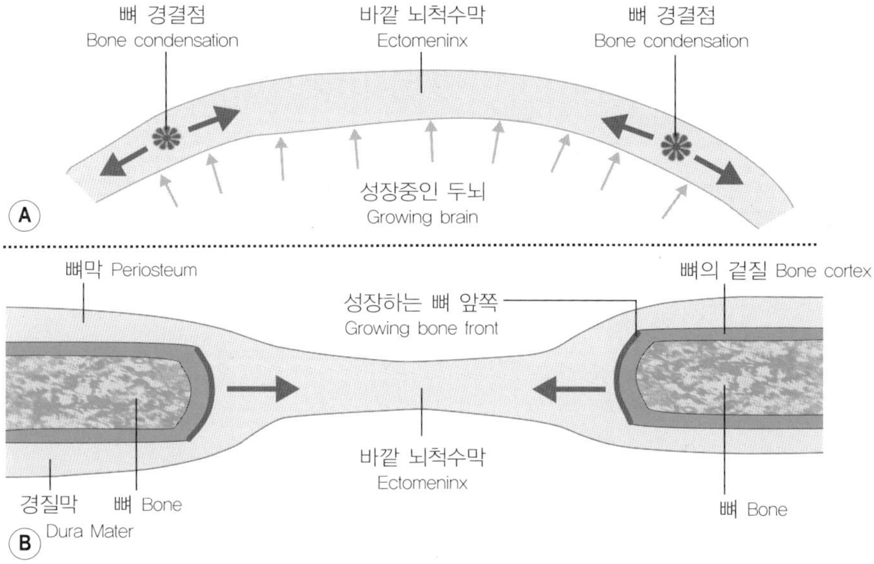

그림 8.5
뼈의 앞쪽 (점선의 화살표), 경질막의 당김 그리고 상피–중간엽세포의 이동에서 뼈모세포에 의하여 생산된 화학물질들 사이의 주기적인 연관성을 보여주는 시상단면 봉합의 모형 그림; 새로운 가동성의 세포들은 그때 뼈의 앞쪽으로 이동하며 뼈성장을 증가시키는 새로운 뼈모세포를 형성한다 (전액단면, 비율에 맞지 않음) (Scarr, 2008로부터 허가됨).

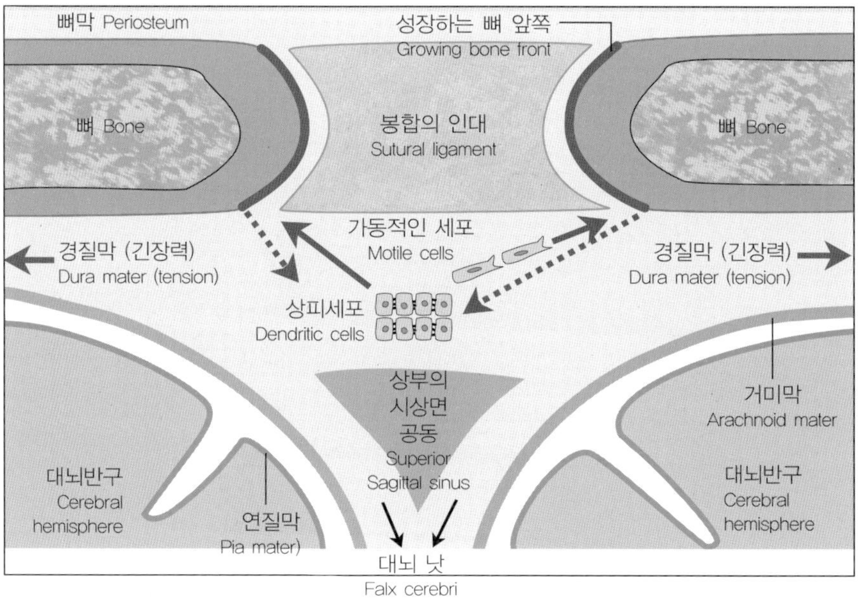

그림 8.6
생체장력통합성 수직계층은 전체 머리덮개뼈의 뼈 성장과 안정성을 조절하는 뼈모세포라는, 경질막 내부의 상피세포에 세포골격 안에서의 나사선의 분자들을 기능적으로 짜지어준다.

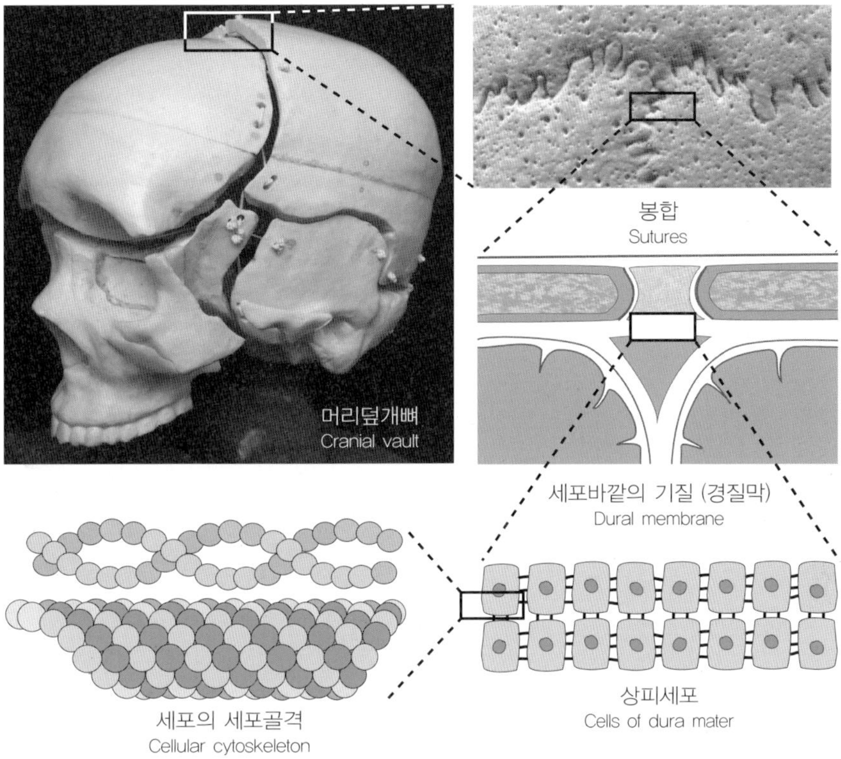

통합된 머리뼈 (The integrated cranium)

머리덮개뼈에 대한 장력통합성의 주된 중요성은 이러한 특수한 구성이 그 뼈들이 초기 8주 이후에 커지며 안정적으로 유지되는 것을 허용한다는 것 즉, 그것들이 두뇌에 의하여 물리적으로 외부로 밀림을 받기보다는 그러한 두뇌 주변에 '떠있을 수' 있다는 것 (비록 두뇌가 반드시 일부 영향을 보유해야 한다는 것을 알고 있을지라도)이다. 이것은 또한 머리뼈가 어느 정도의 유연성을 보유하고 바깥의 근육성 및 근막성 부착부들의 역학적인 요구에 대하여 반응하는 것을 가능하게 만들 것이다. 이어서 그 뼈들은 수직계층의 미세-구조 (두뇌에 대한 보호작용을 제공하며 Fuller의 측지선적인 둥근천장의 안정성에 비교될 수 있는)와 함께 일종의 둥근천장 (돔)을 형성하며 (그림 1.8, 8쪽), 성장에 맞춰지는 유연한 압박의 버팀목을 형성한다; 그렇지만 세포골격으로부터 더 큰 구조로 향해서 전체 구조물을 완벽하게 통합하며 조절하는 것은 본질적으론 당겨진 (긴장된) 막인 것이다 (그림 8.6). 그러므로 생체장력통합성 모델은 머리뼈의 해부학과 생리학을 다층적인 수직계층의 수준에서 통합해주며 뼈 동작의 기전과 연관된 병리학의 일부를 설명할 수 있도록 도와준다 (Parsons & Marcer 2005, 201쪽; Scarr 2008).

머리뼈의 병변 (Cranial pathologies)

덮개의 뼈들은 수직방향의 그리고 거의 수평방향의 막성 껍질 (낫, falx)과 천막 (tentorium)에 의하여 훨씬 더 안정되며, 이것들은 대뇌반구와 소뇌를 분리시켜주며 머리뼈의 바닥으로 부착시키고, 그 뼈들의 안쪽 표면을 덮고있는 경질막의 연장선이 된다 (그림 8.5). 이어서 발달하고 있는 머리뼈 바닥 (나비뼈/뒤통수-바닥)은 아마도 이러한 경질막의 껍질 안에서 정상적인 당김 (긴장)패턴을 변화시키고 장력통합성의 구성을 왜곡시킬 수 있고 (그리고 그 역으로도), 그로인해 머리 모양에서 잘못된 형성 (사두증: plagiocephaly)을 유발할 수 있다. 비정상적인 경질막의 당김은 아마도 뼈 성장을 잘못-조절하고 수술이 필요하게 되는 미성숙한 융합 (두개골융합증: craniosynostosis)으로 이끌리는 봉합의 뼈모세포/상피세포의 상호작용에서 이상을 유발할 수 있을 것이다. 생체장력통합성의 관점에서부터 더 깊은 연구는 아마도 이러한 문제를 해결하도록 그리고 장래의 치료에 기여할 수 있도록 도울 수 있을 것이다.

모든 수직계층의 수준에서 생물학적 구조물을 설명함에서 장력통합성-이십면체의 중요성은 생체장력통합성 개념의 바로 그 시점에서부터 인식되어왔으며, 전형적인 모델이 되었으며 (Ingber 2008; Chen과 동료, 2010; Levin & Martin, 2012); 우리도 역시 자전거 바퀴의 모델에서 동일한 원리를 따랐으며 특별히 조류의 폐를 설명함에서 유용할 것이다.

조류의 폐 (The avian lung)

새의 호흡 시스템은 비행을 유지하도록 필요한 산소의 엄청난 양을 처리해야하는 예외적으로 효율적인 가스교환 장치이지만, 이것은 실제적으로 인간의 호흡 시스템과는 다르다. 비록 새의 폐 용적이 유사한 신체 질량의 포유류 폐 용적보다 대략 27% 가량 적을지라도, 호흡의 표면적은 대략 15% 정도 더 크다. 이러한 효율성에 대한 그 이유는 일종의 기능적으로 통합된 구조물로서 개별 부분들을 역학적으로 짝 지워주는 수직계층의 장력통합성 구조형성과 그것의 특수한 측지선적 설계인 것으로 생각된다 (Maina, 2007).

수직계층적 해부학 (Hierarchical anatomy)

포유류와는 다르게, 조류의 폐는 딱딱한 흉곽으로 부착되며, 이것은 폐 용적에서 변화가 호흡주기 중 거의 변화하지 않는다는 것 (1.4%)을 의미한다. 대신에, 분리된 공기 주머니 (air sacs)는 단일방향의 그리고 연속적인 환기를 유발하는 풀무 (송풍기)과 비슷하게 작용한다. 공기의 경로는 주요한 기관지에 이어져있는 수백 개의 부기관지 (parabronchi)로 이루어진 폐 용적의 2/3와 함께 일종의 수직계층

그림 8.7
새의 흉곽을 가로지른 단면 모습 (Maina, 2010 으로부터 허가됨).

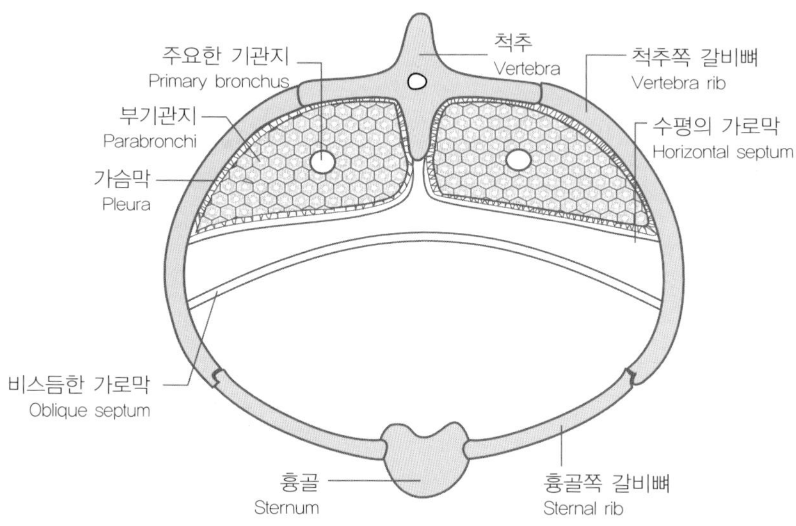

그림 8.8
외부의 그리고 내부의 기둥 사이에서 매달린 다각형의 외형과 교환 조직과 함께 하나의 부기관지의 횡단면을 보여주는 개략적인 그림 (Maina, 2010으로부터 허가됨)

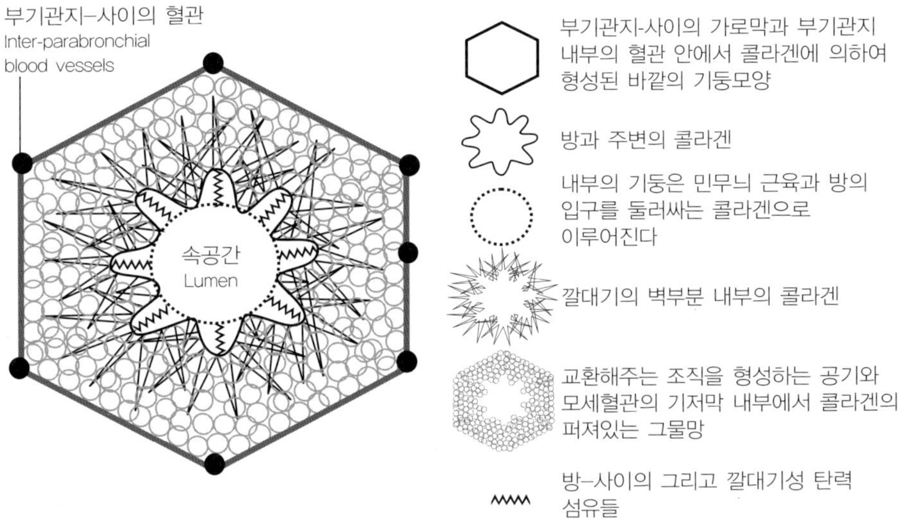

모습에서 배열되며 (그림 8.7), 개별적인 부기관지의 '관'은 여러 개의 다각형 구멍(방:atria)과 함께 하나의 중심 속공간을 보유한다. 이어서 이러한 것들은 다중의 공기 모세관, 최종적인 호흡성 단위안에서 종말하는 여러 개의 깔대기 모양의 관(깔대기: infundibulae)으로 발생한다 (그림 8.8). 혈액과 공기 모세관은 단단하게 쌓인 그리고 복잡한 삼차원적인 그물망을 형성하도록 문합하며 서로 톱니모양으로 결합한다.

개별적인 부기관지는 주변의 세포들로부터 압박되는 육각형 모양의 관을 그리고 발달 도중에서 커지게 되는 중앙의 속공간을 취하는 그 각각과 함께 하나의 단일한 상피세포로부터 발달한다 (그림 8.9); 그리고 이러한 쌓기의 배열이 공간과 물질의 최대의 효율적인 이용을 가능하게 하는 한편 (그림 2.4, 14쪽) 이것은 또한 그 호흡성 표면적을 최대로 이용한다.

발달 중, 민무늬근, 콜라겐성 조직 그리고 엘라스틴 등의 하나로 감긴 다발은 교환 조직의 세포를 둘러싸고 있는 기저막의 한 부분으로서 방–사이의 그리고 깔때기의 가로막 안으로 이어지는 콜라겐 섬유들과 함께, 중심의 속공간 안으로 열려져있는 장소인 방을 둘러싸는 복잡한 나선형의 배열을 형성한다. 이어서 그 방 입구를 둘러싸고 있는 섬유들은 내부의 부기관지 기둥 (속공간을 강화시켜주는)을 형성하며 깔때기 가로막, 교환의 조직 그리고 부기관지–사이의 가로막을 통해서 바깥의 부기관지 기둥을 형성하도록 이어진다 (그림 8.8).

장력통합성의 바퀴 모델 (The tensegrity wheel model)

부기관지는 그러므로 부기관지–사이의 가로막 (바깥의 기둥/바퀴 살)과 둘러싸는 부기관지에 의하여 궁극적으로 균형을 이루고 있는 방의 근육 (안쪽의 기둥/바퀴 축)들의 안쪽으로 당김과 함께, 일종의 역동적으로 당겨진 (긴장된) 상태에 놓인다. 교환의 조직 그리고 연합된 가로막은 이러한 두 개의 기둥 사이에서 마치 장력통합성의 자전거 바퀴 안의 바퀴살과 비슷하게 (비록 부기관지–사이의 가로막이 일부 종들에게서 정의되지 못할지라도) 매달려 있으며, 공기 모세관이 압박 하에서 붕괴하는 것으로부터 막아주는 그리고 과도한 관류형성과 함께 확장으로부터 혈액 모세관을 막아주는 일종의 통합된 단위를 형성한다.

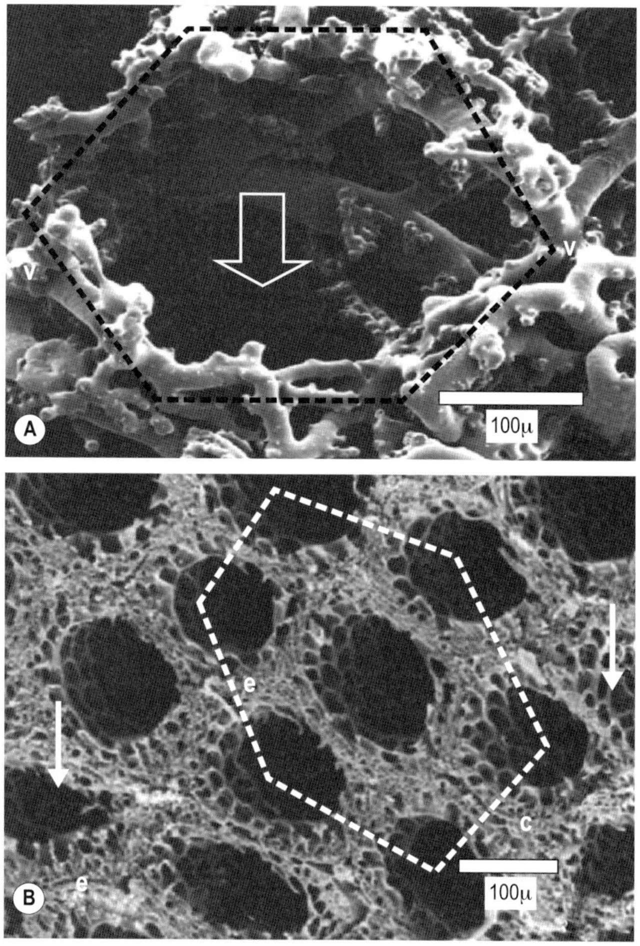

그림 8.9
가금류, (Gallus gallus var. domesticus)의 부기관지는 다음을 보여준다:
A, 중심 구경을 둘러싸는 부기관지-사이의 혈관의 집단, 화살표는 중심 속공간을 나타낸다;
B, 방의 입구와 교환의 조직을 보여주는 부기관지의 포장 배열상태; 단위를 표시하는 막대는 100μm이다. © Mairn, 2010 Elsevier에서 허가됨

이러한 수직계층적인 구조적 배열은 부기관지를 둘러싸고 있는 근육과 콜라겐 섬유를 통해서 방과 깔때기 모양의 사이막까지 아래로 이어지며, 역학적인 스트레스를 전달하며 분산시킨다. 장력통합성 모델은 공기와 혈관의 미세관과 같은 작고 섬세한 단위들이 자체의 역학적인 완전성을 유지할 수 있는 방법을 설명해주며, 기타의 치밀함과 함께 조류의 호흡계가 한정적으로 순응적인 가스 교환기 (폐)이며 고도로 잘 맞춰지는 환풍기 (공기 주머니)로 발달하도록 허용했다 (동일한 장력통합성 원리는 포유류의 폐 안에서도 역시 설명되었다) (Weibel, 2009).

지금까지의 이야기 (The story so far)

이 책 전반에 걸쳐 필수적인 버팀목과 약간의 당김줄로 만들어진 단순한 장력통합성 모델을 사용하는 다중적인 크기 단위에서 기하학, 해부학 그리고 생체역학을 살펴보았다. 생물학적인 의미에서 어떠한 해부학적인 구조가 케이블 (당김줄)이며 어떤 것이 버팀목인가를 정확하게 한정짓는 것은 때때로 지극히 복잡한 듯 보이며, 그 '당김줄'과 '버팀목'이 항상 근사한 직선으로 드러나는 것이 아니며 용어학도 항상 적합하게 쓰이는 것이 아니기 때문이다. 그렇지만 우리가 그 모델이 항상 실제적인 사물의 단순화라는 것 그럼에도 여전하게 생물학에서 장력통합성의 모델을 설명함에서 가치 있는 것이라고 인정한다면, 좀 더 세세하게 생체장력통합성 모델을 살펴보기 시작할 수 있다.

9 보다 세밀한 조사
A closer look

식물과 동물의 '설계는... 그냥 생기는 것이 아니다. 결과적으로, 경쟁이 가득한 세상에서 오랜 시간에 걸쳐 진화해 온 어떠한 구조의 모양과 재질 모두는 그 경제적인 또는 신진대사적인 댓가를 지불하는 그 하중부하의 관점과 함께 최적화를 보여준다 (J. E. Gordon, 1978, 303쪽).

생체장력통합성은 모든 수직계층의 수준에서 복잡한 생물학의 구조와 역학을 이해하기 위한 돌파구를 제공하며, 그 설명의 핵심은 다중적인 크기 단위에서 구성요소들 사이의 구조적인 그리고 기능적인 상호의존성이 된다 (그림 9.1). 이어서 버팀목과 당김줄의 모델은 최소 수준까지 불필요한 것들을 모두 제거한 채 복잡한 생물학적 수직계층의 그대로 단순화함인 것이며, '긴장력 (당김)과 압박력 (누름)' 그리고 '당김줄과 버팀목' 등과 같은 용어들은 그것들 내부에서 구조적인 힘을 나타내도록 사용된다. 그렇지만, 장력통합성 모델 전부가 동일한 기본적인 원리를

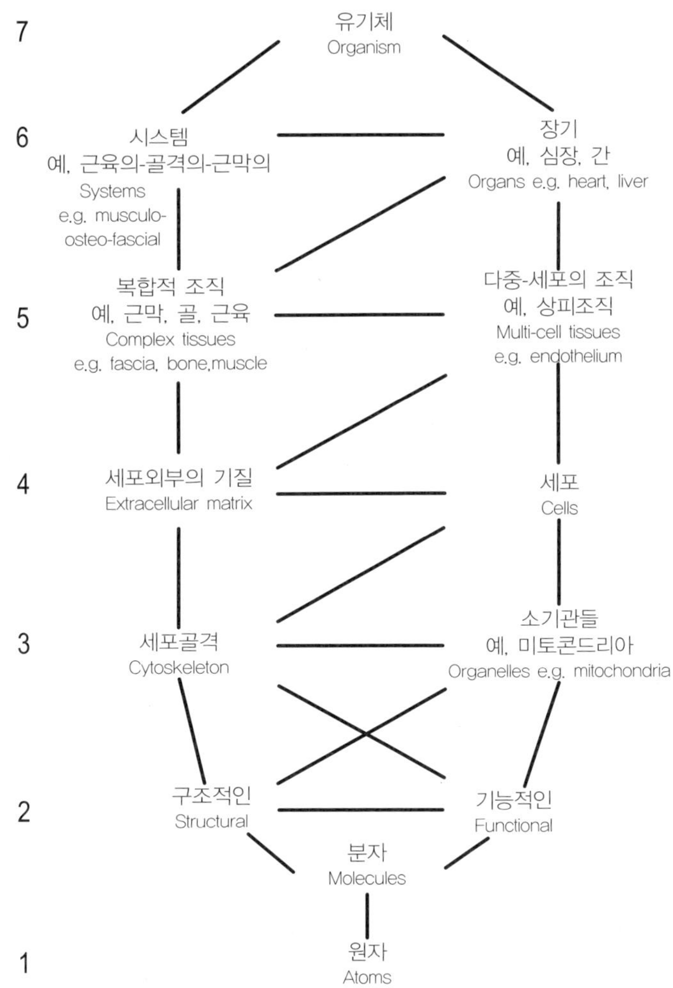

그림 9.1
하나의 통합된 구조적 그리고 기능적인 수직계층의 사례

따르는 한편, 그리고 이전 장들에서 이러한 몇 가지 해부학적인 결과를 강조했던 반면, 그것들 때때로 지나치게 엄격하게 적용된다면 생물학의 복잡성과 미묘함에 대하여 조금 더 제한적인 것으로 보일 수 있다.

용어학을 풀어보는 것은 사물을 조금 더 명료하게 만들어줄 것이며 – 이제는 사물을 해체해 볼 시간인 것이다!

긴장력 (당김)과 압박력 (누름) (Tension and compression)

장력통합성 사슬 안에서 모든 당김줄들은 긴장력을 받으며, 모든 버팀목은 압박을 받겠지만 그 자체 구조는 조금 더 큰 수직계층 안의 그 다음 번 수준에서 일종의 케이블을 형성하도록 당겨질 수 있거나, 버팀목을 형성하도록 눌려질 수도 있다 (그림 3.6과 3.7, 29쪽과 30쪽). 생물학적인 의미에서 각각의 작은 당김줄과 버팀목은 그것이 긴장력과 압박력에 대하여 반응하는 그 방식에 영향을 미치는 그것 자체의 특징적인 물질적 특성을 보유할 수 있으며, 어느 특정한 부분의 행태는 그때 그것이 만들어진 형태인 보다 작은 구성요소의 많은 수와 다양성에 달리게 될 것이다. 그렇지만 최소의 크기 단위에서 다른 용어가 보다 유용하다.

끌어당김 (인력)과 밀쳐냄 (척력) (Attraction and repulsion)

Snelson과 Fuller 모두는 장력통합성을 힘들 사이에서 분명한 구분을 보유한 연속적인 긴장력과 불연속의 압박력인 것으로 묘사했지만, 이러한 용어는 일반적으로 비교적 커다란 구조에 일반적으로 적용된다. 가장 작은 단위에서 원자는 그것들 자체의 권리에서 장력통합성이 되는 분자를 형성하도록 상호작용하겠지만, 여기에서 그 '당김줄'과 버팀목'은 보이지 않는다 (Zanotti & Guerra, 2003; Edwards와 동료, 2012). 이러한 원자의 구조형성은 상이한 반데르발 원자들의 관련 위치 또는 pH에서의 변화 등에 따라서 끌어당기고 밀어내는 (Van der Waal)의 힘을 통해서 자동적으로 조합한다. 끌어당기지만 고정된 간격을 유지하는 공유결합; 끌어당기지만 간격형성에서 가변적인 수소결합; 그리고 원자들이 어떤 정해진 간격을 유지하고 있는 공간상의 밀쳐냄 등 (Sadoc & Rivier, 2000). 장력통합성 구조물이 '그것들 내부에서 보이지 않는 힘의 물리적인 표현' 이므로, 나노-단위에서 분자를 살펴볼 때 인력 (끌어당김)과 척력 (밀쳐냄)이란 용어를 사용하는 것이 실제적으로 훨씬 더 의미있으며; 비록 이것이 순수한 어의학인 것으로 간주될 수 있을지라도, 상이한 용어들이 특정한 생물학적 의미에서 훨씬 더 유용한 의미에서의 미묘한 차이를 내포할 수 있다.

당김과 밀기 (Pull and push)

당김과 밀기 같은 용어는 능동적인 힘을 의미하며, 때때로 컴퓨터화된 모델화에서 사용되겠지만, 그 용어가 반드시 긴장력 그리고 압박력과 동의어일 필요는 없다. 생물학적 구조의 유연한 특성은 현저하게 변화하며 너무도 많은 수의 다양한 방법에서 상호작용하며, 우리의 단순한 버팀목-당김줄 모델의 방식보다 훨씬 더 복잡하다. 이러한 구조에서, 긴장된 당김줄은 그 매듭을 당기며 버팀목을 압박하겠지만 (그림 9.2a), 버팀목이 그 매듭을 벌어지도록 능동적으로 밀어내며 당김줄의 긴장력을 증가시키는 상황이 존재할 수 있다 (그림 9.2b). 생물학이 당김줄의 어떤 특정한 수나 배열 상태만을 사용하도록 한정되지 않았기 때문에,

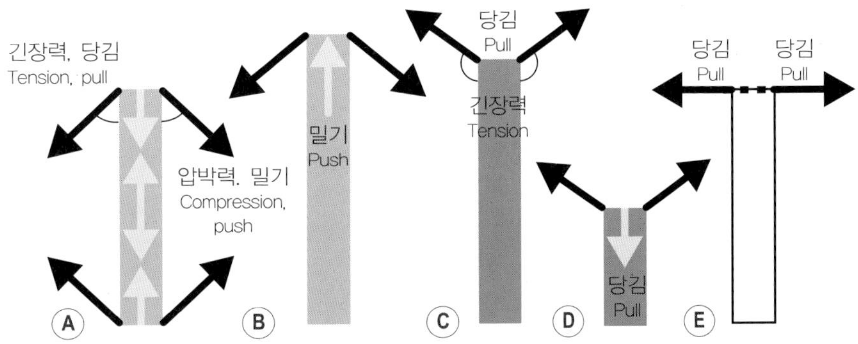

그림 9.2
A. 버팀목은 정상적으로 어느 쪽 말단에서든 그 매듭을 당기는 긴장된 케이블에 의하여 압박된다; B. 그 매듭에서 밀기를 발휘하며 당김줄의 긴장력과 길이를 증가시키고 있는 버팀목; C. 당김이 매듭을 벌어지게 당기며 버팀목을 긴장시킨다; D. 수축하는 버팀목은 매듭을 함께 당기며 당김줄 긴장력을 증가시킨다; E. 버팀목에 대하여 직각인 당김줄은, 비록 그것이 반대 쪽에서 부착되었을지라도, 버팀목을 압박하지 못한다 (점선).

이것들의 일부도 역시 그 매듭을 벌어지게 당기며 그 버팀목을 더 길어지도록 (그림 9.2 c)- 길이를 조절하는 일종의 기능적인 기전의 한 부분으로서 -만들 수 있거나 또는 그 당김줄들이 자체의 양 말단부를 벌어지게 당기도록 시도하므로 그 버팀목들이 짧아지며 긴장될 수 있을 것이다 (그림 9.2d).

일반적으로 압박되어 있는 것으로 생각되는 미세관들은 ECM (그림 9.2c) (세포막을 통과하는 인테그린을 통해서)으로 부터의 당김에 대한 반응으로 길이에서 길어지는 반면, 액토미오신 모터는 미세관들의 말단부에서 당기며 미세관들을 짧아지게 만드는 액틴 긴장력을 증가시킴에 의하여 이것을 조절할 수 있으며 (그림 9.2d), 그러므로 역동적인 균형을 유지한다 (Ingber, 2003a) 세포의 성장은 주변의 세포들과 조직들을 밀어낼 수 있으며, 이어서 그것은 다시 늘려질 (당겨질) 것이며 (그림 9.2b) 그리고 기능을 전환시키거나 (그림 5.5, 47쪽) 또는 세포들이 상이한 방향에서 이제 당겨져 있는 그 조직들 위에서 수축하고 당길 수 있다 (그림 9.2d) (Henderson과 Carter, 2002; Blechschmidt, 2004, 62쪽). 근육의 수축은 또한 외부로 밀어내며 둘러싸는 근막을 긴장시키는 폭에서의 동시적인 증가를 유발하며 (그림 9.2b), 이것은 근육이란 것이 축성으로 당겨진 케이블 (당김줄)이며 또한 이러한 당김에 대하여 직각에 놓인 일종의 압박된 버팀목 모두가 된다는 것을 의미한다.

가능성은 무한하다 (The possibilities are endless)

본질적으로 긴장력 (당김)은 항상 일종의 직선을 형성하고 유지하도록 스스로를 줄이려고 시도하고 있으며, 이것은 장력통합성의 자가-균형 설정의 능력에서 가장 중요한 요소의 하나이다. 복잡한 생물학적 조직에서, 그림 9.2에서의 모든 그 가변성은 상이한 상황에서 상이한 교환으로 작동하고 있을 것이며, 자동적으로 그 최종적인 평형의 위치를 결정하는 것은 모든 상이한 밀기와 당김들 사이에서의 균형인 것이다. 사물을 살펴보는 이러한 방식은 생체장력통합성이 '당김줄-과-버팀목' 이상의 일종의 복잡한 공간적인 그물망 내부에서의 힘의 상호작용이라는 것 - 그것의 내부에서 수많은 사건들이 발생하고 있는 일종의 역동적인 생물학적 구조라는 것을 강조한다.

단순한 의미에서 당겨진 당김줄은 그 버팀목에 예각으로 매듭지어 연결될 때 압박되어짐을 유발하지만 (그림 9.2a), 둔각에서 매듭으로 이어질 땐 당겨짐을 유발하며 (그림 9.2c); 생물학적인 의미에서는, 미세관의 중합과 뼈의 성장 등이 이러한 상이한 벡터들의 방향에 대한 반응에서 발달한다. 그러므로 긴장력 벡터

(당김 방향)는 그것이 각도를 변화시킬 때 압박 (누름)이 되며, 더 많은 긴장력은 더 많은 압박력을 의미하게 된다. 비록 버팀목에 대하여 직각으로 놓인 당김줄이 일반적으로 이러한 관점에 중립적일지라도, 이것은 당김줄이 부착하는 그 버팀목의 어느 측면인가에 달린다 (그림 9.2e).

머리덮개뼈 모델에서, 그 긴장력이 모든 뼈의 부착지점 (매듭)들을 직선으로 당기려고 시도하므로, 경질막과 봉합성 콜라겐 (당김줄) 안에서 긴장력은 그 뼈들을 벌어지게 밀어줌의 결과적인 효과를 보유한다 (Scarr, 2008; Jasinoski와 동료 2010) (그림 8.3 71쪽). 흥미롭게도, 당겨진 대부분의 인간이 만든 물질들은 그 가운데서 가늘어지며, 눌려질 때는 외부로 부풀어 오르는 경향이 있으며 (푸아송 비례: Poissons ratio), 반면 생물학적인 물질들 (Gordon, 1978, 161쪽) 그리고 장력통합성 구조물들은 빈번하게 그 반대의 효과를 보여준다 (그림 3.4, 28쪽) (Edmondson, 2007, 272쪽).

긴장력과 압박력, 인력 및 척력, 당김과 밀기란 용어는 그러므로 동일한 것을 말하고 있지만, 상이한 생물학적인 관점인 것이며, 그것들의 미묘한 차이를 이해하는 것은 아주 유용하다. 생체장력통합성은 힘 벡터들의 균형에 관한 내용이며, '당김줄'의 주된 역할은 사물을 함께 끌어당기고 당기는 것인 반면, '버팀목'은 그것을 벌어지도록 밀쳐내는 것, 미는 것 그리고 유지하는 것이다. 비록 물렁조직이 당겨진 당김줄로서 통상적으로 생각되며 눌려진 버팀목과 같은 것으로 여겨지지 않을지라도, 당김줄과 버팀목 사이의 차이점은 그것들이 서로 간에 변화할 수 있기 때문에 사실 연관적인 것이다. 그러면 우리는 그 차이를 어떻게 말할 수 있는가?

당김줄과 버팀목 (Cables and struts)

잃어버린 버팀목 (The lost strut)

그림 9.3a는 보다 큰 것 (검은 색)으로부터 수직의 당김줄로 고정된 자체의 매듭으로 부착돼있는 당김줄과 보다 작은 모델로부터 제거된 수직의 버팀목의 하나와 함께, 같이 결합된 상이한 크기인 두 개의 T-이십면체로부터 만들어진 한 가지 모델을 보여주며, 이것은 이제 빠져있는 버팀목의 매듭을 벌어지게 당긴다. 그렇지만 검은색 연결선이 여전히 커다란 모델에 대한 관점에서 당김줄이지만 보다 작은 것과 연관된 한은 마치 버팀목처럼 작용하기 때문에, 우리는 이제 분명한 역설에 직면하며; 그 유일한 차이가 이러한 '잃어버린' 버팀목의 매듭이 보다 큰 모델에 의하여 지금 벌어지게 그리고 케이블의 검은색 부분에 의해서는 합쳐지게 당겨지고 있다는 것이다. 우리는 아마도 전체 커다란 모델이 보다 작은 모델로부터 그 버팀목을 대체했다고 또는 전체 작은 모델이 그 큰 모델로부터 당김줄을 대신하고 있다고 말할 수 있을 것이지만, 그것들은 실제로 새로운 장력통합성 구성으로 합쳐진 것이다.

우리가 진실로 힘 벡터를 말하고 있으며, 이것이 복잡한 장력통합성의 어느 특정한 한 조각이 동시에 당김줄로 그리고 버팀목으로 (수직계층 내부에서 그것이 어떻게 고려되는가에 따라서) 모두 작용할 수 있다는 것, 또는 움직임 중 어느 하나에서 다른 것으로 중점을 변화시킬 수 있다는 것을 의미한다는 것을 기억하라. 비록 각 부분이 다중의 긴장력과 압박력에 의하여 영향을 받을지라도, 하나 또는 또 다른 상태는 항상 시간상의 어느 특정한 한 시점에서 두드러질 것이다. 우리가

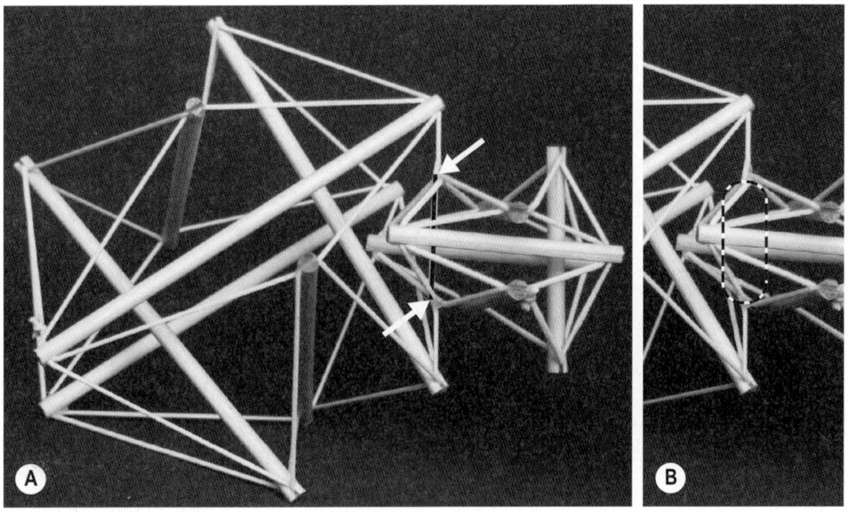

그림 9.3
A. 보다 작은 모델에서 버팀목이 보다 큰 모델의 당김줄 (화살표 사이의 검은색 선)의 한 부분으로 대체될 수 있도록 함께 합쳐진 상이한 크기의 두 개의 장력통합성 모델 (T-이십면체);
B. 이제 이러한 여분의 버팀목의 제거는 빈 공간 (점선)과 평형상태의 상이한 위치를 보유한 한 구조물을 남겨둔다.

장력통합성 의미에서 당김줄과 버팀목이라고 부르는 것들 사이에서 차이점은 그러므로 연관적이며, 구성요소들 사이에서 기능적으로 구분짓는 유용한 방법일지라도, 그것들은 자체의 한계를 보유한다.

복잡함으로 진화하고 있는 단순함 (Simple evolving into complex)

생물학적인 구조는 그것들 존재의 매 순간마다 안정적으로 유지되어야 하며 그것의 발달이 가시적이라면 한 상태에서 다른 상태로 전환은 반드시 에너지상의 이점을 보유해야 한다 (Levin, 1997, 2006). 이러한 공통적인 당김줄/버팀목이 이제 구조적으로 넘쳐나면서, 그것의 제거는 그 구조물의 나머지 부분이 안정적인 평형상태의 새로운 위치로 재균형을 이루는 원인이 될 것이며 전반적인 시스템을 물질적인 의미에서 보다 효율적으로 만들겠지만, 상이한 역학적인 특성을 보유한다 (그림 9.3b). 이것은 우리가 아마도 그 뼈들을 떨어지게 유지하고 있는 물렁조직과 함께 팔꿈치 안에서 뼈들 (그림 7.11, 67쪽) 또는 머리덮개뼈 안에서의 봉합 (그림 8.3, 71쪽)들 사이에서의 공간에 상응하는 것으로 간주하는 어떤 공간을 남겨둘 것이다.

장력통합성 구조물은 그러므로 모듈 (조립식)일 것이며 자체의 전반적인 완전성을 반드시 손상시키지 않은 채 분해되고 확대될 수 있으며 - 보다 복잡한 구조형성이 단순한 구성보다 에너지상으로 더욱 효율적일 수 있기 때문에 성장과 발달 동안의 유용한 특성이 된다. 생체장력통합성은 인력과 척력의 보이지 않는 힘에 의하여 함께 유지된 한 분자의 구조적인 역학이 사실 수백만 배나 더 큰 단단한 뼈를 담고 있는 동물과 그렇게 다르지 않은 그 방법을 설명해준다. 모든 수직계층의 수준에서 동일한 원리가 적용되면서, 물렁조직은 반드시 자체의 '단단한' 버팀목도 보유해야 한다.

잃어버린 압박력에 대한 탐색 (A search for the missing compression)

근막은 긴장력의 이동에서 중요한 역할을 수행하는 일종의 '부드러운' 결합조직이며, 최근까지 단순한 포장재 이상으로는 간주되지 않았다 (Van der Wal, 2009). 이제 근막은 몸 안에서 실질적으로 모든 세포를 둘러싸는 세포-

외부의 기질과 이어지는 하나의 조직으로 (Ingber, 2006); 모든 뼈, 근육, 신경, 혈관 그리고 피부 등등을 하나의 단일한 기능적인 단위로 연결하는 일종의 수직계층의 구조 (Schleip와 동료, 2012; Guimberteau, 2005)로 그리고 하나의 전체적인 생체장력통합성 단위의 한 부분 (Levin & Martin, 2012)으로 널리 인정받는다. 당겨진 근막은 장력통합성 당김줄을 의미하지만, 다시 한 번 당김줄과 버팀목 사이의 그 구분은 모호해지며; 압박력이 어디에 있는가?

이 질문에 대답하기 위해서, 우리는 두 개의 뼈 사이에서 당겨진 한 장의 근막을 고려해야 하며 (그림 9.4), 거기에서 늘림의 방향을 따라서 배열된 두 지점 (x와 y) 은 벌어지게 당겨지고 있다. 또한 버팀목의 기능 중 하나가 그 매듭을 벌어지게 유지하는 것, 즉 분리를 유지하는 것 (그림 9.2a)이며, 그 지점 x와 y가 어느 쪽에서든 당겨진 근막성 '당김줄'에 의하여 떨어져 유지되었을지라도, 그것들 사이의 조직의 한 조각은 그림 9.3a에서 가상의 버팀목과 비슷하게 작용하고 있다. 이러한 당겨진 '버팀목'은 이어서 하나의 장력통합성 구성의 일부를 형성할 수 있으며, 장력통합성-이십면체 모델에 의하여 표현된 것처럼 근막의 수직계층에서 하부에 놓인 다른 부분들처럼 작용한다.

새의 폐 내부에서 부기관지 조직들 사이에서 (그림 8.8, 75쪽), 그리고 참으로 경직성의 상이한 수준을 보유하는 세포들의 집단 사이에서 힘의 균형은 필연적으로 이러한 근막의 사례와 유사하다. 관절오목-위팔뼈의 관절주머니 (이것이 근막성 조직의 진정한 특수화된 껍질인)는 그것의 부분들이 손상되거나 빠져있다면, 그러한 스트레스가 그러한 부분을 통해서 전해지는 것을 기대할 수 없을 때조차도, 특정한 방향에서 당김의 스트레스를 전달할 수 없을 것도 역시 중요하다 (Moore와 동료, 2010). 이것은 관절주머니의 미세-구조가 일종의 장력통합성 구성이라면 완벽한 의미를 갖는다.

근막 그리고 사실 모든 물렁조직은 그러므로 다중의 수직계층적 수준에서 당김줄과 버팀목의 그물망으로 간주될 수 있겠지만, 그것들이 전체적인 장력통합성 시스템으로 통합되기 때문에 그것들이 적합하게 기능한다는 것이 제안되며, 그리고 거기에서 압박력은 미세-수준에서 프로테오글리칸, 미세공포의 '기포' 그리고 세포-외부의 기질의 경직도에서 국소 변화 (Guimberteau, 2005; Kapandji, 2012) 등에 의하여 제공되며 보다 높은 수준의 압박력은 뼈와 물렁조직 구획 등에 의하여 제공된다.

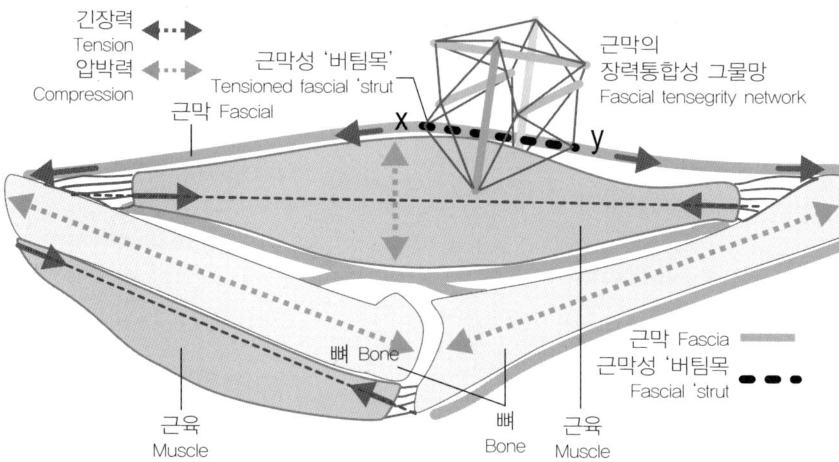

그림 9.4
두 개의 뼈 사이에서 늘려진 근막성 껍질. 그리고 긴장력과 압박력의 일부를 보여주는 '전형적인' 관절의 개략적인 그림. 지점 x와 y 사이의 근막 (점선)은 당겨진 채 유지되지만, 그 조직의 수직계층에서 좀 더 하부로 내려가면 (장력통합성-이십면체) 다른 부분들에 대한 장력통합성의 버팀목처럼 행동하고 있다.

이것은 오로지 관점의 문제이다 (It is all about perspective)

각각 다중의 수직계층의 수준에서 에너지 벡터의 복잡한 그물망을 구성하기 때문에 (그림 9.1) 어떠한 생물학적 조직을 '버팀목' 또는 '당김줄'로 명명하는 것은 분명히 관점의 문제이며, 그 구조가 역학적으로 행동하는 그 방식을 결정하는 것은 그것들 사이에서의 상호작용의 균형인 것이다. 근육은 그것들이 수축할 때 긴장력을 발생하며 그것들의 폭을 가로지르는 가변적인 길이의 압박 버팀목을 만들고 (그림 9.4), 이것은 그때 연관된 근막 안에서 긴장력을 변화시키기 쉬울 것이다 (Huijing & Baan, 2003). 사실 버팀목은 가로의 뼈, 근육, 혈관, 근막성 구획 그리고 단일한 세포 등과 같이, 반드시 간격을 유지하는 어떠한 구조로든 간주되어야 한다.

이러한 긴장과 압박의 힘들이 직선– 당김줄과 버팀목을 이러한 관점으로 생각하는 것이 쉽다 – 안에서 항상 작용하는 반면, 곡선 또한 생물학에서 공통적인 특징인 것이며; 그리고 그것들이 일종의 수직계층의 의미에서부터 나오는 장소를 고려하는 것이 이제는 더 유용할 것이다.

직선 또는 곡선 (Straight or curved)

측지선 기하학의 원리 중 하나는 모든 두 개의 지점이 가장 짧은 경로로 연결된다는 것이며, 우리에게 익숙한 삼차원적인 유클리드 공간 (E^3) 안에서 이것은 항상 직선이다. 그렇지만, 직선은 측지선의 기하학 안에서 그저 하나의 특정한 사례이며 공간을 묘사하는 세 개의 기하학의 단지 하나에 지나지 않으며 (Fuller, 1975, 702.01), 다른 두 가지는 구체 (Spherical: S)와 쌍곡선 (Hyperbolic: H)이며, 그 두 가지 모두는 곡선이다 (Terrones와 동료, 2001; Bowick & Giomi, 2009). 곡선은 에너지를 줄여줄 수 있는 수단이 될 수 있겠지만, 그것들이 외부로부터 지나친 힘에 노출된다면 손상시키는 내부의 스트레스를 만들며 (그림 9.5) 반드시 이러한 재앙의 결과를 제한하는 방법에서 확정되어야 한다.

당겨진 굽은 구조물은 그 하중부하가 어느 한계를 넘어선다면, 그것이 꺾이고 부러지는 원인이 되는 내부의 전단 스트레스를 만드는 반면 (그림 9.5a–c),

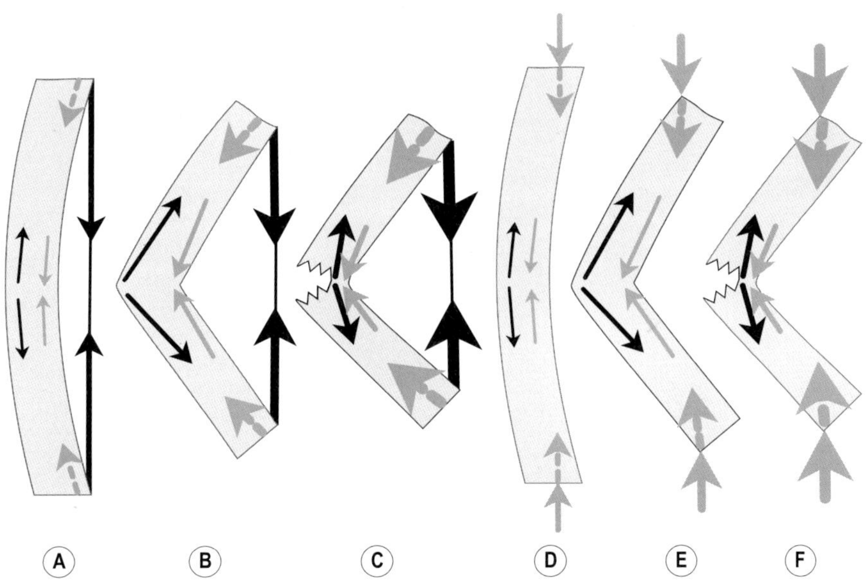

그림 9.5
외부에서 적용된 긴장력 A–C (크고 굵은 화살표)와 압박력 D–F (크고 밝은 화살표) 등이 휘어진 구조물 내부에서 내부의 전단적 스트레스를 발생 시킬 수 있는 그 방법을 보여주는 개략적인 그림

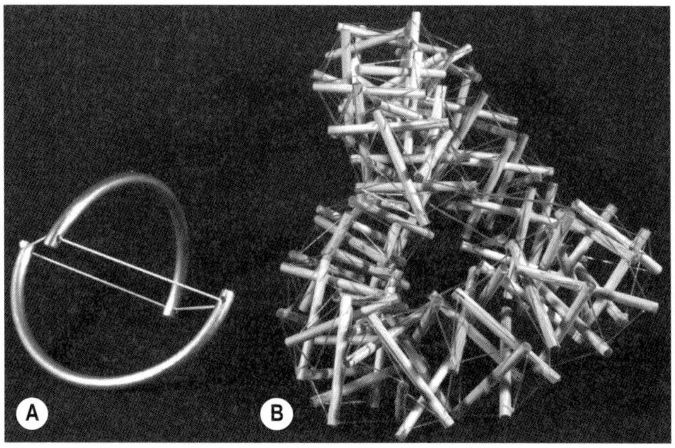

그림 9.6
A. 단단한 휘어진 버팀목 (서로에 대하여 90°로) 을 보유한 장력통합성 모델은 그 장력이 특정한 한계이상으로 증가된다면 꺾이고 부러질 것이다 (그림 9.5 a–c);
B. 그렇지만 장력통합성 수직계층으로 모델화된 휘어진 버팀목을 보유한 유사한 구조물은 아무런 내부적인 전단력 스트레스를 받지 않으며 그 하중부하를 쉽게 분산시킨다. © Rory James

지나친 압박 하에 놓인 직선도 같은 결과를 갖게 될 곡선으로 굽어질 수 있게 된다 (그림 9.5d–f). 바깥의 힘은 지렛대 시스템에서와 같이 굽어짐 모멘텀을 만들며, 이어서 이것은 서로 간에 상이한 방향으로 미끄러지는 내부의 힘 벡터 (전단력 스트레스)를 만든다. 그 구조가 어느 정도 단단한가에 따라서 이러한 스트레스가 그 물질을 피로하게 만들고 붕괴시킬 만큼 그렇게 커지게 되는 지점에 도달한다.

스트레스를 줄여주기 (Reducing the stress)

그렇지만 생물학은 수직계층의 특징을 이용함에 의하여 전단적 스트레스의 결과를 감소해주며, 거기에서 손상의 스트레스는 더 하부 수준으로 전해지며 원자들 사이의 균형 잡힌 인력과 척력 안에서 제거된다 (Levin, 1982, 2002).
장력통합성은 그 시스템 전반에 걸쳐 스트레스를 분산시킬 수 있는 그리고 외부의 힘의 영향에 대하여 탄력적으로 유지될 수 있는 그 방법을 보여주며 (그림 9.6), 거기에서 당김줄과 버팀목 (매듭) 사이에서의 이어짐조차도 자체적으로 수직계층적이다 (Fuller, 1975, 740.20) (그림 3.7a, 30쪽).

눌려진 미세관은 그때 굽어지며 꺽이는 것으로 보이지만, 그것들이 당겨진 중간급의 미세섬유들에 의하여 구조적으로 균형을 이루기 때문에 안정적으로 유지된다 (그림 5.3, 45쪽) (Brangwynne과 동료, 2006). 긴 뼈들 안에서 잠재적인 굽힘 스트레스는 그것들을 둘러싸는 근육들의 균형을 이룬 긴장력에 의하여 (Sverdlova & Witzel, 2010) 그리고 자체의 내부적인 수직계층의 탄성력에 의하여 감소될 수 있으며, 내부의 수직계층에서 콜라겐과 수산화인회석 (hydroxyapatite) 사이의 짝을 이룬 변형 기전이 당김의 에너지를 효과적으로 재분산시키며 미세-골절을 막아준다 (Gupta와 동료, 2006).

궁극적으로, 생물학적 휘어짐은 연속적이라기보다는 복잡한 수직계층 내부에서 직선상으로 작용하고 있는 많은 힘 벡터로 이루어지며, 이것은 보다 높은 단위에서 휘어진 모습을 만든다 (그림 9.7). 이것이 이끌리게 될 장소를 인식하기 위해서, 우리는 기본적인 기하학에서 또 다른 연구가 필요하다.

구체의 기하학 (Spherical geometry)

기하학의 세계에서 모든 플라톤 다면체의 꼭지점들은 구체의 표면과 비슷하게, 그

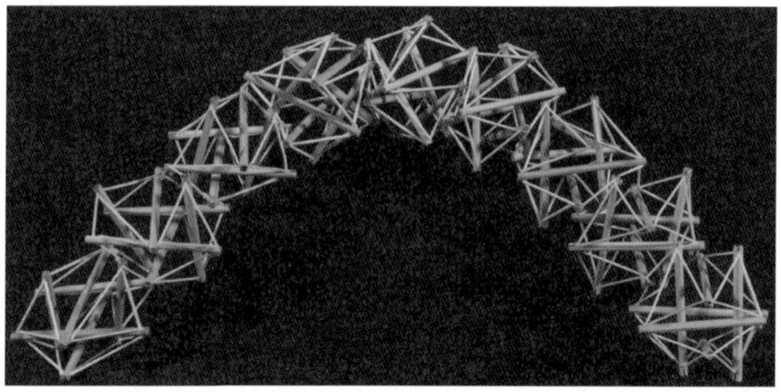

그림 9.7
장력통합성–이십면체의 휘어진 사슬은 보다 낮은 수직계층 수준에서 많은 직선으로 이루어진다.
© Rory James

중심에서부터 같은 거리에 놓이며 (그림 2.5 그리고 2.6, 15쪽), 모든 모양의 가장 기본이 된다. 이러한 것들 중 하나인, 이십면체는 구체와 별개로 어떤 구조의 가장 적은 표면적 안에 가장 큰 용적을 둘러싸며; 충분히 높은 도수를 갖는 물체는 고체와 사실상 구분할 수 없게 된다 (그림 9.8). 자연의 구체는 그때 다중의 구분된 구성요소로부터 만들어진 높은–도수의 이십면체로서 가장 잘 이해될 수 있으며 (Fuller, 1975, 515.00: Edmondson, 2007, 265쪽), 모든 두 지점 사이의 가장 짧은 거리는 이제 곡선처럼 보인다.

진정한 구체는 실제로 3차원 공간 안에 들어있는 이차원의 휘어진 표면 (S^2)인 것이지만 (Terrones와 동료, 2001), 우리가 이러한 측지선의 연결선을 휘어진 것으로 묘사하는 것은 오로지 편리함과 수학적인 측면에서이며, *생물학 안에서 모든 곡선은 조금 더 작은 단위에선 반드시 직선이 되어야 하기* 때문이다. Levin은 비록 그것들이 기타의 제약으로 인해서 이것을 완전하게 성취함에서 막혀있을지라도, 이십면체가 유연한 생물학적 구조물이 항상 스스로를 그 안으로 줄여주도록 시도하는 최소–에너지의 모양이라는 것, 그리고 장력통합성 이십면체가 생물학적 구조물의 한정적인–요소와 전형적인 모델로서 반드시 간주되어야 한다는 것을 강조한다 (Levin & Martin, 2012). 이어서 구체의 기하학은 비누 거품 (Isenberg 1992, 12쪽) (그림 2.3b, 14쪽), 미셀 (micelle: 미소결정이라고도 함) (Butcher & Lamb, 1984; Fischer와 동료 2011), 세포막 (Zhu와 동료, 2007) (그림 5.3, 45쪽) 그리고 구형의 바이러스 (Twarock, 2006) 등과 같은 에너지–최소의 표면을 묘사 하지만, 그것들 모두가 보다 작은 단위에서 직선으로 이어진 더 작은 부분들로부터 만들어지기 때문에 그것들의 휘어진 모습은 구조적으로 합리적이게 된다 (그림 9.7).

해부학의 미묘한 차이 (The nuances of anatomy)

'긴장력과 압박력' 그리고 '당김줄과 버팀목' 등과 같은 용어들이 장력통합성 모델을 묘사함에서 유용한 반면, 그러한 간결함은 확실히 생물학적 관점에서부터

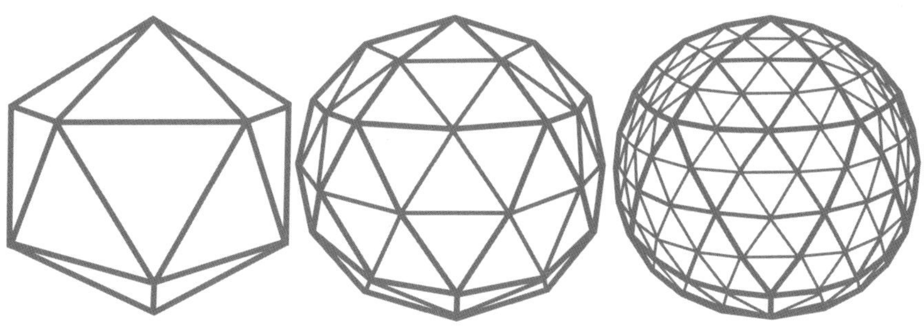

그림 9.8
더 작은 삼각형으로 개별 이십면체 표면의 재–분할은 하나의 구체의 모습과 함께 더 높은 도수의 이십면체를 만들게 된다.

실제로 상당히 중요한 많은 세부 내용과 미묘한 차이를 숨긴다. 그러므로, 우리는 '물렁조직'이 당김줄과 버팀목 모두를 담고 있다는 것 그리고 그것들의 역학적 특성에서 미미한 차이가 그것들 사이에서 힘이 전달되는 그 방식을 결정하는 방식을 살펴보았다. 생물학적인 '버팀목'은 아마도 어느 특정한 수직계층의 수준에선 서로 간에 압박되는 것으로 나타날 것이지만, 좀 더 세부적으로 관찰될 때, 명백하게 분리돼있을 것이다. 우리는 또한 전단적 스트레스와 함께 알 수 없는 것으로 보였던 휘어진 구조물이 그것들이 스스로를 그 수직계층을 통해서 내려가며 분산되기 때문에 완벽하게 손상없이 유지되는 것을 보게 된다. 가장 중요하게, 해부학적인 모습은 그것들이 그 자체의 내부에서 힘들 사이에서의 복잡한 상호작용에 대하여 반응하면서 발달하며, 뼈, 근육 그리고 근막성 껍질 등에 대한 우리의 인식은 반드시 이것에 비추어서 수정되어야 한다. 곡선의 기하학은 그것들이 복잡한 패턴과 모양이 어떤 상이한 공간상의 틀 내부에서 발달할 수 있는 그 방법을 보여주기 때문에, 그리고 단순한 것에 대한 좀 더 에너지-효율적인 대안으로서 특별히 유용하게 된다 (Fuller 1975, 706.10).

이어지는 장에서는 거기에서 복잡한 생물학적인 모양과 생체장력통합성이 발달할 수 있는 풍부한-차원의 도화지를 제공하는 이론적인 기하학과 함께, 그러한 자연의 모습의 많은 것들을 살펴볼 것이다.

10 생물학에서의 '복잡한' 패턴
'Complex' patterns in biology

세상의 조화는 형태와 수에서 명백해지며, 자연 철학의 심장이며 영혼인 그리고 그 모든 화려함은 수학적인 아름다움의 개념에서 실현된다.
D'Arcy W Thompson (1961).

자연은 언제나 가능한 가장 단순한 방식에서 작동하며, 원자는 그것들이 가장 에너지-효율적인 배열에 놓여있기 때문에 단순한 기하학적인 모양을 형성하도록 서로 간에 상호작용한다. 그때 그것들이 동일한 법칙을 기반으로 삼기 때문에 유사한 모양이 다양한 크기의 단위에서 나타나게 된다. 그렇지만, 그것들 내부에서 점증하는 복잡성을 따라가려고 시도하는 것은 불가능해지며, 그것이 바로 기본적인 기하학과 장력통합성의 이해가 그리도 중요해지는 이유가 되는 것이다.

2장에서, 우리는 단순한 모양이 측지선 기하학, 치밀한-쌓기 그리고 최소-에너지라는 연관된 원칙을 통해서 형성되는 그 방식을 살펴보았다 (Van Workum & Douglas, 2006). 그 다음의 장들에서는 삼중나사선 (그림 6.1, 49쪽), 이십면체 (그림 3.3, 27쪽) 그리고 그것들의 장력통합성 대립부분들이 인간을 포함한 훨씬 더 복잡한 생물학적 모양의 구조와 기능을 조사하기 위해서 유용한 방법을 보여주었다. 추가로 등방성 벡터 메트릭스 (isotropic vector matrix: IVM) (그림 2.14, 20쪽) - 공간을 완전하게 채워주며 모든 것들의 상이한 도수 안에서 나타나는 개별적인 하나와 함께, 삼각형, 오각형 그리고 육각형 등을 포함하는 삼각형 모양의 격자화된 그물망 -으로부터 나오는 입방팔면체 (cuboctahedron) 그리고 벡터 평형에서처럼 그 지터버그를 통해서 모양과 에너지에서의 전환을 모델화했다 (그림 2.18과 2.19, 22쪽과 23쪽).

우리는 이제 이러한 단순한 모양이 자연에서 그리도 널리 퍼져있는 (그리고 그저 흥미있는 호기심 이상에서) 그 이유와 방식을 탐구할 수 있으며, 이것은 그것이 동일한 원리를 기반으로 하므로 생체장력통합성을 직접적으로 의미한다 (Levin, 1981). 이 장은 추상적인 증명, 이론화 그리고 심오한 수학적 기하학 수업이 아니며, 그보다는 해부학과 생체역학에 내재한 기본적인 법칙의 깊은 성찰이다. 이어지는 내용의 일부가 익숙하지 않을지라도, 이것이 자연의 기하학에서 그 신비함을 밝혀주길 희망한다.

구체 기하학 (그림 9.6, 84쪽)의 개요에서 곡선이 보다 복잡한 형태를 만들어내기 위한 일종의 에너지-효율적인 수단이 될 수 있다는 것을 보여준 반면, 궁극적으로 인간 기능이 물리학의 단순한 규칙을 기반으로 삼기 때문에 구조물과 공간에 관하여 일부 새로운 형태와 완전하게 상이한 사고의 방식이 이제부터 소개될 것이다.

마름모꼴의 십이면체 (The rhombic dodecahedron)

모든 플라톤 입체는 그 각각이 그것의 쌍둥이로 언급되는 또 다른 것과 일치될

그림 10.1
다섯 개의 플라톤의 입체 (Scarr, 2010으로 부터 다시 그려짐)

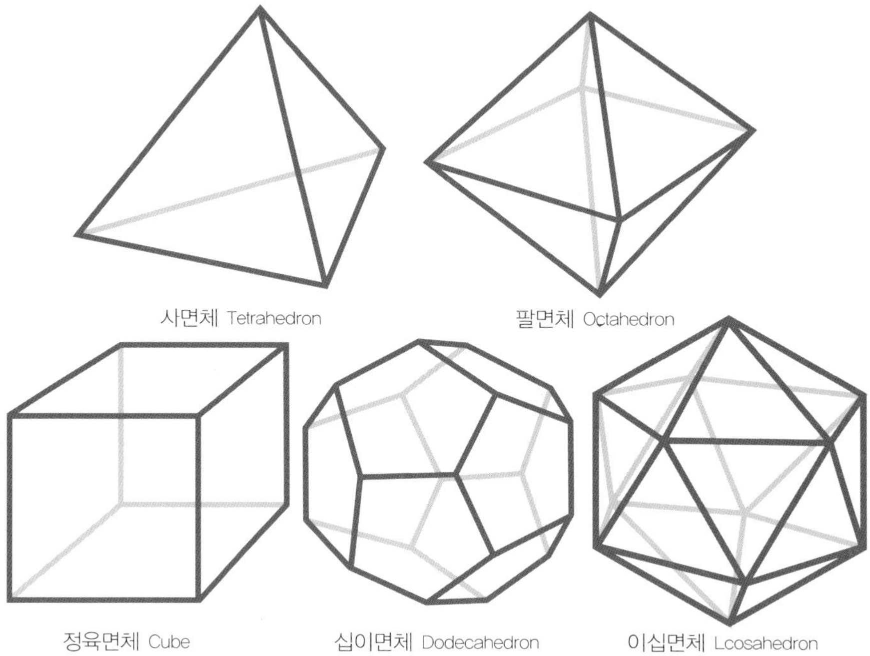

수 있기 때문에 더욱 흥미로우며, 이것은 거기에서 한 입체의 꼭지점의 수가 다른 입체의 면의 수와 같은 것에서, 그리고 각각이 자체의 꼭지점을 다른 것의 면의 중심과 일치하도록 다른 것의 안에 놓일 수 있다는 것에서 각별한 연관성이 존재한다. 그러므로 팔면체와 정육면체는 서로 간에 한 쌍이 되며, 이십면체와 오각형의 십이면체도 그러하다 (그림 10.1). 폐쇄된 공간의 가장 단순한 방식으로서 사면체는 그때 자기 자신의 쌍이 된다 (Edmondson, 2007, 54쪽) (그림 2.13, 19쪽). 비록 입방팔면체가 혼합된 삼각형과 사각형의 면으로 인해서 불규칙한 다각형일지라도 (그림 2.14, 20쪽), 그것들 역시 하나의 쌍을 보유하며 이것은 이제 마름모꼴의 십이면체라고 불리는 규칙적인 모양이 되며 (이것은 자연적으로 석류석과 같은 결정으로 생겨난다), 그리고 등방성 벡터 메트릭스 (IVM)와 이십면체의 상이한 치밀한-쌓기 배열을 통합해준다 (Fuller, 1975, 426.10) (그림 10.2a)

통상적으로, 광물 결정은 오로지 2-, 3-, 4- 그리고 6-겹의 대칭성만을 보유할 수 있으며, 그러므로 IVM에 연계되지만, 거기에 전혀 5-겹의 대칭성은 존재하지 않는다 (황철광은 일종의 속이는 사례이다) (그림 2.17a, 21쪽). 그렇지만, 이십면체와 오각형의 십이면체가 당연히 이러한 대칭성을 보유할지라도, 그것들은 대칭성 때문에 IVM과 함께 공간상으로 상을 벗어나며; 즉, 그것들은 동일한 치밀한-쌓기의 배열로 정렬될 수 없다 (Edmondson, 2007, 189쪽). 마름모꼴의 십이면체는 비록 IVM에 대하여 상이한 방식일지라도 그것이 모든 공간을 완벽하게

그림 10.2
A. 자체의 쌍인 마름모꼴 십이면체로 둘러싸인 입방팔면체; B. 이십면체는 황금율을 통해서 마름모꼴의 십이면체와 연관되고; C와 D는 두 개의 상이한 방식에서 팔면체에 (그러므로 IVM)에 연관된다 (Edmondson, 2007 61쪽과 189쪽에서 다시 그려짐).

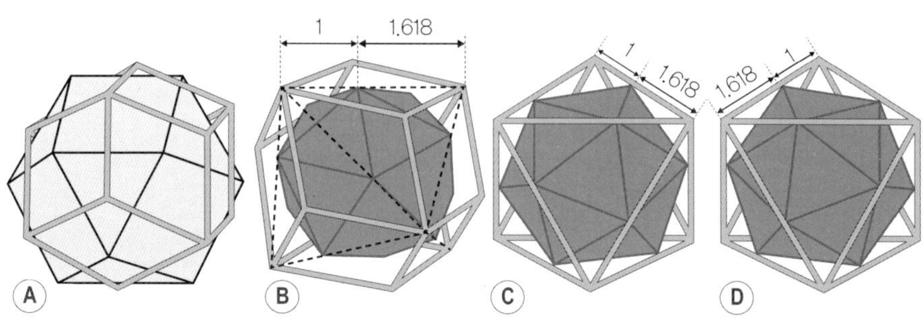

채워주기 때문에 특별히 흥미로우며 - 그리고 그것들 모두가 피보나치 수열과 황금율이라는 훨씬 더 기본적인 연관성을 통해서 서로에 대하여 연관되는 그 방법을 보여준다 (Edmondson, 2007, 189쪽).

그림 10.2b-d에서는 황금 분할 또는 황금비율이 이십면체 (그리고 그것의 쌍)와 마름모꼴의 십이면체에 그리고 팔면체 (그리고 IVM으로부터 나오는 모든 모양)에 연관되는 방식을 보여주며, 치밀한-쌓기와 공간 채우기 시스템 (그리고 생물학적 구조물은 선천적으로 치밀한-쌓기의 공간 충전물이다) 모두를 통합한다. 비록 이것이 조금 더 복잡해지는 것으로 보일지라도, 이것은 중요한 일반적인 원칙이며 그것은 곧 이해될 것이다.

피보나치 수열과 황금 분할 (The Fibonacci sequence and Golden Mean)

황금 분할이란 그 구조물의 내부 어디에 들었는가에 관계없이 상이한 구성요소들 사이에서 동일한 연관성이 유지된 연속적인 균형의 비례성을 나타내는 일종의 무리수인 수학의 상수이며, 이것은 다중 대칭성 (그림 10.3)을 보유한 형태의 기하학에 대한 기본이 된다 (Stewart, 1998).

두상화 (flower head)는 자체의 성장하는 말단부에서 물체의 가장 효율적인 쌓기 배열의 결과로서 반대 방향으로 주행하는 나란한 나사선을 나타내며 (Douady & Couder, 1996), 각각의 대립하는 나사선 내부에서 요소들의 수는 거의 항상 피보나치 수열에서 두 개의 이어지는 수가 되며, 그 수열에서 뒤따르는 수는 앞의 두 수의 합이 된다 (0, 1, 1, 2, 3, 5, 8, 13, 21, 34...). 모든 두 개의 연속된 수의 비율은 그때 황금 분할 (0.618)에 접근하며, 그 빈도가 더 많아질수록 더 가까워진다. 그것은 또한 삼중나사선 (Sadoc & Rivier, 2000)에 그리고 플라톤의 고체에 연관되며, 빈번하게 생물학적 구조물의 비율에서 나타난다.

파인애플 (그림 10.3c)과 선인장의 껍질에서 패턴은, 상이한 각도를 보유하는 좌선향의 그리고 우선향의 나사선 (그림 6.10d, 54쪽)등과 함께, 동일한 서열로 연관된다 (Atela와 동료, 2002). 동물에서 이것은 앵무조개 (Stewart, 1998)에서, 미세관 구성요소의 배열상태 (Hameroff & Tuszynski, 2004) (그림 6.3), 관상동맥 병변의 위치 (Gibson과 동료, 2003), 삼중콜라겐 분자의 쌓기 배열 (Charvolin & Sadoc, 2011) (그림 6.7, 52쪽) 그리고 (아마도) 천산갑 사지의 비늘 (그림 6.13b, 56쪽) 그리고 인간의 근육근막 (Scarr, 2013) 등에서 볼 수 있다. 생물학적인 관점에서 황금분할의 진정한 의미는 이것이 모두가 동일한 부분들로부터 그리고 같은 방법에서 함께 결합된 (그리고 우리가 이미 인간 신체가 이러한 모양들로 채워진 것을 보았듯) 나사선모양과 구형의 껍질을 만들어내기 위한 가장 효율적인 방식을 묘사한다는 것이며, 이러한 것들이 그때 등가 (equivalent)라고 한다.

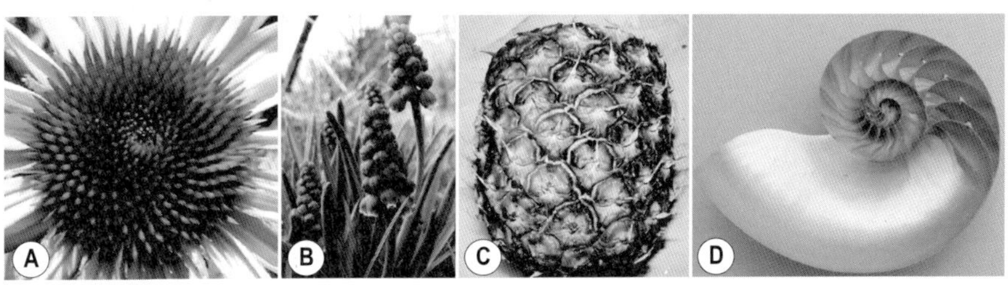

그림 10.3
A와 B 두상화; C. 파인애플 그리고 D 앵무조개 등은 피보나치 수열과 황금분할에 연관된 나사선의/소용돌이의 패턴을 나타낸다.

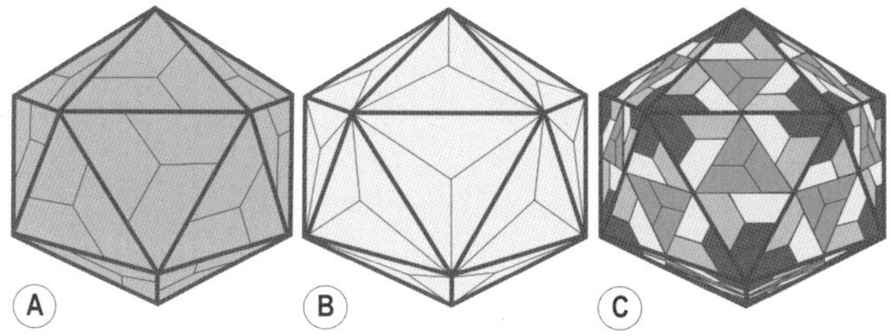

그림 10.4
A와 B. 하나의 바이러스 캡시드 안에서 상응해서 이어질 수 있는 단백질의 최대 숫자는 60 (3×20)이다; C. 단백질이 하나의 이십면체의 모형 주위에서 상이한 조합 (준–동등하게)으로 이어질 수 있는 방법을 보여주는 하나의 바이러스 캡시드.

등가 (Equivalence)

등가의 원리는 구성요소가 대칭적으로 배열되었다는 것을 의미하며, 그리고 그것에 적응할 수 있는 유일한 모양만이 원통 (나사선)과 플라톤의 입체 (구체)를 기반으로 한 표면을 보유한다는 것은 흥미롭지만 (Van Workum & Douglas, 2006), 생물학적 모양은 빈번하게 동일하지 않으며 이것으로 인해서 정확하게 기하학적인 격자 상의 지점들에 일치하기 어려울 것이다. 그렇지만 진화는 준–등가의 장치를 통해서 이러한 불편함을 제거했으며, 거기에서 상이한 부분들은 그것들이 기하학적 모형에 연관되며 상이한 방식에서 함께 결합하므로 약간 왜곡된다 (그림 10.4).

준 – 등가와 구형의 바이러스 (Quasi – equivalence and the spherical viruses)

준–등가의 원리는 구형의 바이러스의 바깥쪽 캡시드 껍질 안에서 처음으로 알려졌으며, 우리가 이제 알고 있는 것은 모두가 이십면체를 기반으로 한다 (Caspar, 1980). 비록 이러한 모양이 자체의 삼각형 표면의 세분화에 의하여 확대될지라도, 등가의 방식에서 합쳐질 수 있는 구성요소의 최대 수치는 오로지 60 (20면 × 3 –겹의 대칭성)이 된다. 이러한 한계를 넘어서는 미세단위의 수를 증가시킴은 그것들 사이에서의 결합이 일부에서 오각형이나 기타의 육각형을 형성하는 것과 함께 동일할 수 없으며, 그것들은 그때 준–등가가 된다 (그림 10.4c). 준–등가는 필루브산염 탈수소 효소와 같이 효소 복합체가 정육면체 및 십이면체의 중심부를 보유하는 방법 (Izard와 동료, 1999)을 설명해주며, 바이러스 감염성에 대한 자체의 기능적인 가치 역시 장력통합성모델을 사용해서 설명되었다 (Kovacs와 동료, 2004; Cretu & Brinzan, 2011).

수년에 걸쳐, 일부 구형의 바이러스 (papovaviridae)들의 캡시드 단백질은 이십면체의 5–겹 대칭성에 들어맞지 않는 것으로 보였지만, 이제는 그것들이 피보나치 수열, 황금 분할 (그림 10.5)을 그리고 펜로즈 타일링 (Penrose tiling)이라고 하는 치밀한–쌓기 배열의 한 가지 상이한 유형을 통해서 이십면체와 당연히 연관된다는 것이 알려졌다.

그림 10.5
이십면체의 5겹 대칭성은 황금분할과 본질적으로 연관되며 오각형/5각 별 모양의 수직계층을 통해서 그 자체를 반복한다.

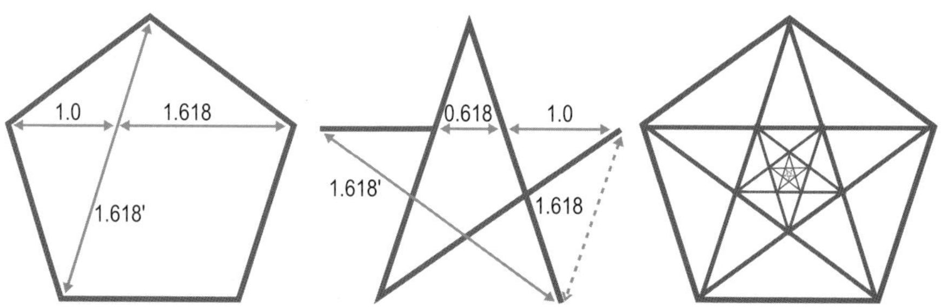

펜로즈 타일링 (Penrose tiling)

하나의 단일한 규칙적인 모양으로 이 차원의 평면을 완벽하게 채워 넣기는 오로지 삼각형, 사각형 그리고 마름모와 육각형 (3, 4 그리고 6개의 변)으로 성취될 수 있다는 것은 잘 알려졌다 (그림 10.6). 삼각모양의 육각형의 일부 생물학적 사례가 14쪽의 그림 2.4와 76쪽에서 그림 8.9에서 예시되었다. 그러면 그 결과적인 패턴은 이러한 모양 (타일)이 스스로를 모든 주어진 방향 안에서 (평행이동 대칭성) 완벽하게 반복하기 때문에 '주기적'이라고 불린다.

1974년에, Roger Penrose는 평면을 바둑판모양으로 채워주는 둘 또는 그 이상의 상이한 모양을 사용하는 한 가지 상이한 덮어주기 (tiling) 패턴을 발견했지만, 그것이 비-주기적이며 평행이동의 대칭성도 부족하기 때문에 모든 방향에서 그 자체를 절대로 반복하지 않는다 (그림 10.7) (Lord, 1991). 펜로스 타일링은 그것들이 이십면체와 똑같은 (그림 10.5) 5-겹의 대칭성을 보유하기 때문에 혁신적이며, 마름모, 연과 표창 (darts and kites) 등과 같은 공통적인 모양을 사용하며; 그리고 이것이 가장 최적한 조각이며: 각 모양의 수, 면적 그리고 위치 모두는 황금분할 (0.618)을 통해서 서로와 연관된다!

펜로스 타일이 분명하게 비-주기적으로 배열된 것을 확인하기 위해서, 모서리는 각각의 타일을 가로질러 그려진 특정한 연결선 (Amman bars)과 일치될 수 있으며 여전히 또 다른 숨은 대칭성을 밝혀준다 (그림 10.8) (Lord, 1991). 이러한 막대 (연결선)는 피보니치 수열의 숫자들과 관련해서 길고 짧은 간격으로 공간을 차지한

그림 10.6
단일한 규칙적인 모양 (타일)으로 한 평면의 바둑판 무늬로 채우기는 모든 방향에서 그 자체를 반복하는 일종의 주기적인 패턴을 형성하며; 조밀하게 쌓인 육각형의 안정성을 보강하는 삼각형의 패턴에 주목하라 (그림 2.1, 13쪽)

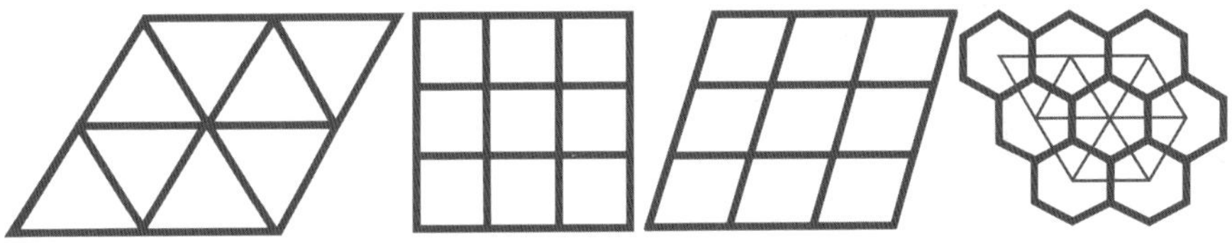

그림 10.7
펜로스 타일링 패턴은 비 주기적이며 어떠한 방향에서든 그 자체를 절대로 정확하게 반복하지 않는다 (Wikipedia inductiveload로부터 다시 그려짐)

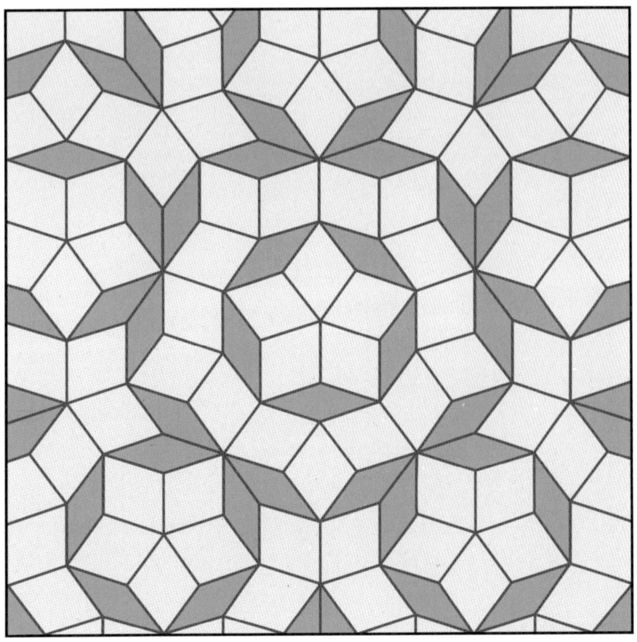

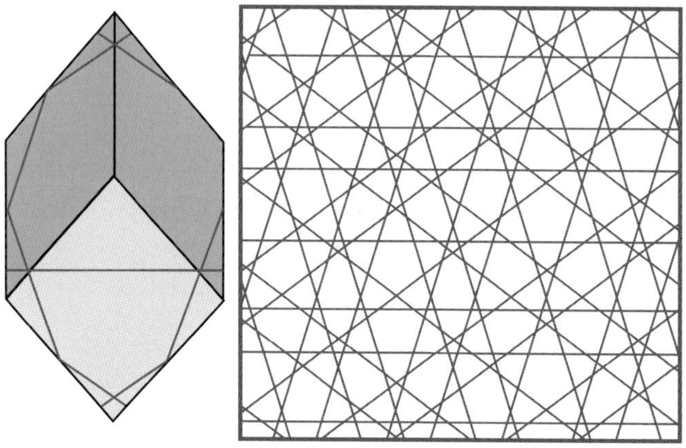

그림 10.8
그 모양 (타일)을 가로질러서 그려진 Amman lines를 일치시키는 것은 그것들이 비-주기적이라는 것을 확인해주며, 1차원 안에서 내재하고 있는 준-주기적인 패턴을 밝혀준다: 피보나치 수열과 황금분할.

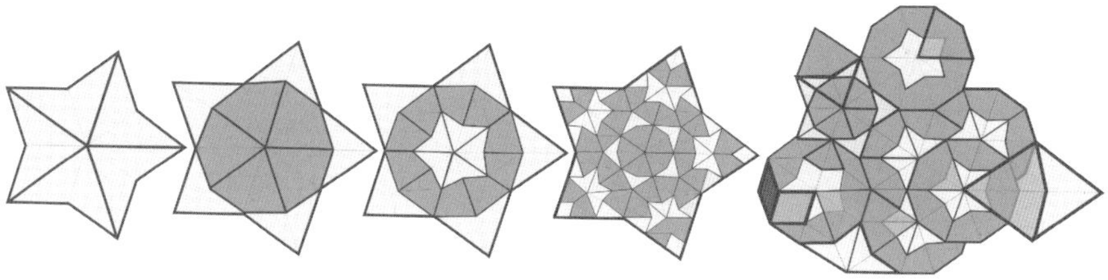

그림 10.9
표창과 연을 그리고 그림 10.7로부터 쌓여있는 마름모를 보여주는 다양한 크기에서 펜로스 타일링의 자가-유사성 (Wikipedia Tovrstra로부터 수정과 함께 다시 그려짐)

평행한 연결선들의 다섯 가지 세트를 형성하며 규칙적인 오각형의 다섯 개의 축에 정상적으로 배열된다 (그림 10.5). 펜로스 타일링은 그러므로 황금분할에 의하여 지배된 패턴을 만들어내며 이러한 하나의 차원 (1-D) 안에서 내재하는 긴-범위의 순서로 인해서 준-주기적인 것이다.

그렇지만, 이러한 이-차원적인 펜로스 타일링 패턴의 부분들은 상이한 단위에서 당연하게 재발생하고 그러므로 그 모양형성 (타일링) 내부의 모든 특정한 부분들은 다른 모든 것들의 내부 어딘가에 들어있으며 그러므로 자가-유사성이 있다. 이러한 수직계층의 패턴은 일종의 진정한 프랙탈처럼 (팽창과 수축의 대칭성을 통해서) 무한하게 지속한다 (Ramachandrarao와 동료, 2000) (그림 10.9).

프랙탈 (The fractal)

프랙탈이란 그것의 차원들이 1과 2 차원의 사이에서, 또는 2와 3 차원 사이에서와 같이 존재하기 때문에 조금 더 익숙하지 않은 개념 (처음에)이지만 (Madelbrot, 1983; Weibel, 2009), 수학적인 측면을 배제한다면, 이러한 자가-유사성의 원리 역시 Buckminster Fuller (1975, 266쪽)와 미술가인 M.C. Escher (Ernst, 1985) 모두에 의하여 인식되었던 일종의 기본적인 유사성을 보유한다; 그리고 세포골격 (cytoskeleton: Qin과 동료, 2009); 스펙트린 (spectrin: 그림 6.4, 50쪽); 콜라겐 (Martin과 동료, 2000) (그림 6.7, 52쪽); 조직 성장 (그림 3.9, 30쪽); 근육근막 (Turrina와 동료, 2013) (그림 6.11, 55쪽); 머리뼈의 봉합 (Yu와 동료, 2003) (그림 8.3a, 71쪽); 포유류의 폐 (Weibel, 2009) 그리고 장력통합성 모델 (그림 3.7, 30쪽) 등의 내부에서 중간급의 미세섬유의 수직계층을 묘사하며, 그리고 이어서 프랙탈-유사성으로서 언급된다 (Jelinek과 동료, 2006). 그러므로 다양한 크기의 단위에서 유사한 모양의 발현은 단순한 우연 이상으로 훨씬 더 분명해진다.

이어주는 연결점 (The connecting links)

두 가지 모두가 이십면체의 다층적인 대칭성과 직접적으로 이어지기 때문에 생물학적인 관점에서부터 두 가지 더 많은 모양이 최근 관심을 끌게 되었다: 자체의 이십 개의 삼각형과 열두 개의 오각형 표면을 보유한 십이-이십면체, 그리고 자체의 삼십 개의 마름모 표면을 보유한 이중의 마름모꼴-삼십면체 (triacontahedron) (Fuller, 1975, 717.01; Twarock, 2006; Edmondson, 2007, 58쪽) (그림 10.10a와 b). 마름모꼴-삼십면체의 표면의 각각을 가로지르는 대각선이 서로 간에 황금분할을 통해서 연관된다는 것은 훨씬 더 흥미롭다. 그러므로 이전에는 분류되지 않았던 그러한 바이러스들 모두를 모든 '구형의' 바이러스를 포함하는 하나의 기하학적인 체계로 분류하도록 가능하게 만드는 것은 모든 이러한 모양의 5-겹의 그리고 이십면체의 대칭성, 펜로스의 타일링과 준-등가의 원리가 되는 것이며 (Twarock, 2006) (그림 10.10c), 그리고 그것들을 통합해주는 것은 황금분할인 것이며; 이것이 가장 에너지-효율적인 구성이기 때문에 캡시드 단백질에서 이러한 특수한 배열로 자가-조립한다.

그러므로 구형의 기하학적 모습은 2차원 표면의 그 '직선'이 휘어질 수 있는 방법 (구체 위에서 경도의 직선들에 유사하게)을 보여주며, 펜로스의 타일링과 황금분할이 그것을 분할해주는 보다 효율적인 방식이 된다는 것을 보여준다. 그렇지만 이것은 하나의 복잡하고 발달중인 대상의 지나친 단순화라는 것을 반드시 알고 있어야 한다. 우리가 궁극적으로 시도하려는 것은 생물학적 구조형성을 받쳐주는 내재하는 기하학에 관하여 약간 더 많은 이해이며, 그것들을 함께 이어주는 생체장력통합성 연결의 방식을 설명하려는 것이다. 비록 이십면체가 3-D 공간 (E^3)을 완전하게 채워주도록 조밀하게 쌓일 수 없을지라도, 황금분할과 공간-점유의 마름모꼴 십이면체 (그림 10.2)는 가능한 최소-에너지 구조형성의 또 다른 범주로 그것을 이어준다.

준 - 결정 (Quasicrystals)

준결정 (Lord, 1991)은 3차원 공간을 연속적으로 채워주는 순서화된 구조물이지만 그것을 둘러싸는 상이한 배열을 보유하고 있는 개별 단위 부분들과 함께 마치

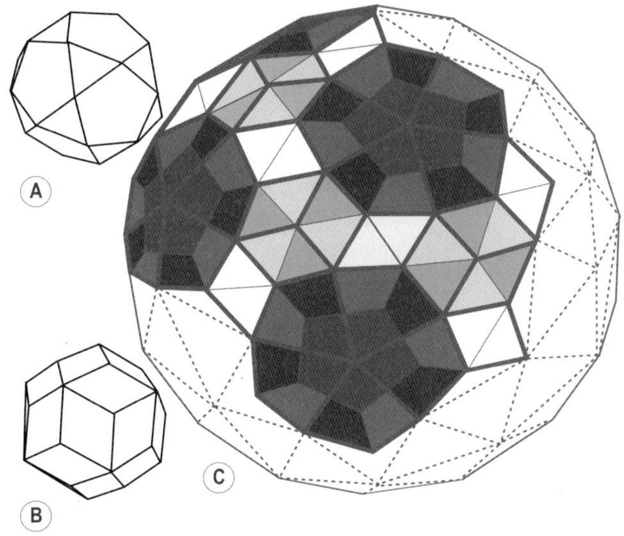

그림 10.10
A. 십이이십면체 그리고 B. 자체의 이중 마름모꼴 삼십면체는 폴리오마바이러스의 이십면체의 모형위에 놓여있는 캡시드 단백질의 조밀하게-쌓이는 배열을 나타내는 연 (kites)과 마름모꼴의 C. 준-등가의 타일링을 받쳐준다 (Twarock, 2006으로부터 변형과 함께 다시 그려짐)

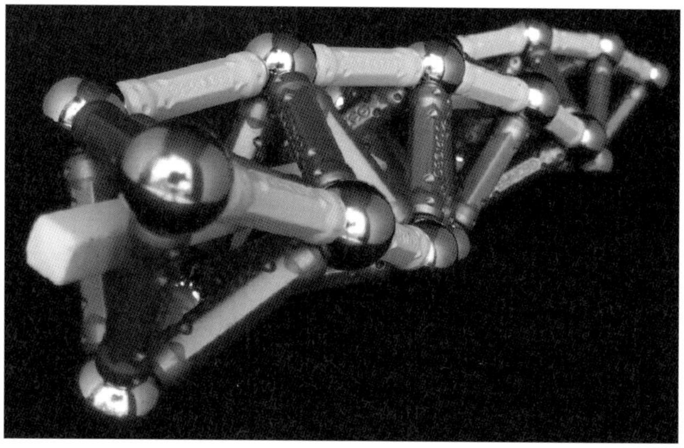

그림 10.11
규칙적인 사중나사선의 중심부 (그림 6.8 53쪽)를 둘러싸고 있는 프로콜라겐의 세 개의 약간 비틀어진 (준) 사중나사선 (그림 6.2b, 50쪽)을 보유한 트로포콜라겐의 표현

펜로스 타일링처럼 평행이동의 대칭성은 부족하다. 다중의 대칭성을 보유한 준결정은 금속의 합금 (Lord & Ranganathan, 2001b)에서; 물의 상이한 상 (Johnstone과 동료, 2010), '액체' 결정 (Tschierske와 동료, 2011), 미셀 (micelles: Fischer와 동료, 2011) 그리고 세포막 (Palestini와 동료, 2011) 등에서 알려졌다. 황금분할 역시 두상화 (그림 10.3)의 패턴 그리고 사중나사선의 중심부를 둘러싸는 세 개의 프로콜라겐을 보유한 트로포콜라겐 등과 같은 것들에도 그것들을 연관시킨다 (Sadoc & Rivier, 2000; Martin과 동료, 2000) (그림 10.11).

사실, 준-결정은 차원의 모든 수에서 모든 대칭성을 보유할 수 있으며, 지점들의 모든 준-주기적 패턴은 일부 고도의 차원에서 하나의 주기적인 패턴으로부터 형성될 수 있으며, 그것은 모든 고도로 유기적으로 조직된 생물학적 구조물이 유사할 수 있다는 것을 제안하겠지만, 이러한 다중-차원의 세계의 의미를 더 잘 이해하기 위해서, 우리는 반드시 몇 가지 사례를 더 살펴봐야 한다.

고도의 차원 (Higher dimensions)

우리 모두는 지구가 둥글다는 것을 그리고 하나의 구체 (S^2)의 둥근 표면이 평편한 2차원의 유클리드 표면 (E^2)으로 투사될 수 있으며, 지도가 이제 왜곡되었을지라도 그 세부 내용은 여전히 이해할 수 있다. 비슷하게 우리가 E^2에서 평편한 그림을 살펴볼 때, 우리의 두뇌는 E^3 (3-D) 안에서 그것을 정신적으로 시각화함에 의하여 그 영상을 이해하며, 우리가 이러한 방식에서 사물을 보게 되기 때문에 몇 가지 이미지들은 때때로 올바른 묘사를 제공하기 위해서 필요하게 된다 (그림 10.12). 동일한 방식에서, 4차원의 물체 (E^4)도 E^3 안으로 투사될 수 있겠지만, 이번에 우리는 이러한 고도의 차원이 직접적으로 시각화될 수 없기 때문에 그것들을 쉽게 이해할 수 없을 것이다. 동일한 일들은 5차원과 6차원과 같은 훨씬 더 고도의 차원에서 발생한다.

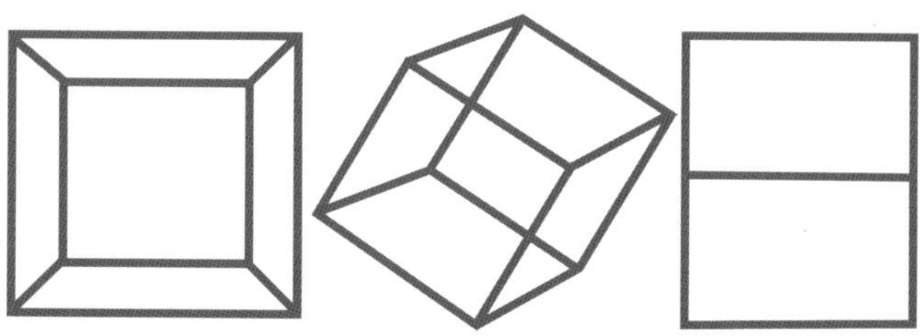

그림 10.12
이차원 (평면)의 공간 상으로 투사된 일종의 삼-차원의 상이한 모습들

펜로스 타일링은 사실 5차원 안에서 일종의 규칙적인 주기적 격자로부터 투사에 의하여 얻어진 2차원의 준-결정인 반면, 이십면체 바이러스의 캡시드 (그림 10.10)를 묘사하는 그러한 것들은 6차원 안에서 적절한 격자로부터 얻어진다 (Twarock, 2006). 트로포콜라겐 (그림 10.11) 내부에서 프로콜라겐의 준-사중나사선도 우리의 일반적인 3차원적인 관점 (E^3)으로부터 보여줄 때는 이십면체의 비틀린 쌓임을 형성하겠지만, 이것은 E^4로 투사될 때 완벽하게 규칙적이게 될 것이다 (Sadoc & Rivier, 2000; Lord & Ranganathan, 2001a).

준-결정은 단순한 기하학을 분자 (그림 10.11), 바이러스 (그림 10.10) 그리고 보다 더 복잡한 조직과 연결시키며, 하나의 특정한 차원 안에서 기하학적인 모양이 또 다른 차원에서 다르게 보이는 방법을, 그리고 우리의 일상적인 세상에서 혼란스러운 것으로 보이는 구조물들이 약간 더 고도의 수학적인 차원에서 더 잘 이해될 수 있는 방법 (그림 10.13)을 밝혀준다. 그 점을 강조해보자면 사중나사선은 그것들 사이에서 틈새가 남아있기 때문에 3-D 공간 (E^3)을 채우는 것이 불가능하지만, 그것들은 구체 이상 (S^3: 삼차원 이상으로 확장한 차원)의 표면 주위에서 휘어짐에 의하여 사차원 (E^4) 안에서 당연히 조밀하게-쌓이며 하나의 규칙적인 이십면체와 원환체 (torus)를 형성한다 (Castle과 동료, 2012). 이것은 우리를 쌍곡선 기하학으로 산뜻하게 이끌어준다.

쌍곡선의 기하학 (Hyperbolic geometry)

쌍곡선의 기하학은 우리의 상이한 기하학의 도착지가 되며, 일반적으로 잘 이해되지 않겠지만, 그것이 다른 것들과 공통적으로 보유하고 있는 것은 그것의 두 개의 주요 곡선이 된다는 것이다 (Castle과 동료, 2012). 구형의 기하학 (S^2)에서 이러한 것들은 모두가 양의 값이며, 그 표면은 양 측면에서 균등하게 굽어지고; 유클리드 기하학 (E^2)에서 이러한 휘어짐 둘 다는 0 (zero)이며 하나의 평면으로 결과한다; 그렇지만 쌍곡선의 기하학 (H^2)에서 하나는 양의 값이며 다른 것은 음의 값이고, 이것은 그 표면에 현수면 등과 같은 말안장의 모양을 제공하지만 (그림 10.14) (Terrones와 동료, 2001) 이것은 또한 푸앵카레의 원판 (Poincaré disc)와 클라인 병 (Klein bottle) 등과 같은 다른 모델도 발생시킨다.

일정한 휘어짐과 비틀림을 보유한 곡선이 나사선모양이 되는 반면 (Chouaib와

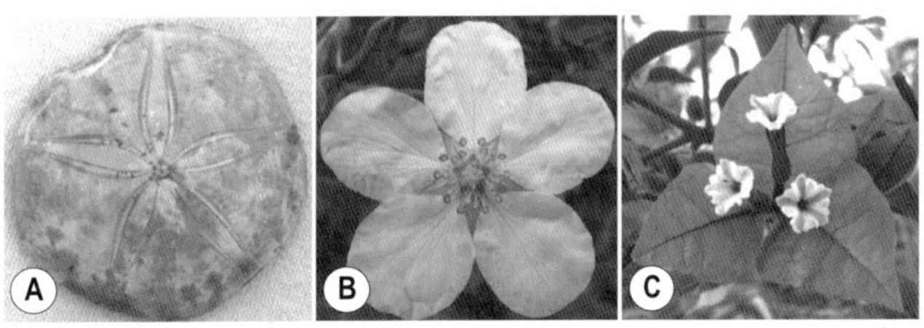

그림 10.13
이십면체의 5겹의 그리고 기타의 대칭성은 동물들과 식물들에서 흔하게 나타나며, 그것의 조직은 아마도 준결정과 연관될 수 있을 것이다.

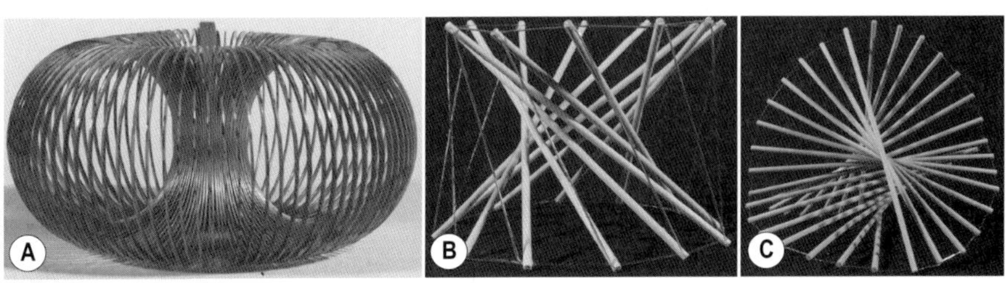

그림 10.14
쌍곡선 기하학은 A. 원환체 내부에서 중심의 현수면; B.와 C. T12-프리즘 그리고 기타 장력통합성 구조형성에서 나타내진다
© Rory James

동료, 2006), 쌍곡선 기하학은 그것도 역시 최소-에너지의 모양이기 때문에 나사선의 장력통합성을 현수면으로 연관시킨다 (Isenberg, 1992, 12쪽; Motro, 2003, 58쪽) (그림 10.14). 푸앵카레 원판 역시 놀라운 유기체-비슷한 패턴을 발생시킨다 (Castle과 동료, 2012). 클레인 병 (그림 10.16)은 그것이 직접적으로 시각화할 수 없는 하나의 4차원의 물체를 묘사하기 때문에 전적으로 다른 것이며, 오로지 안쪽과 바깥쪽 사이에서 아무런 경계가 없는 하나의 표면만을 보유한다 (뫼비우스의 띠처럼); 그 병의 바닥은 둥그렇게 휘어지며 '병 입구'에서 밖으로 벌어지기에 앞서 그 표면을 뚫고 들어감이 없이 스스로가 다시 들어간다.

장력통합성은 그것도 역시 안과 밖 사이에서 아무런 구분된 경계도 보유하지 않기 때문에 클레인의 병과 비교될 수 있으며, 접힐 수 있으며 스스로를 복잡한 방식에서 관통할 수 있다 (Fuller, 1975, 783.00). 클레인 병과 장력통합성 모두의 기본적인 수학은 배아발달과 유전자에 역시 연관되어왔다 (Rapoport, 2011). 해부학적 구조물은 통상적으로 서로를 혼합하며 그러므로 그것들 사이에서 진정한 경계란 존재하지 않으며 (Guimberteau, 2005), 상이한 조직들을 통한 근막성 껍질의 관통 (그림 6.11과 6.12, 55와 56쪽)은 그것들의 구성이 아마도 뫼비우스의 띠 그리고 장력통합성 클레인 병 등과 유사할 것임을 제안한다 (Levin, 2014) (그림 10.17). 쌍곡선의 그리고 구체의 기하학은 그러므로 한때 알지 못했던 한정할 수 있는 순서를 밝혀주며, 그것들은 장력통합성의 개념에 빈틈없이 맞을 것이다.

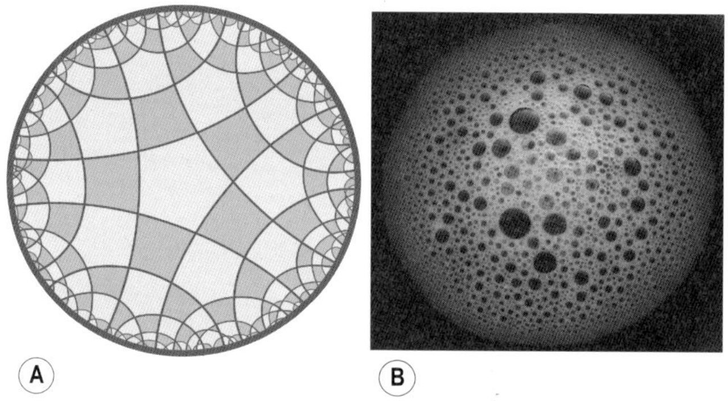

그림 10.15
A. 사각형과 오각형; 그리고 B. 거품들 사이에서 작용하는 힘으로 인해서 이러한 패턴에 근접한 모양을 자동적으로 만들게 되는 컵 안의 커피를 휘저은 표면에서의 거품들을 바탕으로 한 푸앵카레 원판

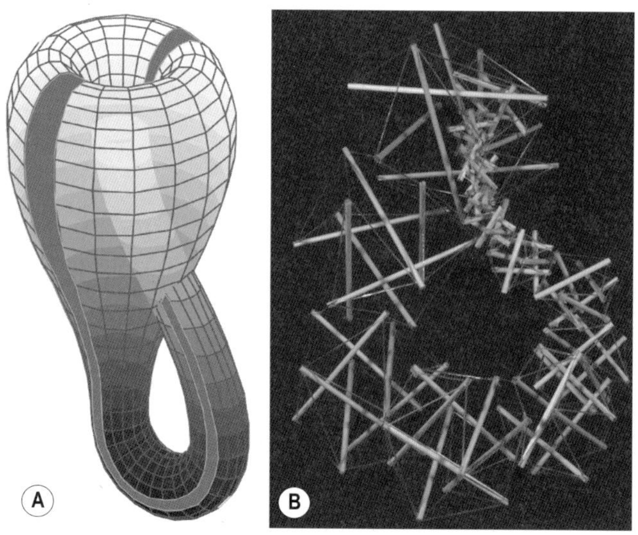

그림 10.16
A. 3-D 공간 안에서 4-D 클레인 병의 한 가지 이차원적인 모습 (© Tttrung-Wikipedia로부터 수정과 함께 다시 실음); B. 한 가지 장력통합성 모델 (© Rory James); 그것들은 서로간에 일종의 '표면'과 같은 것을 통과해서 지나감이 없이 스스로를 통과한다는 것에서 유사하다.

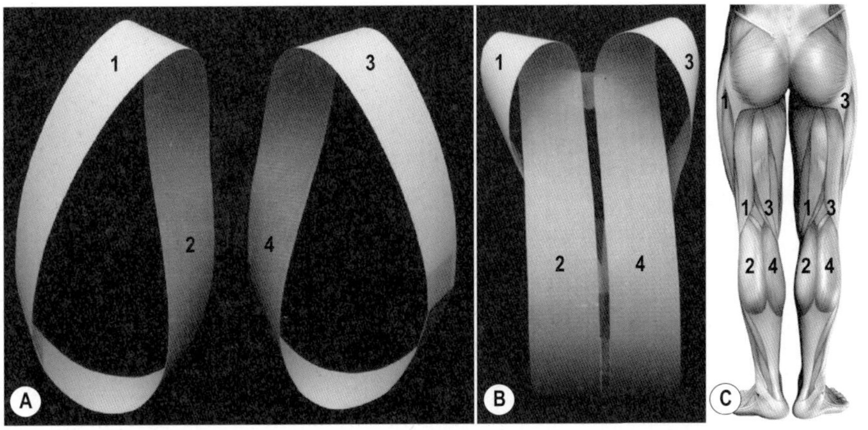

그림 10.17
A. 클레인 병의 양 '측면' (그림10.16a 에서 회색의 종방향의 연결선) 상에서 두 개의 뫼비우스 띠는 그것들이 오로지 하나의 표면만을 보유할 수 있도록 비틀려 졌으며; B. 하지에서 근육 (C)과 비교를 보여주고 있는 동일한 배열 (Craig Nevin에게서 허가됨)

이러한 내용 모두는 무엇을 의미하는가?
(What does this all mean?)

우리는 이 책의 내용에서 많은 기하학적인 모양을 살펴보았으며, 그것들의 형성이 몇 가지 기본적인 물리학적인 규칙들 사이의 상호작용의 결과가 되는 그 방법을 밝혀보았다. 구조적 생물학은 또한 동일한 원리들에 의하여 영향을 받았으며, 그것이 유사한 모양과 패턴이 다양한 단위에서 빈번하게 나타나는, 그렇지만 순서와 규칙성은 흔히 그것들 내부에 숨어있는 그 이유가 된다.

비교적 최근까지, 세상은 유클리드 공간의 삼차원 공간과 고전적인 역학 법칙 안에서만 오로지 설명되었으며 이렇게 제한된 관점이 생물학에 대한 우리의 이해를 채색했을 것임은 당연했다. 구체의 그리고 쌍곡선의 기하학, 황금분할, 펜로스 타일링, 준-결정 그리고 다중 차원들 등은 이제 한때는 이해하기에 너무도 복잡한 것으로 생각되었던 해부학적 구조물들에서 한정할 수 있는 순서를 밝혀주고 있으며, 생체장력통합성은 그것이 동일한 원리를 기반으로 하기 때문에 이러한 모든 것과 밀접하게 연계되어있다.

생체장력통합성의 원리는 가장 작은 분자의 수준부터 가장 큰 유기체까지 모든 크기의 단위에서 동일하며, 그것은 어떤 복잡한 수직계층의 모든 부분들이 전반적인 구조와 그것의 기능에 연관될 수 있다는 것을 의미한다. 이 책 안에서의 모든 사례는 이러한 관점에서부터 조사되었다. 이제 끝에서 두 번째 장은 기능적인 관점에서부터 인간 해부학을 다시 살펴볼 것이며 이제는 달라져야 할 필요가 있는 매우 많은 정설이 존재한다는 것을 밝혀볼 것이다.

11 생체장력통합성: 생체역학에 대한 한 가지 논리적 접근법

Biotensegrity: a rational approach to biomechanics

...외형만을 단순하게 살펴보는 것은 관심없는 사람들의 일이지만, 내부에 대한 통찰력은 물리학자에게 속하는 비밀인 것이다.
Paracelsus (Waite, A.E. ed., 1894)

생체역학은 생물학의 구조적인 역학관계와 연관되며 상이한 해부학적 부분들이 동작을 만드는 그러한 방식에서 상호작용하는 것이 가능한 방식을 이해하고자 추구한다. 그렇지만 해부학과 생체역학에 대한 우리의 지식이 수 세기에 걸쳐서 성립된 반면, 우리는 이미 지렛대와 고전적인 역학이 생물학적인 움직임을 설명함에서 부적합하다는 것을 그리고 기하학적 패턴과 모양이 통상적으로 이해하고 있었던 것보다 한 유기체의 발달에서 훨씬 더 중요하다는 것을 이미 살펴보았다. 동일한 방식에서, 당연하게 여겨왔던 일부 해부학적 정설들이 지금부터 새로운 연구결과에 비추어서 상당히 다르게 드러날 수 있을 것이다.

뼈대 (The skeleton)

고전적 해부학의 환원주의자 세상에서, 근육, 결합조직 그리고 뼈 모두는 그 명칭과 기능 모두에서 분명한 실체로서 묘사된다. 뼈는 '골격'계를 구성하며, 근육은 '근육'계를 구성하며 근막은 '결합조직'계의 한 부분이다. 그렇지만, 배아발달 동안 모든 이러한 조직들은 동일한 중배엽 세포 집단에서부터 파생되며 일종의 물렁한-신체의 골격으로서 생명을 시작하는 하나의 연장선을 형성하도록 그 내부에서 분화한다.

우리는 일반적으로 '골격 (skeleton)'이란 용어를 단단한 뼈의 내부- 또는 외부-골격으로서 생각하지만; 그 용어가 실제로는 "한 구조물의 필수적인 틀 (the essential framework of a structure)"을 의미하므로 이것은 지나치게 제한적이다 (McLeod, 1987, 935쪽). 문어의 촉수, 코끼리의 몸통 그리고 포유류의 혀 등과 같은 물렁한 부분들을 갖는 부위와 물렁한-몸의 창조물 등에서, 일종의 나사선모양의 섬유성 그물망이 이러한 골격에 기여하며 골격의 지지를 제공한다 (Kier & Smith, 1985) (그림 6.10c, 54쪽). 척추가 있는 태아조차도 이러한 초기단계에서 그것이 거기에서부터 그 유기체가 아마도 진화했을 물렁한-몸의 창조물을 닮아있기 때문에 자궁벽에 의하여 압박되고 있는 상태에 저항해야 한다면 반드시 긴장된 골조 (틀)를 반드시 보유해야 한다 (Henderson & Carter, 2002; Levin, 2006).

뼈 (Bones)

배아가 성장하면서, 유연한 연골성 골격이 이러한 섬유성 그물망 안에서 발달하며 자체의 구조적인 특성을 변화시키고; 긴뼈들의 흔적기관에서, 연골세포들의 발달하고 있는 개체군은 그것들이 발달중인 뼈를 둘러싸는 관을 형성하므로,

둘러싸고 있는 연골 주위의 세포들을 밀어내며 그것들이 당겨지며 길어지기 시작하는 원인이 된다 (Henderson & Carter, 2002; Blechschmidt, 2004, 61쪽). 이어서 뼈모세포가 수산화인회석의 침착에 기여하며 섬유성 기질로 통합되며 딱딱한 성분의 물질을 형성하는 결정과 함께, 뼈의 골격을 형성한다 (Olszta와 동료, 2007). 머리덮개뼈의 일부는 뇌를 둘러싸고 있는 안쪽 섬유성 막을 경화시키며, 성장하는 동안 그 섬유성 막을 바깥의 뼈막과 안쪽의 경질막으로 분리시킴에 의하여 상이하게 형성된다 (그림 8.4 72쪽) (Pritchard와 동료, 1956). 두 경우 모두에서, 세포들이 연골을 그리고/또는 뼈를 형성하도록 유도하는 것은 섬유성 기질의 역학적인 하중부하와 화학적 신호발생 사이의 짝형성인 것이며 (Chen & Ingber, 1999; Rubin과 동료, 2006), 이것은 이제 생체장력통합성을 통해서 설명될 것이다 (Ingber, 2008) (그림 5.5 47쪽 그리고 8.5 72쪽).

근육 (Muscles)

근육계 역시 구분된 근육들로 분리해주는 근육관 (myotubes)들로 분화하는 근육발생의 전구물질들과 함께 동일한 배아의 중배엽에서부터 발달하며, 그것들은 그것들 자체의 골격을 보유한다 (Kardon과 동료, 2003). 개별적인 근육섬유들은 근육섬유막의 섬세한 그물망 내부에 둘러싸이며 근육다발의 근육다발막 그리고 전체 근육을 덮고있는 근육바깥막 등으로 이어지는 당겨진 근육근막성 그물망의 부분을 형성한다 (Turrina와 동료, 2013) (그림 6.11, 55쪽). 이러한 골격성 바깥막은 이어서 전적으로 힘줄을 통해서 뼈 움직임으로 근육섬유의 수축을 전환시켜주며 자체의 완전성을 유지하는 일종의 '관 속의 관' 또는 나사선상으로 강화된 구획들을 형성하며 – 또는 지극히 최근까지 그렇게 생각되었다. 대부분의 근육들 역시 널힘줄, 인대, 관절 주머니 그리고 근막 등과 같이 다른 결합조직들로 근육근막성 섬유와 근육의 조각을 내보내며 (Stecco와 동료, 2007a) 그것들을 통해서 자체의 힘의 상당한 비율을 전달한다.

결합조직 (Connective tissues)

교과서는 항상 해부학을 산뜻한 분류체계에 맞추려고 시도하며, 거기에서 결합조직은 뼈와 연골; 혈액세포와 림프조직 등과 같은 혈액림프의 조직 등과 같은 '특수한' 유형; 그리고 결합조직과 같은 특수한 유형들로 구분된다. 동시에, '구조적인' 조직은 일종의 섬유성의 세포외부의 기질로 이루어진 것들로 정의되며, 이것들은 그 자체가 그것 내부의 세포들에 의하여 분비되며, 이것의 조성은 뼈, 힘줄, 인대, 근막 그리고 기타의 결합조직으로의 또 다른 구분을 결정한다 (Standring, 2005, 36쪽). 뼈는 이어서 '골격'을 형성하는 것으로 간주되며, 인대와 힘줄은 부수적인 기능을 보유하며, 그리고 그 나머지들은 사소한 것들로 묶어주도록 통상적으로 함께 묶어진다.

근막 (The fascia)

근막은 뼈, 근육, 장기, 신경 그리고 혈관 등을 둘러싸며 서로 관통하는 평면의 바깥막으로서 전형적으로 언급되는 섬유성 결합조직이며; 그렇지만 그것은 또한 관절 주머니, 근육성 중격, 인대, 지지띠, 널힘줄, 힘줄 그리고 기타의 콜라겐성 조직 등과도 역시 이어진다. 별로 중요하지 않은 감싸는 조직으로서 무시되었을지라도, 이제는 근막이 전신을 일종의 단일한 긴장된 그물망으로 이어주는 그리고 머리에서부터 발끝까지, 전면에서부터 후면까지 그리고 피부로부터 심부 깊숙한 쪽까지 펼쳐지는 조직의 연속적인 단절되지 않은 그물망으로 인식된다 (Schleip과 동료, 2012). 근막은 구조적인 완전성을 유지하며, 지지력과 보호를 제공하고 일종의 충격흡수기로서 작용한다. 이것은 또한 혈관동역학 및 생화학의 진행과정에서, 그리고 세포 사이의 의사소통을 위한 한 가지 시스템으로서도 필수적인 역할을 수행하며 (Langevin, 2006); 그리고 손상을 받은 후 조직 회복을 위한 환경을 만들어준다. 너무도 이상적인 것이지 않은가!

미세액포의 체계 (Microvacuolar System)

훨씬 더 작은 수직계층의 수준에서, 콜라겐과 엘라스틴 섬유는 뼈, 힘줄, 근막, 혈관 그리고 신경 등과 이어져있는 일종의 당겨진 그물망을 형성하며, 그것들은 조직 구성의 가장 기본적인 수준으로서 전체를 함께 이어준다 (Guimberteau, 2006; Kapandji, 2012) (그림 11.1). 이러한 섬유들은 섬유들이 둘러싸고 있는 조직의 움직임에 대한 반응에서 자체의 위치를 조절하므로 지속적으로 모양을 변화시키고 있는 수 친화성의 프로테오글리칸, 수분 그리고 지방 등을 담고 있는 약간은 점액성인 '젤리'들로 채워진 '거품', 또는 다면체인 미세액포를 둘러싸고 있다. 이러한 프랙탈-비슷한 시스템은 그때 인접한 구조물들이 움직임 중 서로 간에 대한 관계에서 미끄러지는 것을 허용하며, 지나친 힘의 전달을 완충해주며 그 안에 들어있는 연결의 신경과 혈관을 보호한다.

그러므로 모든 이러한 상이한 골격의 조직은 서로 간에 혼재되어있는 것이 그리고 거기에서 그러한 미세수준에서 그것들 사이의 분명한 구분이 전혀 존재하지 않는 것은 명백하다. 그것들이 배아기의 중배엽의 세포들에서 하나의 공통적인 기원을 보유하므로, 그것들은 더 이상 분리된 시스템으로서 간주되지 말아야하며 그보다는 동일한 중배엽 조직들의 상호간에 의존적인 분화인 것으로 간주되어야 한다.

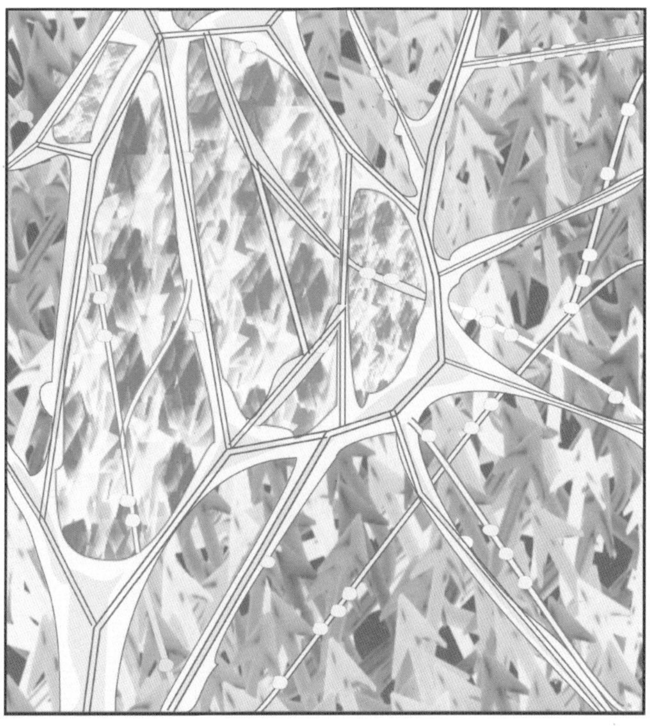

그림 11.1
미세액포 시스템은 움직임 중 서로에 대한 관계에서 이어주고, 분리시키며 서로 미끄러지는 섬유성 '장벽'과 함께,. 프로테오글리칸이 풍부한 겔로 둘러싸인 콜라겐과 엘라스틴 미세섬유로부터 만들어진 다각형의 '거품'을 구성한다. (Guimberteau, 2005로부터 다시 그림)

새로운 실체 (A new reality)

중배엽운동학 (Mesokinetics)

불행스럽게도 그리고 당연하게 이해할만한 이유에서, 교과서들은 인간해부학을 구별된 '부분들'의 집합인 것으로 결론지었으며 이러한 것들은 이어서 기능적인 단위로 함께 재조합된다. 예를 들어, 뼈와 '골격성' 근육들은 '근육성-골격의' 시스템으로서 함께 생각되며, 그것들은 당연히 신체 체중의 실질적인 비율을 점유하지만 (각각 15%와 40%) (Tanaka & Kawamura, 연대미상), 이러한 용어와 연관된 그 연상 작용은 기타의 결합조직을 이제는 더 이상 정당하지 않은 단순한 받침의 역할로 무시해왔다.

중배엽운동학 (Mesokinetic) 시스템이란 그 새로운 명칭은 훨씬 더 포괄적인 용어이며 또한 그것들의 기원 그리고 기능을 설명한다 (Levin & Scarr, 2012); 중배엽 (mesoderm)에서의 중간 (meso)은 거기에서부터 결합조직 모두가 파생되는 배아의 조직 층인 것이며, 그리고 운동학 (kinetics)은 동작 중인 물체의 연구와 연관된 역학의 한 분야이다 (McLeod, 1987, 554쪽).

이러한 새로운 명칭의 소개는 지나치게 오랫동안 지배해온 근육/뼈의 이원성이란 시대에 뒤처지고 잘못 이끌고 있는 인식을 변화시키며, 세포골격으로부터 큰 쪽으로 모든 단계에서의 해부학을 포함한다. 만약 중배엽운동학 시스템의 전체가 구조적인 완전성과 움직임의 공통적인 목적으로 통합된다면, 이러한 용어는 일종의 장기에 대한 정의에도 당연하게 적합해야 한다: "어떤 특정한 기능의 수행을 위해서 적응되고 특수화된...신체의 한 부분" (Walker, 1991, 632쪽). '움직임의 장기'로서의 중배엽운동학 시스템은 이어서 장력통합성의 생체역학이 이제는 앞서갈 수 있는 포괄적이며 구조적인 그리고 기능적인 실체가 되겠지만; 그러나 먼저 우리는 다른 가정된 관습의 일부를 반드시 골라내야 한다.

오랜 생각을 풀어내기 (Unravelling the old ideas)

힘줄과 인대중 힘줄은 근육수축의 힘을 뼈로 전달하고, 인대는 단순한 유도철사와 지나친 관절 동작의 제한요소로서 작용하는 것으로 일종의 평행한 즉, 나란한 체계로 윤활관절을 가로질러 당김의 힘을 전달하는 것으로 가정되어왔다; 그렇지만 새로운 연구들은 다른 주장을 편다. 예를 들어, 가쪽 팔꿈치 부위 안에서 대부분의 근육들은 자체의 힘을 강력한 근육사이의 결합조직 층을 통해서 전달하게 되며, 이러한 힘은 위팔뼈 위에서 온 펌근 '힘줄'로서 수렴하겠지만 (그림 7.10, 66쪽), 그것들을 둘러싸며 침투해 들어가는 근육근막들도 역시 위팔뼈, 자뼈 그리고 노뼈로 인대를 통해서 이어지며, 다중의 근육들을 함께 이어주고 있는 깊은 근막과 이어진다.

잘못 위치한 지혜 (A misplaced wisdom)

전통적으로, 근육을 둘러싸는 근막성 조직은 해부절개 중 그것들의 영향력이 무시될만하다는 그 은연중의 가정에서 제거되었지만, 결합조직이 아닌 근육섬유를 제거한 수술과정에서 팔꿈치 안의 인대가 확연한 실체로 구별할 수 없다는 것을 알게 되었으며 그 절개 과정의 실질적인 가공품이다. 대부분의 콜라겐성 섬유의 배열상태는 수동적인 제약의 인대에서 예상될 수 있던 것처럼 뼈에서 뼈로 이어지기 보다는, 뼈 조직과 근육 다발 사이에서 발생하는 것으로도 확인되었다. 고유감각수용성 감각기들의 위치는 인대와 널힘줄 등과 같은 치밀한 결합조직 층들과 함께 직렬 (끝에서 끝으로)로 배열된 근육의 기능적인 구조형성에 따라서 유사하게 조직되었으며, 근육의 그리고 관절의 역학수용기들 사이에서 일반적인 구분에 도전한다 (Van der Wal, 2009).

유사한 방식에서, 손상없이 연결된 근막을 보유한 근육을 사용한 실험 (쥐에서)은 하나의 자극받은 근육의 양쪽 말단에서 나타나는 힘이 서로 간에 다르며 인접한 근육의 연관적인 길이에 따라서 달라진다는 것을 보여주었으며; 힘줄을 통해서 전체적으로 전달되고 있는 그 수축성 힘 대신에, 그것은 연관된 근육근막성 껍질을 통하는 결합조직과 주변의 근육으로도 분포되고 있었다 (Huijing & Baan, 2003). 상이한 근육들 사이에서 이러한 해부학적 연결성은 상반적인 피드백이 조직 변형의 해소와 지속기간, 강도, 정확한 시기 등을 관찰하고 있는 결합조직 내부의 다양한 고유감각수용기들과 함께 역학적인 및 신경 등의 다중의 경로를 거쳐 발생하는 것을 가능하게 만든다 (Stecco와 동료, 2007b). 다중-관절 근육들의 길이 변화가 둘 또는 그 이상의 관절을 가로질러 결정되면서, 그것들은 단일-관절의 근육에 대한 관점에서 그것들의 연관적인 위치를 변화시키기 더 쉬우며, 관절 각도가 변하면서 연관된 근막 내부에서 긴장력의 균형을 변화시킨다.

전체적인 협동 (A global synergy)

다중의 결합조직이 긴장력의 전달과 분포에 관여된다는 것, 그리고 힘줄, 인대, 널힘줄 그리고 근막 등의 사이에서 기능적인 구분이 더 이상 확실하게 구분되는 관계가 아니라는 것이 이제는 상당히 분명해졌다. 근육다발막으로 향한 근방추의 부착조차도 근방추가 근육 자체의 작용보다는 결합조직의 긴장도를 관찰하고 있다는 것을 추측케 한다 (Stecco, 2004).

심부근막 (fascia profunda) 또는 '깊은 (deep)' 근막이란 그 지역 안에서 대부분의 근육들과 밀접하게 연결되며 그것들로부터 상당한 수의 섬유성 및 근육성 연장부를 받고 있는 사지 내부에서 일종의 특정한 조직이다 (Stecco와 동료, 2007a). 결과적으로 이러한 근막성 연속성은 협력근들 (Huijing & Baan, 2003) 그리고 길항근들 (Huijing & Baan) 모두에 의하여 만들어진 긴장력의 총량에 영향을 주며, 예를 들어, 팔꿈치에서 위팔근과 팔꿈치근과 같은 소위 '길항근들'이 관절 움직임을 조절함에서 상호-협동적으로 작용할 수 있다면 (Scarr, 2012) (그림 7.10, 66쪽), 그때 굽힘근/폄근 그리고 주동근/길항근이란 전체 개념은 지극히 모호해지게 된다 (Levin, 2002; Turvey, 2007). 먼쪽의 노뼈-자뼈의 관절 안에서의 위팔두갈래근과 위팔노뼈근과 같이, 하나의 협력적인 관계의 어떠한 부분도 또 다른 협력작용에 대한 관계에서 다중의 역할을 보유할 수 있다는 것이며 (Garcia-Elias와 동료, 2008), 이것은 각각의 연관성 내부에서 작용할 수 있는 그것들의 능력이 반드시 역학적인 그리고 신경의 상호작용의 엄청난 수에 의존하게 된다는 것을 의미한다.

동작의 단순한 복잡성 (The simple complexity of motion)

생물학적인 구조물은 성장하고, 분화하며, 재생하고, 죽어가는 그리고 오랜 시간 동안 모든 조직의 역학적인 행태를 변화시키고 있는 세포들의 끊임없는 전환과 함께 역동적이다 (Henderson & Carter, 2002; Blechschmidt, 2004). 추가로 안정성이 유지되어야 한다면, 세포골격 (Ingber, 2003a), 근육섬유모세포 (Schleip와 동료, 2006) 그리고 근육세포 (Masi & Hannon, 2009) 등은 다른 조직들에 의하여 반드시 대립균형을 이루어야 하는 긴장력을 끊임없이 만들고 있으며, 이것이 살아있는 조직 안에서 스트레스/스트레인 연관성이 절대로 제로(0)에 도달할 수 없는 이유인 것이다 (Levin, 2009) (그림 4.1b 34쪽).

전통적으로, 근전도검사가 이러한 기초 긴장도를 측정하는 것이 불가능하기 때문에 근육 작용이 '켜진' 또는 '꺼진' 것과 같은 거짓의 상태로 유추되어왔다. 궁극적으로 모든 느슨함을 제거하며 그 시스템을 동작을 위한 상태로 만들어주는 것은, 그 시스템 내부에서 결합조직이 사실상 모든 장소로부터의 역학적인 스트레스에서 변화에 대하여 감지하고 반응하도록 가능하게 만들어주는 것과 함께, 내인적인 긴장 (사전-스트레스)의 이러한 상태인 것이다 (Levin, 2006; Turvey, 2007). 결과적으로, 긴장도에서 변화는 근육으로 직접적으로 전해져야 하는 신경 신호의 연쇄작용을 유발할 수 있으며 근육들의 작용에서 변화를 착수시키거나, 중추신경계로부터의 신경 신호와 조합하며 보다 고위의 중추로부터 더욱 직접적인 반응을 유발한다.

근육은 그러므로 더 이상 '움직임의 운동요소'로서 간주되기보다는 하나의 관절이 움직이기 위한 가장 에너지 효율적인 받침 (Turvey, 2007)을 제공하는 일종의 장력통합성 구조형성 안에서 모든 이러한 상이한 중배엽운동학적인 조직들 사이에서 상반적인 상호작용과 함께, 반드시 결합조직 긴장력의 역동적인 조절요소 (Levin, 1982; Van der Wal, 2009)로서 간주되어야 한다.

움직임의 동역학 (The dynamics of movement)

움직임은 동물의 특징적인 특성이며 동물들이 삶을 표현하도록 사용하는 수단이며; 걷든, 말하든, 먹든, 놀이하든, 웃든 또는 울든 한 유기체 존재의 전체는 움직임으로 강요받고 있으며 - 세포골격 및 내장의 '발전소'들도 그것들이 올바로 기능하고자 한다면 움직임에 의존한다. 비록 생체역학에서 개별화된 지렛대의 시스템을 통해서 이것을 전통적으로 묘사해왔을지라도 (그림 4.3 37쪽), 우리는 이미 이것이 움직임의 바르지 못한 표현인 것으로 간주했으며 생체장력통합성이 그것의 모순의 많은 것을 극복하리라는 것도 알고 있다. 윤활관절은 그 구조물 자체가 움직임을 유도하는 것을 가능하게 만들며 근육이 고도의 조절 수준에서 순간 순간의 조절과 힘을 제공하는 것도 가능하게 만드는 일종의 전체적인 긴장 시스템 내부에서 진정으로 특수화된 지역이다.

동작의 조절 (The control of motion)

움직임은 한 장소에서 다른 장소로 위치에서의 변화이며, 그것이 목적 지향적이라면 반드시 조절된 방식에서 수행되어야 한다. 폐쇄된-사슬의 운동학은 생물학적 구조물이 이것을 시행할 수 있는 그 방법의 기하학을 묘사한다. 이것은 다중의 '부분'들을 모든 다른 것들 안에서 위치, 속도 그리고 운동 에너지 등에서 조절된 변화를 유발하고 있는 각각의 '부분'들의 동작과 함께 하나의 연속적인 역학성 고리 안으로 짝지어주며, 장력통합성 구조형성으로서 그것들이 모든 방향에서 공간을 채워주도록 그리고 바로 그 구조 자체 안으로 내장되어있는

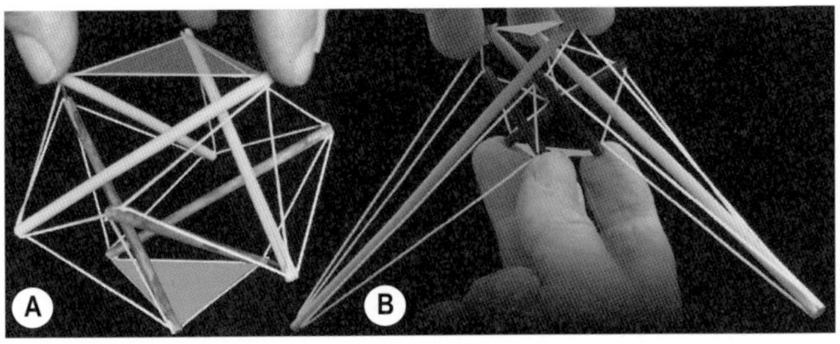

그림 11.2 A
A. 버팀목의 두 키랄성 집단을 보여주는 그리고 '긴장의-삼각형'을 함께 눌러줌이 적도선상의 매듭들이 비틀리며 그 전체 구조물이 움추러듬을 유발하는 것을 보여주는 장력통합성-이십면체
B. 한 관절 내부에서 뼈를 나타내도록 늘려진 두 개의 버팀목을 보유한 하나의 유사한 구성의 모델은 그 '긴장력-삼각형'을 비트는 것이 일종의 제한된 '굽힘'과 '폄을 자극하는 것을 보여준다.

일종의 에너지-효율적 조절전략을 만들도록 허용한다 (Levin, 2014) (그림 4.9 41쪽).

간단한 장력통합성-이십면체는 그것의 '지터버그' 수축 및 팽창과 함께 이것을 보여주며 (그림 11.2a), 한 '관절'의 어느 쪽이든 뼈를 대표하도록 길어진 두 개의 버팀목을 보유한 한 가지 유사한 모델은 (그림 11.2b) 이러한 버팀목의 양 말단이 서로를 향해서 움직이는 방법과 '긴장력-삼각형'이 공통 축 주위에서 비틀릴 때 다시 되돌아가는 방법을 보여준다. 우리가 이러한 단순한 동작을 '굽힘과 폄'으로 비교하는 한, 그 시스템 내부에서 구조적인 제한요소를 나타내고 있는 것은 '뼈'의 진정한 재배열인 것이다 (Levin & Martin, 2012). 근육과 결합조직이 다중의 관절을 가로질러 긴장력의 연속성을 제공하므로, 하나의 윤활관절을 구분된 실체로 언급하는 것은 조금 유별란 것이 된다.

기능적인 운동학 (Functional kinematics)

다중-막대의 운동학적 사슬의 기능적인 가치는 이제 어류 (Roos와 동료, 2009), 파충류 (Kardong, 2003), 조류 (Hedrick과 동료, 2011) 등의 턱에서, 그리고 포유류의 사지에서 (Usherwood와 동료, 2007) 설명되었다. 인간에서, 예를 들어, 어깨, 팔꿈치 (그림 7.9 65쪽), 무릎 (그림 7.7 63쪽) 그리고 골반/척추/엉덩관절 복합체 등의 뼈, 근육 그리고 결합조직 모두는 동작을 안내하는 긴장된 막대들이 되며 (Levin, 2006), 여러 관절들을 걸어주는 근육성 막대는 에너지-절약의 힘 전달로 결과한다 (Biewener, 1998). 커다란 육상의 동물들의 사지에서처럼 그것들을 가로지르는 근육이 없는 관절 (Van den Bogert, 2003)들 조차도 (그림 11.3b), 또는 거기에서 움직임의 그 복잡성을 설명해줄 근육의 충분한 숫자가 존재하지 않는 장소에서도 (인간의 손가락에서처럼) (그림 11.3a) (Valero-Cuevas와 동료, 2007), 안정성과 조절력은 반드시 결합조직의 기하학에 필연적으로 의존해야 한다.

복잡한 조절의 작업을 직접적으로 그 구조안으로의 이러한 외부이관 (outsourcing)은 움직임 동안 변화를 조율하도록 필요한 노력의 양을 효율적으로 줄여주며 (또한 일종의 장력통합성의 특징) '관절들'의 동작이 그것들을 둘러싸고 있는 물렁조직의 특정한 구성에 의하여 안내되는 것을 허용한다. 예를 들어, 손가락 안에서 그 특정한 힘줄의 배치가 신경계로 정상적으로 분포되는 계산과정을 수행하는 것이 가능한 일종의 '역동적인 정보 처리의 그물망' (Ingber, 2003b)으로서 기능하는 해부학과 함께, 관절 위치를 전환시키는 일종의 논리 게이트와 같이 작용한다 (Valero-Cuevas와 동료, 2007) (그림 11.3a). 내인성의 조직 긴장도와 신경계에 대하여 근육 세포들의 짝 형성은 이어서 그것들이 고유감각수용적인 신호에 대하여 (척수반사를 경유해서) 신속하게 반응할 수 있다는 것을 의미하며, 그리고 훨씬

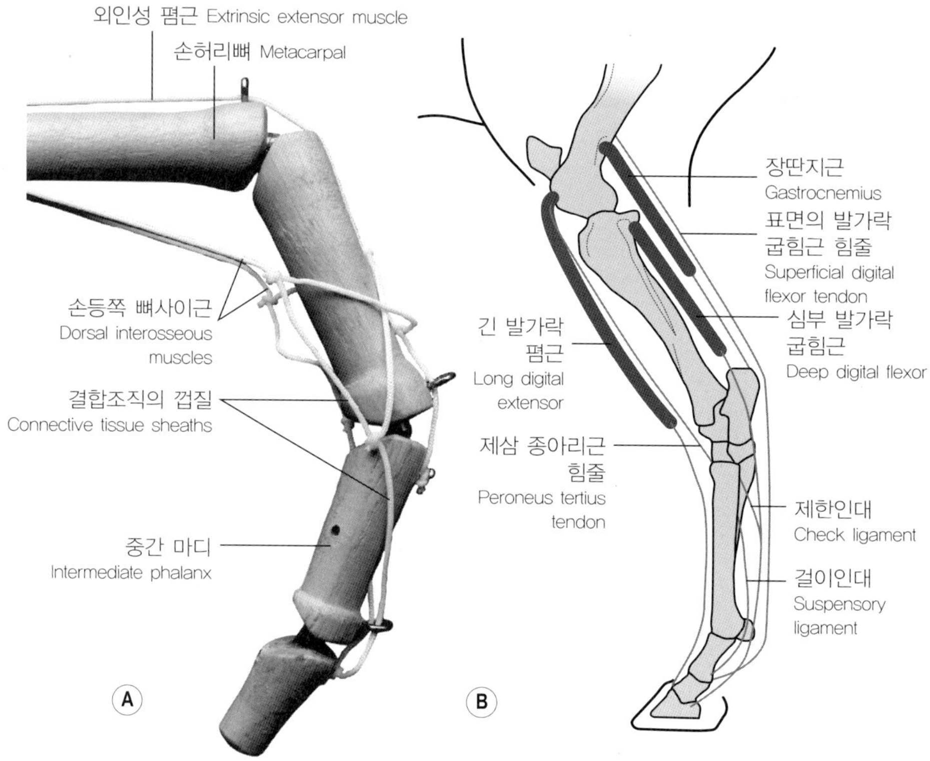

그림 11.3
닫힌-사슬의 운동학: A. 관절 움직임의 복잡한 조합을 조절하는 것으로 제안되었던 결합조직 바깥막들과 근육의 간단한 기하학적인 배치를 보여주는 가운데 손가락의 손허리뼈와 손가락의 한 가지 모델 (Valero-Cuevas와 동료, 2007); B. 말의 먼쪽 뒷다리에서 관절 움직임은 다중관절성 근육과 결합조직의 닫힌-사슬의 운동학적 기하학에 의하여 전적으로 조절된다 (Van den Bogert, 2003으로부터 다시 그려짐).

더 고위의 수준에서 조절력을 발휘하는 중추신경계와 함께, 안정성을 유지하도록 필요한 어떠한 더 많은 조절도 만들 수 있음을 의미한다.

균형에서의 이동 (A shift in balance)

각 부분의 기능이 어느 정도 모든 다른 것들에 의존하고 있는 한, 어떠한 '이상의' 역학적인 신호들도 그것을 손상시킬 잠재력을 보유하며, 어떤 특정한 분자의 모양에서 변화로 이끌리게 될 유전적인 변형은 다른 것들에 대한 그것의 구조적인 연관성을 변화시킬 수 있으며 병변으로 이끌릴 수 있다 (Ingber 2003c; DuFort와 동료, 2011). 발달상의 이상, 자세의 잘못된 사용 그리고 어느 한 부위의 조직에 대한 손상도 역시 어느 정도 떨어져 있는 다른 것들과의 긴장력의 균형상태에서 변화를 유발할 것이며, 아마도 머리덮개뼈 등에서 설명한 것처럼 그것들이 상이한 구조적인 배치로 조절하면서 자체의 기능상태를 위험에 빠뜨릴 수 있을 것이다. 둘러싸고 있는 조직에서 급성 근육구축의 영향은 종종 그러한 신체가 스스로를 국소적인 스트레스를 최소화시키는 어떤 자세로 비틀어주겠지만 최소한 일시적으로라도 전체적인 상태를 손상시키는 것을 확실하게 보게 될 것이다.

치료법 (Therapeutics)

인간 신체가 그것 자체가 행해야 하며 비틀어져 있을 때 스스로를 치료하는 그 방식에서 기능할 수 있는 그러한 능력은 새천년을 위한 경이로움의 근원이었으며, 헤아릴 수 없는 수의 치료적 개입방법이 이러한 과정을 도와주도록 고안되었다. 그렇지만, 건강과 질병에 대한 연관성에서 근막성 그물망의 인식이 불과 1세기를 넘지 않는 동안 도수치료의 통합적 부분이 되었던 반면 (Still, 1899), 생체장력 통합성의 개념은 그보다 훨씬 짧은 시간동안 존재했으며 (Robbie, 1977; Levin

1981; Ingber, 1981), 해부학과 생체역학의 정통적인 관점은 여전히 지배적이었다. 비록 (생체)장력통합성이 문헌에서 빈번하게 언급되었을지라도, 임상적 실제에서 그것의 정확한 가치는 빈번하게 불명확하다. 그것이 단순하게 치료법에 대한 각주에 지나지 않는가 아니면 그것의 영향력이 이론을 넘어설 것인가; 그리고 신체 안에서 장력통합성의 영향을 보거나 느끼는 것이 가능한 것인가?

감지력에서의 변화 (A change in perception)

임상 치료에서 모델은 항상 중요한 역할을 수행해왔으며 치료사에게 진단적이며 치료적인 추론 모두에서 사용될 수 있는 개념적인 도구를 제공했다 (Hohenschurtz-Schmidt, 2013). Levin (1981)은 정상적인 뼈들은 서로 간에 접촉하지 않으며 그 보다는 물렁조직들 내부에서 떠있는 것으로 보이며 장력통합성이 이러한 발견에 대한 설득력있는 설명을 제공한다는 것을 이해했으며; 손을 이용하는 모든 치료사들은 신체 안에서 긴장력과 압박력의 균형을 인식했다. 일종의 장력통합성 구조형성으로서 중간-운동학적인 시스템은 그때 전신 생리학에 대한 관계에서 각각이 자기 자신의 국소화된 기능을 수행하고 있는 것과 함께, 분리된 실체로서보다는, 그 내부에 근육과 뼈 등을 담아두는 통합해주는 구조가 된다. 그러면 관절들은 움직임을 위하여 필요한 유연성을 제공하는 그저 특정한 해부학적인 부위이며 서로 간에 밀접하게 연결되었고 (Stecco, 2004; Myers, 2014), 그리고 하나의 전체로서 작용하고 있는 전체 운동학적 시스템은 그것들 모두가 사실상 어떠한 자세에서든 동일하게 작용하도록 허용한다 (Levin, 2002, 2014) (그림 11.4).

각별하게 어느 정도 떨어져 있는 조직들이 그 전반적인 구조적 균형에서 변화에

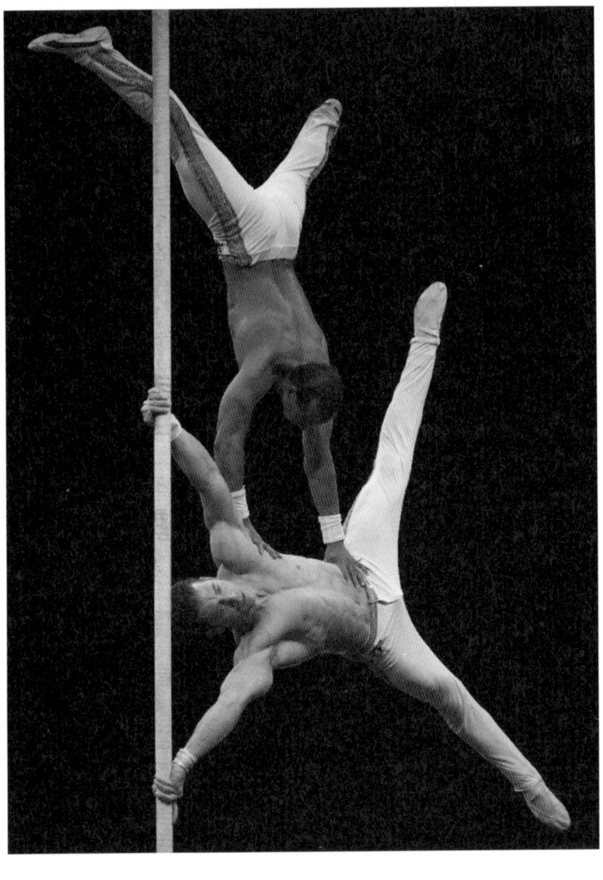

그림 11.4
쿠바의 곡예사인 Leosvel과 Diosmani는 인간의 신체가 어떠한 자세에서든 상당히 동일하게 작용할 수 있다는 것을 보여준다.
© Ludovic Péron 위키페디아로부터 허가됨

적응했다면, 이어서 어떤 '국소' 병변의 해소는 그것을 치료하는 '전체-신체적' 접근법을 필요로 하며 (또는 그 반대로); 그리고 생체장력통합성의 이해는 이것에 대한 근거를 제공한다 (Kassolik과 동료, 2013; Schleip & Müller, 2013; Martin, 2014). 정상적인 기능에 대한 제한을 제거하는 것 그리고 그 기하학적 모습을 변화시키는 것은 항상성을 위한 신체의 선천적인 자가-균형확립의 기전을 허용하도록 꼭 필요한 그 무엇이라는 것이 알려졌다.

생체장력통합성 모델 (The biotensegrity model)

'막대와 당김줄' 모델에서 소비된 시간은 어떤 구조물의 모든 부분들이 상반적인 긴장력을 통해서 하나의 기능적인 역학적 단위로 통합될 수 있는 그 방법을, 그리고 그것들의 유체-비슷한 동역학이 때때로 '장력통합적'으로 묘사되는 동작의 각별한 특성과 함께, 살아있는 조직 안에서 관찰된 그 동역학과 지극히 유사하다는 것을 보여준다. 그것들은 임상에서 관찰할 수 있는 '균형잡힌 조직 긴장도'의 그 지점을 설명하며; 그리고 자세, 외상 그리고 병변 등으로 인한 '제약'이 이것을 변화시키게 될 그 방법을 설명해준다. 상이한 부분들 사이에서 조화로운 짝형성은 그것들이 역학적으로 의사소통하는 것을 가능하게 만들며 그리고 특정한 움직임 패턴을 '기억할 수 있게' 만들며, 아마도 '조직 기억'으로서 해석되어져왔던 촉진할 수 있는 소견을 설명할 것이다 (Upledger & Vredevoogd, 1983; Oschman, 2012). 그러한 모델은 그것들 내부에서 작용하고 있는 그 힘을, 모든 자연의 구조물 이면에 놓인 기본적 기하학과 그것에서부터 발달하는 기능적인 역학 등을 밝혀준다. 이어서 치료는 그저 조직 긴장을 변화시키는 것, 구조물을 수리하는 것 또는 가동성을 개선시키는 것 이상의, 조직 기하학을 변화시키는 과정이 될 것이며 (Levin, 2014); 이어서 이것은 신체의 항상성 기전 (기능적인 생체장력통합성)이 역동적인 평형상태의 새로운 위치를 재확립하며 기능을 개선시키는 것을 허용하게 된다.

주의해야 할 언급 (A cautionary note)

그렇지만, 장력통합성이 특정한 형태의 치료 (비록 가끔 그렇게 묘사될지라도)가 아니라는 것 그리고 '장력통합성 치료법'이 존재하지 않는다는 것은 주목할 필요가 있는 중요한 것이다 (Scarr, 2014). 도수치료는 장력통합성이 발견되기 훨씬 오래전부터, 오랜 동안 신체를 기능적으로 완전한 한 단위로서 간주해왔으며 (Still, 1899; Findley & Shalwala, 2013), 예전의 지렛대시스템을 기반으로 한 수 많은 성공적인 치료법들이 시행되었다. 장력통합성 모델의 가치는 이것이 치료에 대한 어떤 특정한 접근법을 반드시 변화시키는 것이 아닌 기능적인 해부학에 관한 새로운 이해를 기반으로 신체의 작동기전을 가시화하는 더 좋은 수단을 제공하는 것이다.

기초 과학 (Basic science)

모든 모델은 보다 복잡한 실체의 표현이며, 그것들의 수용은 과학적인 '자료'의 단편적인 누적을 기반으로 하기보다는 그것들이 다른 어떤 것보다 생물학적인 역동적 행동을 더 잘 묘사하기 때문이다. 장력통합성 개념은 그것의 가장 단순한 형태로 구조물을 단순화시키며 인공적으로 고안된 것보다 기본적인 물리학적 원리를 기반으로 한다. 이것은 바로 장력통합성을 기초과학의 한 부분으로 만들어주는 바로 그것이며 이것에 대한 이해는 모든 임상 치료사가 반드시 해야 하는 바로 그 무엇이다!

12 생체장력통합성: 생명에 관한 구조적인 기반

Biotensegrity: the structural basis of life

생체장력통합성은 모든 유기체의 모든 부분들 사이에서의 연관성을 묘사하는 생물학에서의 구조적인 설계 원리이며 하나의 안전한 기능적인 단위로 그것들을 통합하는 역학적인 시스템이다. 이것은 함께 당겨주는 부분들과 서로를 떨어진 채 유지하는 다른 것들인, 긴장력을 받고 있는 구조와 압박되고 있는 다른 구조의 그물망으로서 일종의 해부학의 간단한 재평가인 것이다. – 기본적인 물리학인 것이다!
Graham Scarr

생체장력통합성 구조형성은 또한 복잡한 해부학과 생체역학을 하나의 역동적인 에너지 시스템의 발현으로서 묶어주는 그리고 잠재적으로는 세포핵으로부터 전체의 중배엽운동학적 시스템으로 조화를 이룬 파동을 전달하는 (Pienta & Coffey, 1991; Alippi와 동료, 2010) 일종의 정보처리 그물망이다 (Ingber, 2003b). 역학적인 모델이 세포골격 (Baudriller와 동료, 2006; Chen과 동료, 2010), 다중–세포의 시스템 (Jamali와 동료, 2010) 그리고 보다 큰 구조 (Lobo & Vico, 2010)에 대하여 자체의 중요성을 확인하는 한편, 이것은 또한 더 깊은 생물학적인 연구로 다시 되돌아가는 착상들과 함께, 건물 (Jauregui, 2010), 교량 (Rhode-Barbarigos와 동료, 2010) 그리고 로봇 (Rieffel과 동료, 2010; Moored와 동료, 2011; Orki와 동료, 2012) 등을 만드는 새로운 방법을 고안하는 공학자들의 관심을 끌어당긴다. 기하학과 다중 차원 (10장)들의 상이한 유형으로의 간략한 고찰은 훨씬 더 많은 연구방향을 제안한다.

간단한 모델에서, 모든 구성요소들은 그 전체 구조의 안정성에 기여하며 모든 다른 요소들에 역학적인 영향을 보유한다. 동일한 원리는 생명의 시스템에도 적용되며, 거기에서 상이한 조직들의 역학적인 특성들 안에서 연결과 가변성의 광범위한 수가 이해할 수 없을만큼 복잡한 듯 보이며 분석하기 어렵다 (전통적인 방법을 사용해서) (Lin과 동료, 2006). 생체장력통합성은 어떤 다른 것들보다 생명의 구조의 기전을 잘 설명해주는 막대–와–당김줄 모델과 함께, 사물을 단지 두 개의 구성요소인 당겨진 케이블 (당김줄)과 압박된 받침 (버팀목)을 보유하는 것으로 자연스럽게 단순화시킨다. 그것들 내부의 힘을 표본화하도록 사용된 간단한 기하학적 모습과 벡터 시스템은 이어서 우리가 생물학적 구조물을 일종의 균형잡힌 에너지 그물망으로서 그리고 그것들을 함께 잡아주는 볼 수 없는 그 힘의 발현을 가시화하도록 도와준다.

생체장력통합성에서 가장 실험적인 연구는 세포에서 시행되어 왔으며, 이것은 개별적으로, 집합적으로 또는 부분적으로 조사될 수 있었다. 단일한 세포는 쉽게 조직되며 변화와 공급에서 풍부하며, 그것들을 사용함을 제약하게 될 별다른 문제가 존재하지 않는다; 그렇지만 인간과 같은 다중–세포의 유기체는 상당히 달라진다. 그것들은 아마도 예상할 수 있는 복잡성에서의 그 모든 증가와 함께 다중의 수직계층의 수준으로 이루어지며, 개별적으로 어느 한 부분의 검사는 오해될 수 있을 것이다 (그림 9.1, 77쪽). 사체 실험은 사체가 생명의 구조물에 정확하게 일치하는 결과를 제공하지 않기 때문에 자체의 제약을 보유하며; 생체에서의 실험은 임상적인 그리고 윤리적인 문제로 인해서 제한된다. 거시적인 관점에서부터 생체장력통합성의 일반화는 그러므로 모델화와 관찰로부터 참조되었거나 근본가설로부터 추론되어 왔다 (Levin, 2006; Ingber, 2008).

근본가설 (First principles)

모든 자연의 구조물들은 그것들이 그렇게 안정화된 원자의 작용력과 균형잡힌 구조적 배치 사이의 상호작용의 결과물이며, 이러한 힘들은 항상 직선으로 작용하며 가장 짧은 경로에서 이어진다 (그림 2.1 13쪽). 이것은 그것들이 측지선이라는 것을 의미하며, 자연의 치밀한-쌓기와 최소-에너지 효율성으로 인해서 측지선적 기하학이 자연적 패턴과 모양의 형성에 대한 바탕이 된다 (그림 2.4 14쪽). 원자 사이에서 끌어당김 (인력)과 밀어냄 (척력)은 원자가 결정의 그리고 유기적인 분자를 형성하도록 만들며, 이것은 이어서 그것들 내부에서 보이지 않는 힘들의 물리적 표현이 된다.

플라톤의 다면체 그리고 그것이 향하는 곳
(The Platonic shapes and where they lead to)

고대 그리스에서는 우주의 모든 것이 19세기까지도 널리 퍼져있던 관점인, 다만 다섯 개의 플라톤 다면체를 통해서 표현될 수 있다고 생각했지만, 이러한 착상은 찰스 다윈이 자신의 획기적인 저서인 종의 기원에 대하여 (Darwin, 1859)를 출간했을 때 뒤집어졌다. 생물학을 물리학 그리고 기하학 (Thompson, 1961)과 연관지은 D'Arcy Thompson (1917)의 빛나는 업적에도 불구하고, 발달적인 진화에서 그 추진력은 뛰어난 인공적인 발명품의 무작위한 수집품들에 지나지 않는 것으로 간주되어졌으며, 이러한 것들은 발전된 생물학적인 기능에 대한 '요구조건'을 맞추기에는 너무나도 우연적이었다 (Denton과 동료, 2003). 유전자 암호와 멘델의 유전법칙은 그때 플라톤의 기하학의 운명을 완성시켜주는 것으로 보였지만, 역설적으로 DNA 이중-나사선의 발견자들은 플라톤의 기하학을 다시 생물학으로 다시-소개했다. 1956년에, Francis Crick과 James Watson은 '둥근 형태의' 바이러스들의 바깥쪽 껍질 안에서의 단백질의 배열상태가 플라톤의 다면체와 바로 비슷하게, 육각형의 대칭성 (Crick & Watson, 1956)을 보유하고 있을 것임을 제안했으며, 그리고 이러한 특징이 다른 분자들의 구조 안에서도 잇따라 확인되었다 (Pauling, 1964).

모든 구형의 바이러스들이 이제는 이십면체를 확인해주는 것으로 알려졌으며 (그림 10.4 90쪽 그리고 그림 10.10 93쪽), 정육각형과 십이면체가 일부 효소 복합체에서 나타나며 (Izard와 동료, 1999) 그리고 나비의 날개 비늘 안에서의 플라톤의 결정들은 정육각형-세포의 소용돌이 모양 (Gyroid)을 확인한다 (Saranathan과 동료, 2010). 삼면체로부터 파생된 그것의 기하학적 기원과 함께, 나사선모양은 단백질 분자 (그림6.3; 6.4 50쪽, 그리고 그림 6.7, 52쪽) 그리고 세포 벽 (Emons & Mulder, 1998) 등에서 일종의 공통의 문양이다. DNA의 기능은 자체의 준-결정화된 구조와 양자-수준의 특성을 기반으로 한다 (Rapoport, 2011; McFadden, 2013). 세포-이하의 영역에서 생물학적인 복잡성의 한 가지 주된 결정요소로서 기본적인 기하학은 그러므로 본래모양으로 회복되었다

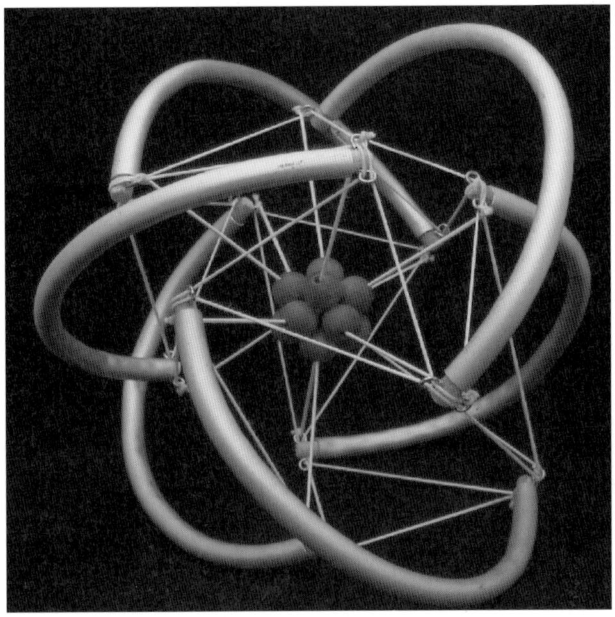

그림 12.1
이십면체와 높은 도수 (휘어진 버팀목)의 장력통합성 사이에서의 연관성을 보유주는 장력통합성 모델

(Denton과 동료, 2003)!

물론, 보다 복잡한 구조적 시스템의 형성도 여전히 동일한 법칙에 의하여 영향을 받을 것이며 (Fuller, 1975, 220.00), 생물학 전체는 이것의 개방된 발현이겠지만 (Levin, 2006), 그것들 내부에서 모든 힘들 사이에서의 상호작용을 따라가도록 전통적인 방법을 사용하는 것은 거의 불가능하다. 이것이 바로 간단한 막대-와-당김줄 모델이 그리도 중요해지는 이유인 것이며; 그것들은 가장 최소의 단위에서 적용하는 그 원리가 그것들이 얼마나 복잡해지든 관계없이, 역시 가장 큰 단위에서도 (그리고 그 사이의 모든 단위에서도) 적용될 수 있다는 것을 보여준다 (그림 12.1).

나사선모양 (The helix)

우리는 기본적인 나사선모양이 하나인 삼중나사선을 형성하도록 사면체의 치밀한-쌓기와 함께 시작하는 그 방법을 살펴봤으며 (그림 6.1, 49쪽), 그것은 이어서 심장, 혈관, 근육근막, 추간원판 그리고 전체 몸 안에서 콜라겐의 꼬여진-나사선모양의 배열로서 좀 더 복잡한 구조의 역동성에 영향을 미친다 (그림 6.12와 6.13, 56쪽). 생물학적인 나사선모양은 자가-유사성의 수직계층 내부에서 당겨지거나 눌려져있는 다중의 구분된 구성요소들과 함께, 장력통합성을 통해서 쉽게 형태를 만들게 되며 (그림 6.1c, 49쪽), 그것은 체액 흐름을 유지하며 꺽임이나 붕괴됨이 없이 그 모양을 변화시키며 (그림 6.9, 53쪽), 이어서 상반적인 나사선 방향성에서 두 개의 나사선모양의 전구물질 (T3-프리즘)은 구체와 이십면체를 기반으로 또 다른 모델을 형성하도록 조합된다 (그림 3.3, 27쪽).

이십면체 (The icosahedron)

사면체가 최대의 표면적 내부에서 최소의 용적을 담고 있는 한편 (그림 2.7, 16쪽) 이십면체는 최소의 표면적 내부에서 최대의 용적을 담게 되며 (그림 2.15, 20쪽) 어떤 다른 모양들보다 훨씬 더 구체에 접근한다. 거품 (그림 2.3b, 14쪽), 구형의 바이러스 (그림 10.4, 90쪽, 그림 10.10, 93쪽) 그리고 피질의 세포골격 (그림 6.5,

51쪽) 등의 유연한 분자성 표면들 모두는 높은 도수의 이십면체를 기반으로 한 자연의 '구체'인 것이다 (그림 9.8, 85쪽).
장력통합성-이십면체 역시 세포의 내부적 세포골격 (그림 5.2, 44쪽), 그리고 팔꿈치 (그림 7.9, 65쪽) 그리고 머리덮개뼈 (그림 8.2, 70쪽) 등을 표본화하도록 사용하며, 일종의 조립식 사슬처럼 척주가 수직 및 수평의 자세 모두에서 동일하게 기능할 수 있는 그 방법과 함께 긴 목을 갖는 동물의 하중이 그것의 뒤쪽 조직에 과도한 스트레스를 주지 않으며 몸통에서 그렇게 멀리 받쳐줄 수 있는 방법을 보여준다 (그림 11.4, 107쪽). 이십면체는 상이한 기하학 (그림 10.11, 94쪽)과 보다 높은 차원에서 트로포콜라겐의 분자성 준-결정을 보유한 삼중나사선을 이어주기도 한다. 그것은 발달 중 다중의 크기 단위에서 스스로를 재생산하기 쉬울 것이며 아마도 생물학적 구조물 내부에서 모든 곳에 존재할 것이며, 그리고 그것이 기포, 거품 그리고 '돔 형태' 등의 과학에 대하여 필수적이다 (Fuller, 1975, 1025.10; Levin, 2006; Kapandji, 2012). 비록 그것들이 다른 물리적인 제약요소로 인해서 이것을 완전하게 성취하는 것이 막혀있을지라도, 효율적인 구형-비슷한 형태와 이러한 형태의 용적/표면적 비율은 복잡한 유기체적 모양이 자동적으로 취해보도록 시도하게 될 최소-에너지 구조형성을 제공할 것이다 (자연계의 '스트레인지 어트랙터[strange attractor: 이상한 끌개]') (Ingber, 2003b; Levin, 2006).

발달상의 진화 (Developmental evolution)

자연이 상이한 상황에서 다양하게 동일한 원리를 사용할 때마다 거기에는 아마도 그것의 발현에 대한 근저에 에너지상의 이점이 존재할 것이며, 배아발달과 진화는 안정성, 물질 그리고 질량이란 의미에서 가장 효율적인 그것들의 구조형성을 자동적으로 선호할 것이다. 비록 유전자 암호가 한 유기체의 특수한 특징을 결정함에서 중요한 역할을 수행할지라도, 그것의 구조에 대한 기본적인 요소들이 이미 제자리를 잡았을 때만 그렇게 할 수 있으며, 궁극적으로 자체의 발달을 결정하는 것은 바로 원자들 사이의 자발적인 끌림과 밀어냄인 것이다.

살아있는 유기체는 첫 번째 배아세포로부터 완전하게-성장한 성인에 이르기까지 자신의 존재의 어떠한 순간에도 반드시 안정적으로 유지되어야 하며, 그것의 생존은 자체의 구성 원리의 일관성에 달린다 (Levin, 2006). 그때 조립의 기본적인 규칙은 간단한 분자들이 중합체를 형성하며 DNA를 포함하는 (Liedl과 동료, 2010) 보다 복잡한 패턴을 형성하는 것을 가능하게 만들며 그리고 모든 다른 것들의 발달에서 직접적인 영향력을 보유하고 있는 그 각각과 함께, 이제 볼 수 있는 (소기관, 세포, 조직 그리고 기관)보다 크고 더욱 복잡한 수직계층의 형성에 관여하게 되고; 이 모든 것들은 동시에 발생한다.

세포 내부에서, 세포-외부의 기질과 주변의 세포들로부터 전해지는 물리적 그리고 화학적 신호들은 역학전환을 통해서 세포골격의 분자성 균형을 변화시키며, 성장과 분화 등과 같은 세포의 기능에서의 변화를 유발한다 (그림 5.5, 47쪽). 이어서 세포의 집단은 중간-운동학적인 시스템의 다른 부분들로 전해지게 되는 긴장력 그리고 압박력의 힘을 만들게 되며 보다 큰 환경을 변화시킨다 (Henderson & Carter, 2002; Blechshmidt, 2004). 이러한 조직들 내부에서 세포들이 유사한 방식에서 반응하고 피드백을 주면서, 결과하는 균형상태는 구분적인 해부학적 패턴과 모양이 가장 에너지상으로 안정적인 구성상태로서 출현하는 원인이 된다 (Thompson, 1961; Nelson과 동료, 2009).

구조의 출현 (The emergence of structure)

살아있는 구조물은 역동적인 에너지 시스템이며 그것 내부에서 힘의 방향과 강도는 끊임없이 변화하겠지만, 그것들도 항상 최소의 저항이란 경로를 따르며 평형의 상태를 향해서 움직인다. 이러한 힘에 대한 반응에서 세포골격 (그림 5.3, 45쪽) 구성요소의 조립과 해체는 이어서 궁극적으로 세포의 기능을 전환시키며 조절해주는 하나의 상호 연결된 그리고 역동적인 그물망을 만든다. 쉽게 알 수 있는 사례로서 기관지/폐포의 그리고 동맥의 '계통' (그림 3.9, 30쪽) 등의 '자가-유사성의 프랙탈-비슷한 특별한 조직 패턴의 형성은 가지발생과 함께 이것으로부터 생겨나는 특수한 조직 패턴의 형성은 동일한 기본적인 원리를 따르며; 펜로스의 타일링 (그림 10.9, 92쪽) 그리고 황금분할의 팽창과 함께 몇 가지 기초적인 기하학적인 원리를 드러낸다 (그림 10.3, 89쪽). 그 '잃어버린' 버팀목 모델은 이어서 하나의 복잡한 시스템이 단순한 모델 이상으로 훨씬 더 효율적인 배열일 수 있다는 것을 (그림 9.3, 81쪽), 그리고 발달을 몰고 가는 일종의 생물학적인 책무인 것이다. 이것은 또한 생체장력통합성의 원리가 하나의 유기체에서 이것을 성취하기 위하여 필요한 변화 전반에 걸쳐 안정성을 유지하는 것을 가능하게 만들어주는 방법을 보여준다.

적자생존 (The survival of the fittest)

정상적인 발달의 절대적인 부분으로서 모든 구성요소들의 이러한 이어짐도 역시 어느 한 수준에서 주어진 스트레스가 그 수직계층 내부에서 어딘가의 구조물에 직접적인 영향을 보유할 수 있다는 것을 (그것들이 동일한 서로 연결된 경로를 따르기 때문에) 의미하며 (그림 9.1, 77쪽), 그리고 Wolff의 법칙 등에 따라서, 중배엽운동학적 조직의 재형성을 자극하는 분자적 수준에서의 변화를 유발할 수 있다는 것을 의미한다. 이러한 스트레스가 원자들 사이에서 끌림과 밀어냄을 지속적으로 해소해주고 있는 (정상적인 기능의 한 부분) 일시적인 불균형을 만들고 있는 한 (Gao와 동료, 2003; Gupta와 동료, 2006), 그것들의 지속성은 아마도 불행한 결과를 갖게 될 것이다. 불안정한 전단적 스트레스의 발생 (지렛대 시스템에서 잠재적으로 확인되는 것처럼)은 아마도 발달의 초기 단계에서 물질의 피로를 통해서 이러한 구조가 붕괴되는 원인이 될 것이며 진정으로 그것들의 최종결과가 될 것이다 (Levin, 1995). 비록 '전단적 스트레스'가 생물학적 문헌들에서 자주 언급될지라도, 그것들은 주로 그 연관된 해부학의 수직계층적 세부내용을 고려하지 않은 대체로 단순화인 것이다.

자연의 선택은 살아남기 위해서는 안정적이어야 하며 불안정적인 것은 사라지는 구조를 가능하게 만드는 진화적인 장치이며, 단순하게 역학적으로 위태로운 시스템을 견뎌낼 수 있는 것이 아니다. 발달이란 단순함에서부터 복잡함으로 향하는 매 순간 순간의 여정이며, 각 부분의 생존은 궁극적으로 그것 내부에서 그리고 그것의 주변환경에 대한 관계에서 물리적인 힘의 균형상태에 의존한다. 자연계에서 가장 에너지-효율적인 시스템만이 항상 승리한다 - 바로 근본가설인 것이다!

생체장력통합성 (The biotensegrity model)

그 출발에서부터, 우리는 생물학적인 구조물의 기본적인 요소를 대표하도록 '당김줄'을 당겨주었고 '버팀목'을 압박하고 있으며, 이러한 단순성은 그렇지 않았다면 이해하는 것이 불가능했을 것으로 보이는 믿을 수 없이 복잡한 수직계층으로 조직될 수 있는 것으로 보였으며, 그리고 가능한 조합의 수가 아마도 무한정한 반면, 다양한 장력통합성의 분류가 유도되어왔다 (Pugh 1976; Connelly & Back, 1998; Motro, 2003; Skelton & de Oliveira, 2008).
이것들 모두가 생물학적인 관점으로부터 평가되지 않는다면 (그리고 일부는 어떠한 사례에서든 연관되지 않는다면), 간단한 '3-버팀목'이 가장 기본적인 모델로 남게된다 (그림 3.1, 25쪽). 우리는 버팀목의 수를 단순하게 증가시키는 것이 T-프리즘의 그 조립식 사슬과 함께 (그림 3.2, 26쪽) 원통형의 T-나사선모양을 형성하도록 그것에 다재다능함을 제공하는 방법을 보여주었으며, 구형의 장력통합성-이십면체 또는 T6-구체를 형성하도록 그것의 반대 쪽 나사선 형성과 조합하는 방법을 보여주었으며 (그림 3.3, 27쪽); 그리고 이러한 두 가지 모양은 이어서 공간을 완전하게 채워줄 수 있는 훨씬 더 복잡한 구조 (그림 12.1)를 탐색하도록 사용되었다 (Fuller, 1975, 784.00).

바퀴 (The wheel)

자전거 바퀴는 균형잡힌 당김과 압박의 Buckminster Fuller의 가장 단순한 사례의 한 가지이지만 바퀴의 테두리가 휘어져 있을지라도, 생물학적인 관점에서부터는 바퀴의 모든 부분들이 훨씬 더 작은 구성요소로부터 만들어진 (그림 9.6, 84쪽) 하나의 수직계층의 장력통합체이기 때문에, 실제로 그것은 훨씬 더 복잡하다 (그림 1.9, 8쪽). DNA와 같은 분자성 나사선이 핵산의 구성단위인 안쪽의 뉴클레오티드 축에 의하여 균형 잡힌 바깥 테두리와 비슷하게 작용하고 있는 데옥시리보오스 사슬과 함께, 회전축을 따라서 바깥으로 당겨진 바퀴와 비교될 수 있다.

Levin은 강력한 근육 및 근막의 껍질과 함께 묶여진 필수적인 종자골로서 뼈를 설명하도록 그 장력통합성-바퀴를 사용했으며, 종자골은 이러한 조직들 내부에서 당김이 변화하면서 움직이기 시작했으며, 포유류와 조류의 폐 안에서 강인하지만 섬세한 조직들 (그림 8.8, 75쪽) 또한 이러한 모델에 딱 들어맞는다. 말의 체중조차도 발굽 (테두리)의 안쪽면으로부터 말단 지절골 (축)을 효율적으로 매달아주는 물렁조직의 층판을 통해서 전적으로 전달된다 (Hickman & Humphrey, 1988, 53쪽). 그렇지만 거미의 거미줄은 바닥, 나무 그리고 정원의 문 등을 자체의 바깥 '테두리'로 포함시키는 그러한 그물망의 하나이며 아마도 그 장력통합성 바퀴 모델을 최대로 확장시키겠지만 (Connelly & Back, 1998), 분자적인 수준에서, 규칙적인 공간 확보와 나사선모양 섬유 및 미세결정의 단위의 배열은 비단 섬유가 진정한 하나의 장력통합성 구성이라는 것을 제안한다 (Knight & Vollrath, 2002; Du와 동료, 2006) (그림 12.2).

다중의 기하학 (Multiple geometries)

구조적인 수직계층은 이어서 곡선이 에너지를 줄여주는 또 다른 방식일 될 수

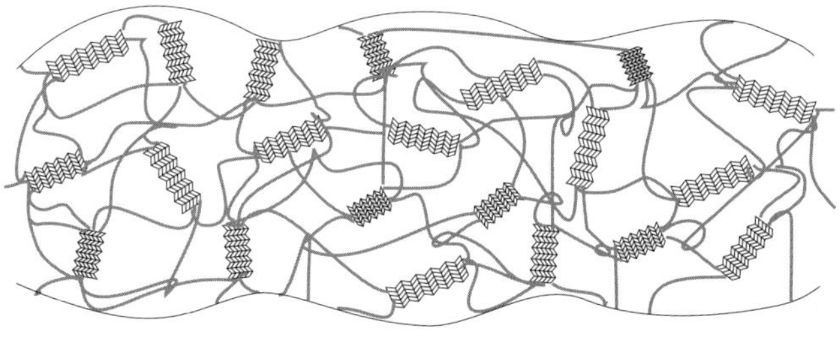

그림 12.2
거미줄의 미세섬유는 나선형의 올리고펩티드의 그물망 안에서 매달려있는 폴리-알라닌의 베타 껍질로 이루어진다 (Termonia, 1994로부터 다시 그려짐).

있다는 것 (그림 9.6, 84쪽)을 밝혀주었으며, 곡선은 통상적으로 그것들 내부에서 힘이 항상 직선을 따라갈지라도 생물학에서 발생하게 된다. 장력통합성-이십면체에서 구체의 기하학은 하나의 중심 지점 주위에서 모든 방향으로 팽창하고 수축하는 일종의 에너지 시스템으로서 지터버그 (jitterbug)를 보여주며 (그림 11.2a, 105쪽), 바이러스의 감염성 (그림 10.10, 93쪽), 심장의 수축, 머리덮개뼈의 기전 (그림 8.2, 70쪽), 그리고 관절 동작의 비-선형적인 동역학 (그림 7.9, 65쪽) 등에 대한 이해를 위한 직접적인 단서를 제공한다.

피보나치 수열과 황금분할은 세포골격의 내부에서 미세관의 형성 (그림 6.3, 50쪽), 성장하고 있는 식물의 끝부분에서의 세포들에서 (그림 10.3, 89쪽) 나타나며; 온몸에 퍼져있는 결합조직 내부에서 트로포콜라겐의 '준-결정'의 치밀한 쌓임 (그림 10.11, 94쪽) 그리고 아마도 모든 포유류의 바깥쪽 벽과 근육근막 내부에서 콜라겐의 배열에서 (그림 6.12와 6.13, 56쪽) 드러난다. 이러한 기본적인 기하학과 모양에서의 급증하는 관심은 탐구해야 할 것이 많음을 추측하게 한다 (그림 12.3).

현수면의 쌍곡선 기하학은 가장 단순한 장력통합성 모델에서조차도 일종의 내인적인 부분이며 (그림 10.14, 95쪽), 결과로서 보다 복잡한 패턴이 발달하는 것을 가능하게 만들겠지만 (Castle과 동료 2012), 그것의 잠재력은 오로지 여기에서만 인식되었을 것이다. 장력통합성의 클레인 (Klein)병은 보다 더 고도의 차원으로 신체 전반을 통해서 근막성 껍질의 상호엮임을 잠재적으로 이어주는 보다 더 이상한 모습이며 (그림 10.16, 96쪽); 메비우스의 띠는 다리 등의 안에서 근육들의 서로엮임의 패턴에 놀랄만한 유사성을 보여준다 (Levin, 2014; Nevin, 2014) (그림 10.17, 97쪽).

그렇지만, 모든 이러한 외견상의 순서에도 불구하고, "생물학적 구조는 바로 그 자체의 본성에 의하여 무작위하며, 비선형적이고, 복잡하고 예측할 수 없다..." (Levin, 2006, 79쪽) 그리고 그것들을 좀 더 깊이 이해하기 위해서 다중의 전문영역을 아우르는 상당한 정도의 협동된 노력이 요구된다. Fuller가 "물리적인 우주는 중량감이 없으며, 일반화된 원리의 복잡한 암호화에 의하여 지배된... 일종의 자가-재생적인 과정이다"고 주장한 것처럼 (Fuller, 1975, 220.05) 그리고 이러한 원리를 알아채도록 노력할 가치가 있다!

어떤 특정한 해부학적 부위의 기능을 분석하기 위한 모델의 사용은 수세기에 걸쳐

그림 12.3
황금분할 (그림 10.3, 89쪽)과 연관된 수직계층의 자가 - 유사성의 프랙탈-비슷한 패턴을 보여주는 꽃양배추의 한 가지 특수한 변형모습.
© AVM 위키페디아에서 다시 실음.

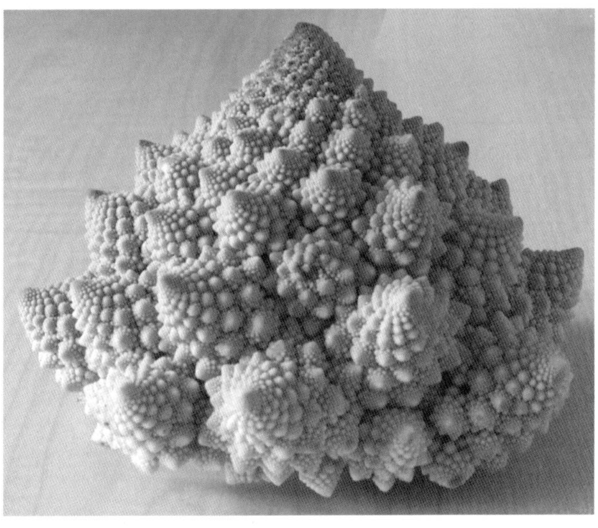

생체역학의 주류였지만 (그림 7.1, 57쪽), 최근까지, 그것들 모두를 통합할 수 있는 어떠한 포괄적인 원리도 존재하지 않았다. 지렛대 모델은 오로지 그것을 대체할 수 있는 것이 없었기에, 개별적인 부분들의 집합으로서 존재했지만, 모든 그러한 '부분'들이 기능적으로 함께 짝을 이루지 않는다면 그것은 결코 완전하게 고려되지 못했다. 그것의 폐쇄된-사슬 운동학 (그림 4.9, 41쪽)과 함께 생체장력통합성의 개념은 이제 모든 '부분'들을 하나의 견고한 전체로 선천적으로 통합해주는 (그리고 결과적으로 지렛대의 착상을 적절치 않게 만드는) 그러한 모델이다. 비록 거기에서 어느 정도 상상의 비약 (그리고 당연히 그러해야하며)이 항상 존재할지라도, 인간 생물학을 탐색함에서 생체장력통합성의 잠재력은 제약이 없는 것으로 보인다.

그 '복잡한' 모델과 그 넘어 (The 'complex' model and beyond)

척추와 다리에서 Tom Flemons의 모델 (그림 3.10, 31쪽)은 놀랄만한 생명-비슷한 방식에서 움직일 수 있는 운동학적 단위들로 짝을 이룬 다중관절들의 사례를 제공하며 (Flemons, 2012); Gerald de Jong의 역동적인 컴퓨터 모델은 어느 정도의 높이에서부터 떨어뜨릴 때 높은-도수의 장력통합성-이십면체의 유기체-비슷한 행태를 설명한다 (de Jong, 2010) (그림 12.4).

걷고 (Rieffel과 동료, 2010; de Jong, 2011; Orki와 동료, 2012) 헤엄치는 (Moored와 동료, 2011) 로봇에서의 그리고 강도, 가벼움 그리고 유연성의 조합이 가장 두드러진 중요성이 있으며 아마도 인간 동작의 운동학적 분석에서 직접적으로 기여하게 될 우주에서 효율적으로 이용할 수 있는 구조물에서의 이용을 위해서 생체장력통합성 모델을 취하며 그것을 적용하는 공학자들에 의하여도 역시 상당한 정도의 관심을 받는다. 이러한 로봇들의 하나로서 '테드라스파인 (tetraspin)'은 다중의 사면체를 자체의 경로 안에서 장애물을 극복할 수 있는 그리고 현실의 형태와 함께, 각각의 정점들 사이에서 그 간격을 조절하는 다중의 케이블을 사용함에

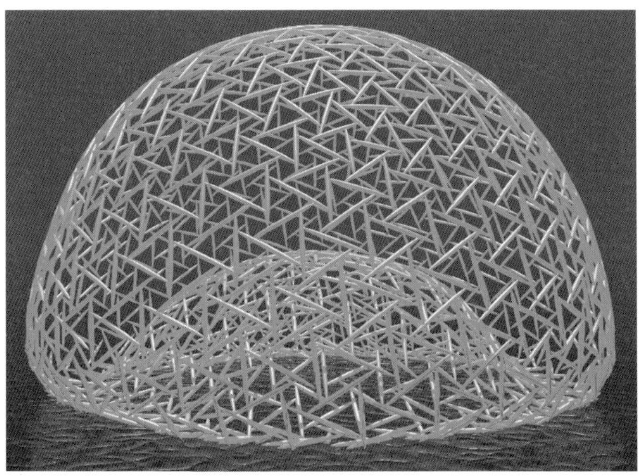

그림 12.4
한 가지 컴퓨트 모델은 장력통합성 '구체' (6FT-이십면체)가 바닥으로 떨어졌을 때 발생하는 유기체-유사한 변형을 보여준다. © Gerald de Jong (2010)에서 허가됨

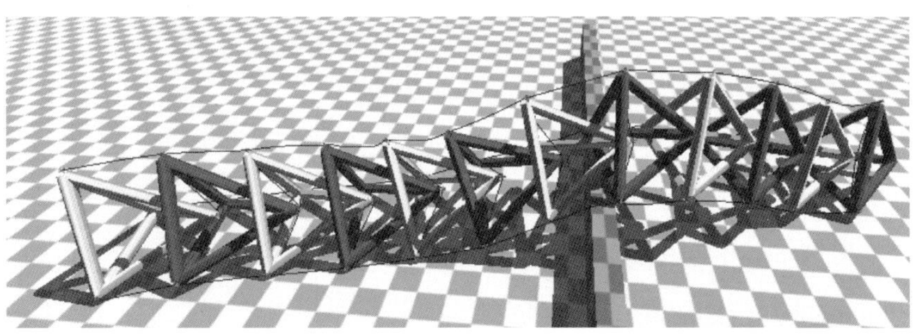

그림 12.5
© Tietz와 동료 2013, IEEE의 양해하에 다시 실린 그림 3.10a, 31쪽에서 보여준 사면체와 장력통합성 척추를 기반으로 한 컴퓨터로 보여준 로봇

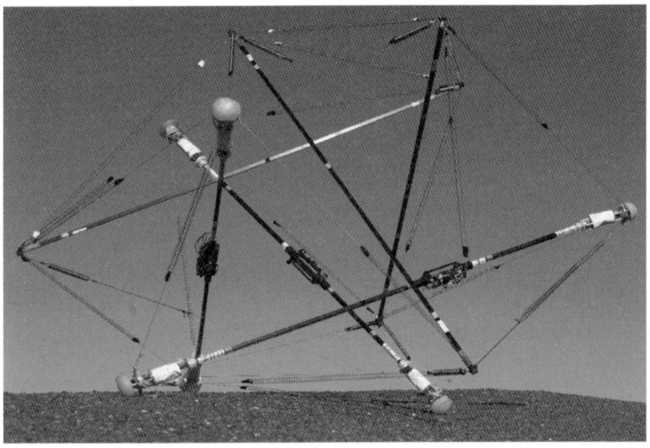

그림 12.6
겐트 (Ghent) 대학의 Ken Clauwaerts에 의하여 만들어진 NASA의 슈퍼볼 봇 (Super Ball Bot)의 모형. NASA의 Ames/Eric James (인명 목록과 허가사항을 참조) 그리고 Vytas SunSpiral에서 허가됨

의하여 움직임을 조절할 수 있는 구조물로 짝지어준다 (Tietz와 동료, 2013) (그림 12.5).

토성의 가장 큰 위성인 타이탄의 탐사를 위해서 계획된 또 다른 로봇은 착륙 중 접혀있는 붕괴할 수 있는 장력통합성-이십면체를 반드시 기반으로 하며 움직임을 시작하고 통제하도록 자체의 케이블 길이를 조절한다. 그것은 자체의 평형의 자세를 지속적으로 변화시킴에 의하여 그렇게 하며 (SunSpiral과 동료, 2013), 그것이 바로 그 유기체-비슷한 방식에서 행동하는 무엇인가를 만들어내기 위한 모델의 가장 기본으로서 사용하기 때문에, 우리의 관점에서 각별하게 흥미롭다. 이러한 로봇을 조정하기 위하여 필수적인 복잡한 컴퓨터 알고리즘은 인간 동작의 신경-기전에 대한 유용한 정보도 제공할 것이다.

기능적인 인간 (The functional human)

장력통합성 모델의 진정한 중요성은 그것들이 신체의 모든 부분들이 하나의 완전하게 기능하는 단위로서 통합될 수 있는 방법을 단순하고 명료하게 보여준다는 것 그리고 그것들이 이것을 놀라울만치 생명-유사한 방식에서 시행한다는 것이다. 컴퓨터로 계산된 모델과 실생활 동작의 시뮬레이션은 당연하게 나아가야 할 길이겠지만 균형잡힌 에너지 그물망과 그것들을 함께 묶어주는 보이지 않는 힘의 발현으로서 살아있는 구조를 가시화하도록 우리를 도와주는 그것들 내부의 힘을 모델화하는 것은 여전히 기본적인 기하학적 모양, 그리고 벡터 시스템이 사용된다 (de Jong, 2011).

보이지 않는 코어 (The unseen core)

생체역학에서 장력통합성 관점은 고전적인 역학의 인간이 만든 속박을 일거에 쓸어버리며 생물학을 그 중심부터 재확립해주는 모델이다. 정상의 뼈들이 지속적으로 변화하는 위치를 보유한 복잡한 나사선의 축 주위에서 움직인다는 것 (Standring, 2005, 110쪽) 그리고 관절을 둘러싸는 물렁조직의 특수한 배열에 의하여 유도된다는 것을 (Valero-Cuevas와 동료, 2009; Levin & Martin, 2012; Scarr, 2012) 알고 있다.

생체장력통합성 시스템은 다중의 수직계층적 수준들이 세포 수준의 세포골격 안의 분자들로부터 전체의 유기체까지 하나의 완전한 기능적인 단위로 통합될 수 있도록 만들며 외부의 힘의 영향에 대하여 지극히 잘 회복하는 순응적이며 유연한 구조를 형성한다. 끊임없는 긴장력의 그물망은 뼈와 다른 조직 구획요소들의 불연속적인 압박력에 의하여 균형을 이루고 있으며, 이러한 힘의 선천적인 분리는 각각의 '구성요소'들이 그것이 반드시 수용해야 하는 그 하중에 대하여 최적화될 수 있다는 것을 의미하며; 이것은 그것들을 무게에서 가볍고 물질적으로는 매우 효율적인 것 모두로 만들게 된다. 장력통합성 구조형성은 안정적인 평형의 위치에서 자동적으로 균형을 이루며, 그 구조 자체의 내부로 만들어지는 일종의 에너지 효율적인 조절전략을 만들어내며 구조적인 항상성에 기여한다 (Silva와 동료, 2010). 당연히 자연이 그러한 기전을 선택하지 않겠는가?

생체장력통합성은 우리가 전혀 배우지 못했던 생명의 진실을 밝혀주며 인간 신체의 작용에서 새로운 통찰력을 제공한다. 그러한 지식의 적용은 훨씬 영향력이 큰 결과를 반드시 보유해야 한다. Paracelsus (1493-1541)가 "그저 외면만 살펴보는 것은 어리석은 이들의 방식이지만, 내부의 통찰력은 물리학자에게 속하는 비법이다" (Waite,A.E ed. 1894)라고 말했던 것처럼, 기하학의 이면에 숨겨진 살아있는 유기체의 구조적인 에너지학과 역학의 더 깊은 이해에 대한 핵심내용을 보유한 생물학에 관심을 갖은 모든 사람들에게 속하는 비밀인 것이다.

생체장력통합성: 생명에 관한 기능적인 기반

(Biotensegrity: the functional basis of life)

현대 해부학은 모든 다른 구체안에서 대적할 상대가 없는 지식의 실체를 쌓아왔다. 이것은 오늘날의 사고에 따라서 구조를 분류했으며 가장 최신의 기술발달과 함께 그것들의 기능을 이해하도록 추구해왔다. 시대가 발전하면 그 명칭과 감지된 기능은 소개되었던 새로운 관점들과 함께 달라졌지만, 이러한 내용들이 받아들여지기 위해서 시간이 필요하며 오랜 지식과 함께한 생각들은 흔히 변화에 저항한다. 시대에 뒤쳐진 '근육골격의' 이원성은 그것들이 뼈를, 근육을 그리고 결합조직은 하나의 완전한 기능적인 단위로 이어주기 때문에 중배엽운동학적 (mesokinetic) 시스템이라는 새로운 명칭으로 대체된 그러한 실체인 것이며; 그리고 생체장력통합성은 그것들이 이것을 수행할 수 있는 그 방법의 기전을 설명한다. 해부학은 여전히 변하지 않았지만 그것에 대한 우리의 이해는 이제 달라졌다.

이 책은 해부학에 관한 내용이며: 즉, 살아있는 형태와 구조의 연구이며; 운동학: 동작의 기하학이고; 그것들을 통합하는 지배적인 원리로 존재하는 생체장력통합성과 함께 에너지학이다. 생물학적 장력통합성은 수 세기 동안 생체역학을 지배했던 귀납적인 방법들 보다는 우선, 물리학의 법칙을 기반으로 하고; 개별적인 분자, 세포, 조직 그리고 유기체 등의 구조와 행태가 반드시 그렇게 동일한 법칙으로부터 결과한다는 것을 알고 있다.

단순한 분자와 복잡한 구조 모두는 순수한 에너지의 상호작용으로부터 결과하며, 비록 특정한 구조형성이 지배적일지라도, 그것들은 자연에 의하여 특수하게 선택된 것이라기보다는 그것의 단순함, 효율성 그리고 안정성이 그것들을 선호하기 때문이다.

모든 유기체의 생존은 분자로부터 전체 중배엽운동학적 시스템까지 그것의 모든 부분들의 확실성에 의존하며 - 그 자체를 수백만 년에 걸쳐서 다듬어 온 배열인 것이다. 자연의 진정한 아름다움은 그것이 아주 작은 노력으로 아주 많은 것을 할 수 있다는 것이다!

장력통합성 모델을 만들기 (Making tensegrity models)

장력통합성 모델은 (원리에서) 단순하지만 그것을 만드는 방법과 수많은 상이한 형태가 존재하며, 비록 컴퓨터가 장래의 연구를 이끌어갈지라도 생체장력통합성이란 것이 대체 무엇인가에 대한 '느낌'을 정말로 제공하는 것은 여전히 버팀목-와-당김줄의 모델인 것이다. 당연하게 필요한 유일한 것은 압박력의 버팀목, 당김력의 끈 그리고 그것들을 함께 이어주기 위한 방법이겠지만, 조금 더 매력적인 것을 만들고자 할 때 그 과정은 조금 더 복잡해질 수 있다.

각별하게 가벼운 나무젓가락과 고무줄을 사용한다면, 손바닥 크기의 모델이 더욱 쉬울 것이며, 시작하기 위해서 필요한 유일한 도구는 가위, 작은 톱 그리고 약간의 강력접착제가 되며; 아마도 안전 안경이 필요할 것이다. 지금까지 내가 사용했던 최고의 재료는 3-10mm의 나무젓가락 (케밥 젓가락 또는 수공예 부품)과 내부에서 약간의 늘어남이 있는 1mm의 코드 (구슬 목걸이와 보석 부품), 약간의 작은 고무줄 등도 필요할 것이며; 그렇지만 본질적으로 근처의 무엇이든 상관없다.

만들기 (Construction)

만들어 볼 가장 유용한 모델은 장력통합성-이십면체이며 그것이 모든 기본적인 원리를 쉽게 설명해주기 때문이다 (그림 A.1). 여섯 개의 버팀목으로 쓸 젓가락을 선택한 뒤 각각의 그 끝부분에 톱을 사용해서 네모난 홈을 만든다. 그 코드가 이러한 홈 안으로 지나가도록 당겨질 것이며, 그 코드가 홈안에서 안정적으로 붙어있도록 강력접착제로 고정한다. 그림 A.2는 이것의 만들기 단계들을 보여준다.

그림 A.1
장력통합성-이십면체

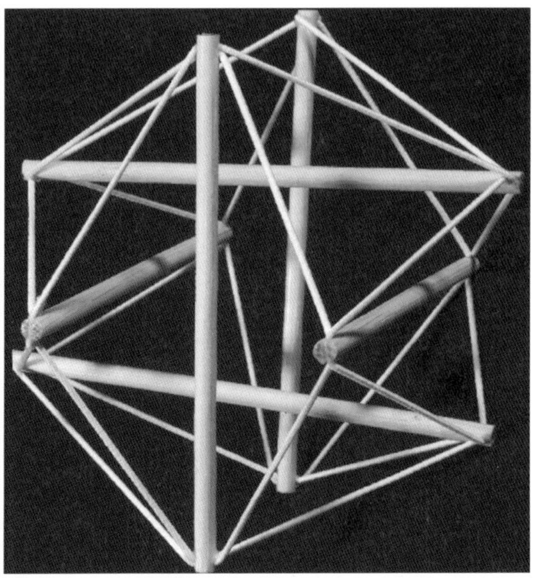

1부 (Part 1)

1. 먼저, 두 개의 버팀목을 갖고 한 쌍으로 함께 유지될 수 있도록 그것들의 양 끝부분 중 한쪽을 고무줄로 감아준다. 또 다른 버팀목들로 그렇게 만든다 (그림 A.2a).
2. 버팀목의 한 쌍을 사용해서, 묶지 않은 쪽 끝부분을 벌리며 그 벌린 사이로 두 번째 버팀목 쌍을 끼워 넣고, 그 첫 번째 쌍의 다른 쪽 끝부분을 고무줄로 묶어준다 (그림 A.2b).
3. 이번에는 버팀목 세 번째 쌍을 들고 그것들의 묶지 않은 끝부분을 벌려주며 그 개별 버팀목 각각을 첫 번째 쌍의 바깥쪽 공간 (그림 A.2c) 안으로 끼워넣으며 이제 고무줄을 사용해서 말단부를 묶어준다 (그림 A.2d).

당신은 그 모델이 이제 그것들 각각의 사이에서 공간이 만들어진 평행한 버팀목들의 세 쌍을 형성한다는 것을 알게 될 것이며, 들려져 있는 것들 모두는 당김줄로 함께 그것들을 이어준다.

2부 (Part 2)

4. 먼저, 코드 한 줄을 선택해서 버팀목의 1.2배 정도의 길이로 고리를 형성하도록 끝부분을 묶어준다 (그림 A.2e). 이러한 과정을 반복해서 이젠 여섯 개의 고리가 만들어지도록 한다. 조금 큰 고무줄이 더 편할 수 있겠지만 그것들은 오래 지속되지 못한다.
5. 코드를 약간 잡아 당겨서 버팀목 끝의 홈에 걸어주며, 이어서 고리의 각 부분이 다른 쌍의 버팀목의 각각의 홈에 걸치도록 고리의 중간부분을 걸어주며, 마지막으로 본래의 버팀목 쌍의 다른 쪽 끝부분에서 홈에 이어준다 (그림 A.2f).

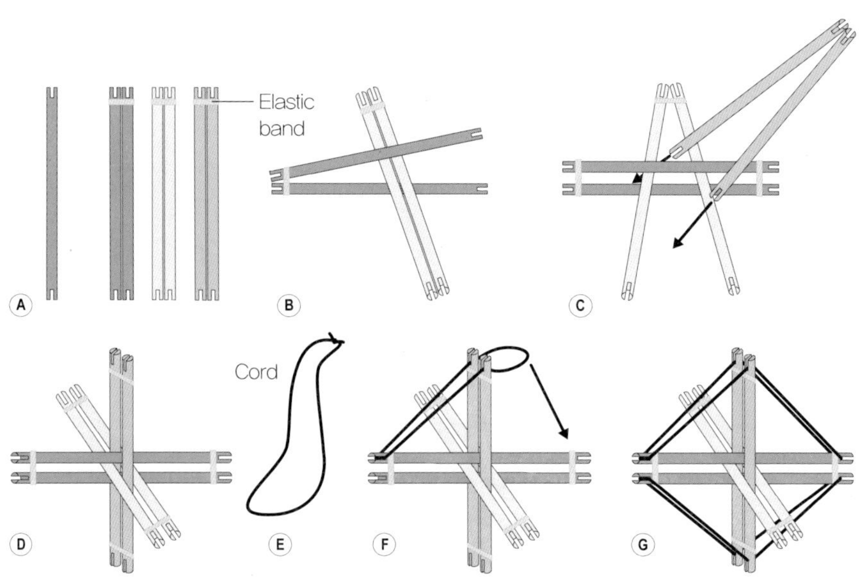

그림 A.2
장력통합성–이십면체의 만들기를 위한 단계 (Jon Chui[Erickson]의 진행과정을 바탕으로 한)

6. 각 버팀목의 홈마다 두 개의 코드가 즉, 두 개의 당김줄이 각각의 측면으로 걸어주도록 끝나도록 5번 단계를 반복해준다 (그림 A.2g).
7. 이제 남은 단계로는 가위로 조심스럽게 처음 두 버팀목을 묶어준 고무줄을 잘라주는 것이며 장력통합성-이십면체가 이제 최종적인 모델로 벌려질 것이다 (그림 A.1). 마지막으로, 그것들이 길이에서 균형을 이룰 수 있도록 모든 당김줄 길이를 조절하며 각 매듭 (홈에서)마다 강력접착제로 고정해준다.

실험하기 (Experimenting)

Danièle-Claud Martin (2012) 역시 이러한 모델을 만들기 위한 다른 방식을 설명했다. 당신이 확실하게 이러한 당김줄과 버팀목의 특정한 배열에 익숙해졌을 때, 순서대로 각각의 마디를 이어주는 코드의 한 줄로도 동일한 결과를 성취할 것이다 (그리고 비록 시작하는 것에서 어려울지라도, 전반적으로 훨씬 빠르다). 당신이 장력통합성-이십면체를 만들 수 있다면, 무한한 수의 모델들도 가능해질 것이며 생물학을 이해하는 새로운 착상과 방식을 자극할 것이다. 즐겁게 지내시길!

All photos and illustrations by Graham Scarr with the exception of the following:

Figure 1.2
OBMOKhU exhibition, 1921, Moscow. Public domain; reproduced from Gough, M. 2005. *The artist as producer: Russian constructivism in revolution*. University of California Press.

Figure 1.3
Spatial construction by Karl Ioganson 1920-1921. Public domain; copy from ViacheslavKoleichuk asreproduced in Gough, M. 2005. *The artist as producer: Russian constructivism in revolution*. University of California Press.

Figure 1.4
Superstar by Kenneth Snelson. Stephen M. Levin collection; photo © Graham Scarr.

Figure 1.8
Montreal Biosphere. Reproduced from © D.-C. Martin: Biotensegrity, KIENER, Munich 2014, with permission.

Figure 2.1
Triangulated hexagons. © Rory James – Dark-Light Photography 2013.

Figure 2.3a
Hexagonal basalts, Giant's Causeway, Northern Ireland. Reproduced from © Chmee2,http://en.wikipedia.org/wiki/Giant%27s_Causeway. Licensed under the Creative Commons Attribution 3.0 Unported (http://creativecommons.org/licenses/by/3.0/deed.en) license.

Figure 2.7
Tetrahedra. © Rory James – Dark-Light Photography 2013.

Figure 2.10
Tetrahedra with octahedra. © Rory James – Dark-Light Photography 2013.

Figure 2.11a,b
Octahedra. © Rory James – Dark-Light Photography 2013.

Figure 2.12
Octet truss. © Rory James – Dark-Light Photography 2013.

Figure 2.13a
Cube lattice. © Rory James – Dark-Light Photography 2013.

Figure 2.13b
Pyrite crystals. DonEdwards collection; photo © Graham Scarr.

Figure 2.14
Cuboctahedra. © Rory James – Dark-Light Photography 2013.

Figure 2.15
Icosahedra. © Rory James – Dark-Light Photography 2013.

Figure 2.16a
Human sapoviruses. Reproduced from © GrahamColm,http://en.wikipedia.org/wiki/Sapovirus. Licensed under the Creative Commons Attribution 3.0 Unported(http://creativecommons.org/licenses/by/3.0/deed.en) license.

Figure 2.16b
Circogonia icosahedra. Public domain; reproduced from Haeckel, E. 1887. Report on the scientific results of the voyage of H.M.S. Challenger during the years 1873-76; Zoology - volume XVIII. *Her Majesty's Stationary Office*.

Figure 2.16c
Clathrin. Reproduced from © Phoebus87,http://en.wikipedia.org/wiki/Clathrin. Licensed under the Creative Commons Attribution 3.0 Unported (http://creativecommons.org/licenses/by-sa/3.0/deed.en) license.

Figure 2.17b
Morning Glory pollen (Ipomoea purpurea). Public domain; reproduced from Dartmouth electron microscope facility, http://en.wikipedia.org/wiki/Pollen.

Figure 2.18
Jitterbug. © Rory James – Dark-Light Photography 2013.

Figure 2.19
Jitterbug (lattices). © Rory James – Dark-Light Photography 2013.

Figure 3.1
Tensegrity prisms. © Rory James – Dark-Light Photography 2013.

Figure 3.2
Tensegrity helix. © Rory James – Dark-Light Photography 2013.

Figure 3.3b
Tensegrity icosahedron. © Rory James – Dark-Light Photography 2013.

Figure 3.4
Tensegrity icosahedron with 'tension triangles'. © Rory James – Dark-Light Photography 2013.

Figure 3.5a
12-strut tensegrity sphere.© Marcelo Pars,http://www.tensegriteit.nl with permission.

Figure 3.5b
30-strut tensegrity icosahedron. © Rory James – Dark-Light Photography 2013.

Figure 3.6
Tensegrity icosahedra stretch/compression. © Rory James – Dark-Light Photography 2013.

Figure 3.7a,b
Tensegrity icosahedron hierarchies. © Rory James – Dark-Light Photography 2013.

Figure 3.8
Muscle hierarchy. Reproduced with modifications from *Journal of Bodywork and Movement Therapies* 14(4), Scarr, G., Simple geometry in complex organisms, pp. 424-44., © (2010), with permission from Elsevier.

Figure 3.10
Tensegrity models of the human spine and leg.© T. Flemons 2006, with permission. http://www.intensiondesigns.com/

Figure 4.8a
Strandbeest by Theo Jansen. © Theo Jansen, with permission.

Figure 4.8b
Strandbeest model. Theo Jansen collection;photo © Graham Scarr.

Figure 4.9a
4-bar tensegrity hierarchy. © Rory James – Dark-Light Photography 2013.

Figure 4.9b
T-icosahedron kinematics. © Rory James – Dark-Light Photography 2013.

Figure 5.1
Bovine pulmonary artery endothelial cells. Public domain; reproduced fromhttp://en.wikipedia.org/wiki/Cytoskeleton.

Figure 5.2
Tensegrity icosahedron with nucleus. © Rory James – Dark-Light Photography 2013.

Figure 5.6
Cell movement. Reproduced from *International Review of Cytology* 150, Ingber, D.E., Dike, L., Hansen, L., Karp, S., Liley, H., Maniotis, A., McNamee, H., Mooney, D., Plopper, G., Sims, J. and Wang, N. Cellular tensegrity: exploring how mechanical changes in the cytoskeleton regulate cell growth, migration and tissue pattern during morphogenesis, pp. 173-224., © (1994) with permission from Elsevier.

Figure 6.1a,c,d
Tetrahedron and T6-helix. © Rory James – Dark-Light Photography 2013.

Figure 6.5a
Geodesic forms in cytoskeleton. Reproduced with permission from © Donald E. Ingber.http://www.scholarpedia.org/article/Tensegrity.

Figure 6.7
Collagen hierarchy. Reproduced with modifications from *Journal of Bodywork and Movement Therapies* 14(4), Scarr, G., Simple geometry in complex organisms, pp. 424-44., © (2010), with permission from Elsevier.

Figure 6.9
Tube bending. © Rory James – Dark-Light Photography 2013.

Figure 6.13b
Pangolin. Reproduced from *International Journal of Osteopathic Medicine* 16, Scarr, G., Palpatory phenomena in the limbs: a proposed mechanism, pp. 114-120., © (2013), with permission from Elsevier.

Figure 7.1a
Human skeleton. Public domain; reproduced from *De Humani Corpora Fabrica*, Vesalius, A. 1543;U.S. National Library of Medicine, Bethesda, Maryland.

Figure 7.1b
Lever drawings. Public domain; reproduced from *De Motu Animalium*, Borelli, G.A, 1680; U.S. National Library of Medicine, Bethesda, Maryland.

Figure 7.6
Trampoline Club du Dauphiné: Éleonore Lachaud and Clara Guinard performing in 2007. Reproduced from ©Trampoline club Dauphine,http://en.wikipedia.org/wiki/Gymnastics.Licensed under the Creative Commons Attribution-Share Alike 3.0 Unported (http://creativecommons.org/licenses/by-sa/3.0/deed.en) license.

Figure 7.8
Arthroscopic views of the knee. Reproduced with modifications from http://www.biotensegrity.com/in_vivio_observation_of_knee_joints.php with permission from © Stephen M. Levin.

Figure 7.11
Tensegrity elbow model. Reproduced from *International Journal of Osteopathic Medicine* 15, Scarr, G., A consideration of the elbow as a tensegrity structure, pp. 53-65., © (2012), with permission from Elsevier.

Figure 8.9
Parabronchi. Reproduced from *Respiratory Physiology and Neurobiology* 155(1), Maina, J.N., Spectacularly robust! Tensegrity principle explains the mechanical strength of the avian lung, pp. 1-10., © (2007) with permission from Elsevier.

Figure 9.6
Curved-strut tensegrity hierarchy. © Rory James – Dark-Light Photography 2013.

Figure 9.7
Curved-strut tensegrity. © Rory James – Dark-Light Photography 2013.

Figure 10.14b
T-12 prism. © Rory James – Dark-Light Photography 2013.

Figure 10.14c
Tensegrity model. © Rory James – Dark-Light Photography 2013.

Figure 10.16a
Klein bottle drawing. Reproduced from © Tttrung, http://en.wikipedia.org/wiki/Klein_bottle.Licensed under the Creative Commons Attribution-Share Alike 3.0 Unported (http://creativecommons.org/licenses/by-sa/3.0/deed.en) license.

Figure 10.16b
Tensegrity Klein bottle. © Rory James – Dark-Light Photography 2013.

Figure 11.4
Leosvel and Diosmani Cuban artists and the Chinese Pole, Grenoble, 2011. Reproduced from © Ludovic Péron, http://en.wikipedia.org/wiki/Chinese_pole. Licensed under the Creative Commons Attribution 3.0 Unported(http://creativecommons.org/licenses/by-sa/3.0/deed.en) license.

Figure 12.3
Romanesque cauliflower. Reproduced from © AVM,http://en.wikipedia.org/wiki/Cauliflower. Licensed under the Creative Commons Attribution 3.0 Unported (http://creativecommons.org/licenses/by-sa/3.0/deed.en) license.

Figure 12.4
Bouncing tensegrity sphere. © Gerald de Jong 2014.

Figure 12.5
Tetraspine. © 2013 IEEE.Reprinted, with permission, from Tietz, B.R., Carnahan, R.W., Bachmann, R.J., Quinn, R.D. and SunSpiral, V. Tetraspine: robust terrain handling on a tensegrity robot using central pattern generators. *IEEE/ASME International Conference on Advanced Intelligent Mechatronics (AIM)* Wollongong, Australia.

Figure 12.6
Super Ball Bot. NASA Ames/Eric James. Research performed by Vytas SunSpiral, Adrian Agogino, and George Gorospe of NASA Ames, in the Dynamic Tensegrity Robotics Lab; Jonathan Bruce of UC Santa Cruz; Drew Sabelhaus and Alice Agogino of UC Berkeley; Atil Iscen of Oregon State University; George Korbel, Sophie Milam, Kyle Morse, and David Atkinson of the University of Idaho; and the model built by Ken Caluwaerts of Ghent University.

Figure A.1
Tensegrity icosahedron. © Rory James – Dark-Light Photography 2013.

벌림 (Abduction)
팔이나 다리가 몸의 측면에서부터 바깥으로 움직이는 동작

액틴 (Actin)
미세섬유라고 불리는 긴 섬유 (f-액틴)으로 중합할 수 있는 하나의 둥근 단백질 (g-액틴).

액틴 다발 (Actin bundle)
압박력을 견디는 것이 가능한 나란하게 깔린 액틴 미세섬유의 집단

액토미오신 운동원 (Actomyosin motors)
세포골격 내부에서 당기는 힘을 조절하는 액틴과 미오신 단백질의 한 가지 조합

유착성 분자 (Adhesion molecule)
세포내부의 세포골격을 세포외부의 기질과 인접한 세포들로 이어주는 세포막을 통과하는 단백질

주동근 (Agonist)
어떤 특정한 움직임을 유발하도록 다른 근육들과 조합해서 수축하는 하나의 근육

알파 나사선 (Alpha helix)
다중단백질 사슬이 수소결합에 의하여 안정화되는 나선형의 감킴의 한 가지 특정한 형태

폐포 (Alveolus)
단일한 세포와 기저막에 의하여 둘러싸고 있는 모세혈관으로부터 분리되는 포유류의 폐안에 들어있는 최종적인 공기의 세포

아미노산 (Amino acid)
단백질의 스물-네 개의 '구성 소재' 중 하나

Amman 연결선 (Amman lines)
펜로스 타일링의 표면을 가로지르는 선들의 배열은 피보나치 수열에 연관되는 간격확보에 의하여 분리되며 그 패턴이 준-주기적인 것을 확인한다.

문합 (Anastomosis)
혈관이나 신경의 상호연결된 그물망

팔꿈치근 (Anconeus)
위팔뼈와 자뼈 사이의 간격 형성을 유지하는 역할을 수행하는 것으로 생각되는 근육

앙키린 (Ankyrin)
아래놓인 세포막으로 스펙트린의 부착을 중계하는 부착의 단백질의 일족

길항근 (Antagonist)
그 수축이 또 다른 근육에 대하여 '반대' 방향에서 움직임을 유발하는 근육

안티프리즘 (Antiprism)
삼각형 표면에 의하여 연결된 두 개의 유사하고 평행한 다각형으로 이루어진 다면체

위쪽의 둥근천장 (Apical dome)
라멜로포디움의 형성 바로 뒤에서 한 세포의 부어오른 부분

널힘줄 (Aponeurosis)
근육을 다른 해부학적 구조물로 이어주는 껍질-비슷한 근막성 확장부

세포자멸사 (Apoptosis)
프로그램 된 세포의 사망

관절 (Articulation)
두 개의 뼈 사이의 움직일 수 있는 연결부

기저막 (Basement membrane)
상피세포 아래에 놓여있는 세포-이외 기질의 특수화된 형태

꺽임 (Buckling)
어떤 물질의 형태가 바뀌는 굽힘이나 비틀림의 결과

버키볼 (Buckyball)
잘라진 이십면체로서 배열된 60개 탄소원자로 이루어진 공모양의 한 분자

캐더린스 (Cadherins)
인접한 세포를 연결하는 여러 상이한 연결요소들 중 하나

관절주머니 (Capsule)
윤활관절을 둘러싸는 섬유성 결합조직

세포 피질 (Cell cortex)
세포막의 바로 아래 놓인 세포골격의 그 부분

두족류동물 (Cephalopod)
좌우대칭의 연체동물의 종류, 예, 앵무조개와 오징어

작은뇌 (Cerebellum)
척추동물에서 움직임의 조절에 관여하는 뒤쪽 뇌의 한 부분

우세나사선 (chirality)
왼쪽 또는 오른쪽 방향의 꼬임

연골세포 (Chondrocyte)
연골의 세포

휘감킨-코일 (Coiled-coil)
나사선 감킴의 두 번째-순서

공유결합 (Covalent Bonding)
두 개의 원자가 자체의 핵과 주변 전자들의

상호작용에 의하여 함께 붙어있는 화학결합

2량체 (Dimer)
두 개의 소단위에 의해 형성된 특정 분자형태

말단의 (Distal)
몸으로부터 가장 멀리 떨어진 사지 안의 특정 부위의 지칭

세포-외부의 기질 (Extra-cellular matrix)
세포를 둘러싸고 기저막과 사이질을 포함하는 섬유성 기질; 이것은 결합조직의 한 가지 정의하는 특성이다

바깥뇌척수막 (Ectomeninx)
배아의 척추뇌를 둘러싸는 중배엽성 조직의 층 그리고 거기에서 막성 뼈, 경막 그리고 골막이 파생된다

엘라스틴 (Elastin)
조직이 비틀림 후 자체의 평상시 모양으로 복귀하는 것을 허용하는 많은 결합조직들 내의 특정 단백질

배아발생 (Embryogenesis)
배아의 형성을 이끌어가는 과정

근육섬유막 (Endomysium)
개별 근육섬유를 둘러싸며 덮어주는 근육내부의 결합조직

내부골격 (Endoskeleton)
내부 골격의 받침 체계, 척추동물에서 연골과 뼈

효소 (Enzyme)
특정한 화학반응의 작용을 증가시키는 촉매성 단백질

근유바깥막 (Epimysium)
근육을 둘러싸는 단단한 근막성 결합조직. 이것은 근육내부의 근육다발막과 이어지며 근육-사이의 그리고 근육-외부의 근막을 둘러싼다

상피-간엽의-변형 (Epithelial-mesenchymal-transition)
상피세포가 자체의 극성과 다른 세포로의 유착을 상실하는 그리고 간엽세포가 되도록 이동 및 침범의 특성을 회복하는 과정

상피 (Epithelium)
아래 놓인 기저막으로 고정된 세포의 배열로 특정지어진 조직의 형태; 이것은 공간의 안쪽표면을 덮어주는 경향이 있다

진핵생물 (Eukaryote)
막성의 세포핵 껍질로 둘러싸인 핵을 담고 있는 세포의 그리고 많은 세포질 소기관을 보유한 높은 수준의 유기체; 박테리아와 녹색-해조류와 같은 전핵생물과 비교해서

외골격 (Exoskeleton)
바깥의 골격성 지지 시스템 예, 곤충의 키틴

폄근 (Extensor)
관절 각도를 180° 방향으로 증가시키는 근육

다발 (Fascicle)
섬유의 한 묶음

넙다리뼈-반달연골 (Femoro-meniscal)
넙다리뼈와 반달연골 사이의 관절

넙다리뼈 (Femur)
허벅지의 뼈

섬유소 (Fibril)
작은 크기의 섬유

섬유발생 (Fibrillogenesis)
섬유소로부터 구조의 형성

화이브로넥틴 (Fibronectin)
세포막 안의 인테그린과 함께 콜라겐을 연결해주는 세포외부의 기질 내부의 복합 단백질

실모양가짜다리 (Filopodia)
일부 세포들의 표면으로부터 생기는 실모양 돌기

굽힘근 (Flexor)
두 뼈 사이 각도를 0도로 줄여주는 성향의 근육

프랙탈 (Fractal)
생물학적 구조물에서 상이한 크기 단위로 나타나는 자가-유사성 패턴에 흔히 비교되는 1과 2, 또는 2와 3 등의 사이의 차원을 갖는 수학적 구성

자유-물체 분석 (Free-body analysis)
기하학에서 힘 벡터의 복잡함을 처리할 수 있는 최소량으로 단순화시키는 기하학적 분석

도수 (Frequency)
단순함과 복잡한 사이에서 관계를 이해하도록 Buckminster Fuller에 의하여 사용된 것과 같은 확장하는 에너지 수준의 표현

플러린 (Fullerene)
Buckminster Fuller에 의하여 묘사된 듯, 측지선의 둥근천장처럼 모양을 이룬 탄소원자를 갖는 분자

관절오목-위팔뼈 (Gleno-humeral)
어깨뼈 (날개뼈)와 위팔뼈 사이의 관절

관절오목 (Glenoid)
위팔뼈와 관절하는 어깨뼈의 한 부분

글리신 (Glycine)
아미노산의 가작 작은 것이며 키랄의 대립부분을

보유하지 않은 유일한 것

당분해 (Glycolysis)
에너지를 만들도록 당분해에 관여된 반응의 과정

위팔뼈 머리 (Humeral head)
어깨관절의 한 부분을 이루는 팔뼈의 맨 위쪽

위팔뼈 (Humerus)
팔 뼈

친수성의 (Hydrophilic)
물로 끌리는 성질의

궁둥뼈 (Ischium)
골반의 부분을 형성하는 양측의 '앉는' 뼈의 하나

엉덩뼈능선 (Iliac crest)
골반의 부분을 형성하는 양측 궁둥뼈의 윗 부분

깔때기 (Infundibulum)
조류의 폐 안에서 심방과 교환의 조직 사이에서 깔때기-모양의 입구

층판 (Lamellae)
달라지는 특성을 보유하는 얇은 막

층판가짜다리 (Lamellipodia)
세포로부터 외부로 이어지는 일종의 돌출부

액체 결정 (Liquid crystal)
특정한 조건 하에서 규칙적 구조를 형성하는 액체 또는 물렁조직 (준-결정)

멘델의 법칙 (Mendelian rules)
한 유기체의 유전적인 특징을 결정하는 Gregor Mendel에 의하여 발견된 법칙의 체계

반달연골 (Meniscus)
무릎 안에서 보이는 비교적 느슨한 연골 껍질

메신저 RNA (Messenger RNA)
DNA로부터 단백질 안으로 전사되도록 정보를 전달하는 리보핵산의 한 형태

추상적인 (형이상학의, Metaphysical)
물리적 영역으로 간접적으로 연결된 개념상의 실체

미셀 (Micelles)
대체로 구체 형태로 모이는 분자의 모임

미토젠 (Mitogen)
한 세포내부에서 특정한 반응에서 변화를 자극하는 화학적 요소

메비우스의 띠 (Möebius strip)
띠의 한 끝을 비틀어서 다른 쪽 끝과 이어줌에 의하여 만들어진 한-면의 표면

근육섬유모세포 (Myofibroblast)
세포외 기질 내부 긴장력을 발생시키는 중간엽 세포

나노섬유 (Nanofibril)
나노단위 (10^{-6}미터)의 아주 작은 섬유

나노-구조 (Nano-structure)
나노단위 (10^{-6}미터)의 구조물

척삭 (Notochord)
척주에 대한 배아의 전구물질

모든방향의 (Omni-directional)
구체 주변의 모든 방향에서 발생하는

뼈모세포 (Osteoblast)
뼈의 형성에 관여된 중간엽 세포

무릎뼈 (Patella)
무릎 앞에서 보이는 종자골, 무릎 뚜껑

무릎뼈-넙다리뼈의 (Patello-femoral)
넙다리뼈와 무릎 뚜껑뼈 사이의 부위

펜로즈 타일링 (Penrose tiling)
어느 방향에서도 절대로 그 자체를 정확하게 반복하지 않는 5겹의 대칭성을 보유한 Roger Penrose에 의하여 발견된 타일 깔기의 한 형태

오량체 (Pentamer)
다섯 개의 미세단위로 이루어진 한 분자

연골막뼈 고리의 세포 (Perichondrial cell)
발달중인 연골을 둘러싸는 세포들

근육다발막 (Perimysium)
근육섬유의 다발이나 속을 둘러싸는 결합조직, 바깥의 근육바깥막과 힘줄로 근육섬유 수축의 힘을 전달한다.

뼈막 (Periosteum)
뼈의 표면을 덮고 있는 콜라겐 섬유의 단단한 층이며 매우 통증에 민감하다

중합작용 (Polymerisation)
보다 작은 크기의 입자를 긴 미세섬유나 소관으로 이어줌

사전-스트레스 (Pre-stress)
살아있는 조직 내부에서 보이는 내인성 긴장도

고유감각수용 (Proprioception)
힘, 모양 및 위치에서 변화를 감지하는 감각장치

프로테오글리칸 (Proteoglycan)
세포외 기질 안의 콜라겐과 연관된 복합 분자

몸쪽의 (Proximal)
몸통 쪽으로 보다 가까운 사지 부위의 지칭

두덩뼈 (Pubis)
골반의 전면에서 두 개의 두덩뼈 사이의 결합

넙다리네갈래근 (Quadriceps)
넙다리의 전면을 덮고 있는 네 개의 근육

엉치-엉덩뼈 (Sacro-ilium)
골반의 엉덩뼈에 바로 이웃한 엉치뼈의 양 측면

엉치-가시인대 (Sacro-spinous ligaments)
엉치뼈와 엉덩뼈 사이의 단단한 결합조직

엉치-결절간 인대 (Sacro-tuberous ligament)
궁둥뼈 결절과 엉치뼈 사이의 단단한 결합조직

어깨뼈 (Scapula)
날개뼈

톱니모양화 (Serration)
톱니 모양과 비슷한

종자뼈 (Sesamoid bone)
힘줄 또는 기타 치밀한 결합조직 안에 박혀있는 뼈

전단적 (엇갈림) 스트레스 (Shear stress)
서로가 나란하지만 방향에서 반대로 주행하는 두 개의 힘 벡터의 결과

신호발생의 연쇄작용 (Signalling cascade)
서로 연결된 분자의 연쇄상을 통해서 먼쪽의 분자에서 반응을 자극하는 한 분자에서의 활동성의 변화

줄기세포 (Stem cell)
상이한 세포 종류의 다양성을 발생시킬 수 있는 분화되지 않은 세포

복장-빗장뼈 관절 (Sterno-clavicular joint)
복장뼈 (가슴뼈)와 빗장뼈 (쇄골) 사이의 부위

입체적 밀쳐냄 (Steric repulsion)
다른 분자로부터의 특정한 간격을 유지함에서 한 분자 크기의 영향

협력근 (Synergist)
각각 그것 자체의 결과보다 어떤 상이한 결과를 만들도록 함께 작용하는 두 근육의 협동의 효과

윤활관절 (Synovial joint)
서로에 대한 관계에서 위치의 변화를 허용하는 윤활액을 담고있는 일종의 섬유성 관절주머니에 의하여 둘러싸인 두 개의 뼈 사이 부위

사량체 (Tetramer)
네 개의 이어진 부분들로 이루어진 한 분자

등-허리 (Thoraco-lumbar)
가슴우리 (흉곽)와 요추 사이 등의 부위

정강뼈 (Tibia)
무릎 아래에서 가장 큰 뼈

전사 (Transcription)
상이한 패턴으로 하나의 분자패턴의 전환, 예. DNA 암호는 단백질의 결과적인 생산을 위하여 메신저 RNA에 새겨진다

[세포]막 경유 (Transmembrane)
세포막의 양측면 모두에서 활성 장소를 보유한 하나의 분자

횡단의 (Transverse)
장축에 대하여 수평인 또는 직각인 구획

삼량체 (Trimer)
세 개의 소단위로 이루어진 한 분자

도르래 파임 (Trochlear notch)
팔꿈치의 자뼈 부분에서 오목한 함몰부

자뼈 (Ulna)
아래팔에서 뼈의 하나

반데르발스 (Van der Waal)
결정과 분자 사이 약한 (그렇지만 중요한) 핵력

꼭지점 (Vertex)
다면체의 면과 변의 교차 지점

1. Alfaro, M.E., Bolnick, D.I. and Wainwright, P.C. (2004) Evolutionary dynamics of complex biomechanical systems: an example using the four-bar mechanism. *Evolution* 58(3), pp. 495–503.
2. Alippi, A., Biagioni, A., Conclusio, D. and D'Orazio, A. (2010) Nonlinear phenomena in vibrating tensegrity structures. *39th International Congress on Noise Control Engineering 2010: (Internoise, 2010)*. Lisbon, Portugal, 13–15 June. 9, pp. 6831–6836.
3. Andrews, S., Shrive, N. and Ronsky, J. (2011) The shocking truth about meniscus. *Journal of Biomechanics* 44(16), pp. 2737–2740.
4. Atela, P., Golé, C. and Hotton, S. (2002) A dynamical system for plant pattern formation: a rigorous analysis. *Journal of Nonlinear Science* 12, pp. 641–676.
5. Bassnett, S., Missey, H. and Vucemilo, I. (1999) Molecular architecture of the lens fiber cell basal membrane complex. *Journal of Cell Science* 112(13), pp. 2155–2165.
6. Baudriller, H., Maurin, B., Cañadas, P., Montcourrier, P. and Parmeggiani, A. (2006) Form-finding of complex tensegrity structures: application to cell cytoskeleton modelling. *Comptes Rendus Mecanique* 334, pp. 662–668.
7. Benetazzo, L., Bizzego, A., De Caro, R., Frigo, G., Guidolin, D. and Stecco, C. (2011) 3D reconstruction of the crural and thoracolumbar fasciae. *Surgical and Radiologic Anatomy* [Online] 33(10), pp. 855–862. Available at: http://link.springer.com/article/10.1007%2Fs00276-010-0757-7#page-1 [Accessed: 8th March 2014].
8. Biewener, A.A. (1998) Muscle-tendon stresses and elastic energy storage during locomotion in the horse. *Comparative Biochemistry and Physiology Part B* 120(1), pp. 73–87.
9. Blechschmidt, E. (2004) *The ontogenetic basis of human anatomy: a biodynamic approach to development from conception to birth*. North Atlantic Books.
10. Bowick, M.J. and Giomi, L. (2009) Two-dimensional matter: order, curvature and defects. *Advances in Physics* [Online] 58(5), pp. 449–563. http://arxiv.org/abs/0812.3064 [Accessed: 8th March 2014].
11. Brangwynne, C.P., MacKintosh, K.C., Kumar, S., Geisse, N.A., Talbot, J., Mahadevan, L., Parker, K.K., Ingber, D.E. and Weitz, D.A. (2006) Microtubules can bear enhanced compressive loads in living cells because of lateral reinforcement. *Journal of Cell Biology* 173(5), pp. 733–741.
12. Buckberg, G.D. (2002) Basic science review: the helix and the heart. *Journal of Thoracic and Cardiovascular Surgery* 124(5), pp. 863–883.
13. Butcher, J.A. and Lamb, G.W. (1984) The relationship between domes and foams: application of geodesic mathematics to micelles. *Journal of the American Chemistry Society* 106, pp. 1217–1220.
14. Carey, E.J. (1920) Studies in the dynamics of histogenesis: I. Tension of differential growth as a stimulus to myogenesis. *Journal of General Physiology* 2(4), pp. 357–372.
15. Carey, E.J. (1920) Studies in the dynamics of histogenesis: II. Tension of differential growth as a stimulus to myogenesis in the esophagus. *Journal of General Physiology* 3(1), pp. 61–83.
16. Caspar, D.L.D. (1980) Movement and self-control in protein assemblies: quasi-equivalence revisited. *Biophysics Journal* 32(1), pp. 103–133.
17. Castle, T., Evans, M.E., Hyde, S.T., Ramsden, S. and Robins, V. (2012) Trading spaces: building three-dimensional nets from two-dimensional tilings. *Journal of the Royal Society Interface Focus* 2(2), pp. 555–566.
18. Cavalcante, F.S.A., Ito, S., Brewer, K., Sakai, H., Alencar, A.M., Almeida, M.P., Andrade, J.S., Majumdar, A., Ingenito, E.P. and Suki, B. (2005) Mechanical interactions between collagen and proteoglycans: implications for the stability of lung tissue. *Journal of Applied Physiology* 98(2), pp. 672–679.
19. Charvolin, J. and Sadoc, J.F. (2011) A phyllotactic approach to the structure of collagen fibrils. *Biophysical Review Letters* 6(01n02), pp. 13–27.
20. Chen, C.S. and Ingber, D.E. (1999) Tensegrity and mechanoregulation: from skeleton to cytoskeleton. *Osteoarthritis and Cartilage* 7(1), pp. 81–94.
21. Chen, T.J., Wu, C.C., Tang, M.J., Huang, J.S. and Su, F.C. (2010) Complexity of the tensegrity structure for dynamic energy and force distribution of cytoskeleton during cell spreading. *PloS ONE* [Online] 5(12), e14392. Available at: http://www.plosone.org/article/fetchObject.action?uri=info%3Adoi%2F10.1371%2Fjournal.pone.0014392&representation=PDF [Accessed: 8th March 2014].
22. Chouaieb, N., Goriely, A. and Maddocks, J.H. (2006) Helices. *Proceedings of the National Academy of Sciences* 103(25), pp. 9398–9403.
23. Clark, R.B. and Cowey, J.B. (1958) Factors controlling the change of shape of certain nemertean and turbellarian worms. *Journal of Experimental Biology* 35(Dec.), pp. 731–748.
24. Connelly, R. and Back, A. (1998) Mathematics and tensegrity. *American Scientist* 86(2), pp. 42–151.
25. Cretu, S.M. (2009) Tensegrity as a structural framework in life sciences and bioengineering. In: Awrejcewicj J. ed. *Modeling, simulation and control of nonlinear engineering dynamical systems* Springer, pp. 301–311.
26. Cretu, S.M. and Catalina, B.G. (2011) Tensegrity applied to modelling the motion of viruses. *Acta Mechanica Sinica* 27(1), pp. 125–129.
27. Crick, F.H.C. and Watson, J.D. (1956) Structure of small viruses. *Nature* 177(10th March), pp. 473–475.
28. Cummings, C.H. (1994) A tensegrity model for osteopathy in the cranial field. *Journal of the American Association of Osteopathy* (Spring), pp. 9–27.
29. Darwin, C. (1858) *On the origin of species by means of natural selection*. London, John Murray.
30. Davies, E. (2004) Tensegrity: architecture to biomechanics. *The Osteopath* (Oct.), pp. 29–31.
31. Davies, E. (2004) Tensegrity 2: A new model of the structure function relationship. *The Osteopath* (Dec.), pp.41–43.
32. De Jong, G. (2010) Tensegrity sphere falling bouncing. [Online] Available at: http://www.youtube.com/watch?v=-6l3utbJ1M8 [Accessed 8th March 2014].
33. De Jong, G. (2011) Darwin at home. [Online] Available at: https://www.youtube.com/watch?v=_Il-uESToOs [Accessed 21st March 2014].
34. Denton, M.J., Marshall, C.J. and Legge, M. (2002) The protein folds as Platonic forms: new support for the pre-Darwinian conception of evolution by natural law. *Journal of Theoretical Biology* 219, pp. 325–342.
35. Denton, M.J., Dearden, P.K. and Sowerby, S.J. (2003) Physical law *not natural selection* as the major determinant of biological complexity in the subcellular realm: new support for the pre-Darwinian conception of evolution by natural law. *BioSystems* 71, pp. 297–303.
36. De Oliveira, M., Vera, C., Valdez, P., Sharma, Y., Skelton, R. and Sung, L.A. (2010) Nanomechanics of multiple units in the erythrocyte membrane skeletal network. *Annals of Biomedical Engineering* 38(9), pp. 2956–2967.

37. De Santis, G., Lennon. A.B., Verhegghe, B., Verdonck, P. and Prendergast, P.J. (2011) How can cells sense the elasticity of a substrate? An analysis using a cell tensegrity model. *European Cells and Materials Journal* 22(Oct), pp. 202–213.
38. De Varco, B.G. (date unknown) Invisible architecture: the nanoworld of Buckminster Fuller. [Online] Available at: http://members.cruzio.com/~devarco/invisible.htm [Accessed: 8th March 2014].
39. Douady, S. and Couder, Y. (1996) Phyllotaxis as a dynamical self-organizing process; part I: the spiral modes resulting from time-periodic iterations. *Journal of Theoretical Biology* 178, pp. 255–274.
40. Du, N., Liu, X.Y., Narayanan, J., Li, L., Lim, M.L.M. and Li, D. (2006) Design of superior spider silk: from nanostructure to mechanical properties. *Biophysical Journal* 91, pp. 4528–4535.
41. DuFort, C., Maszek, M.J. and Weaver, V.M. (2011) Balancing forces: architectural control of mechanotransduction. *Nature Reviews Molecular Cell Biology* 12(5), pp. 308–319.
42. Eckstein, F., Löhe, F., Hillebrand, S., Bergmann, M., Schulte, E., Milz, S. and Putz, R. (1995a) Morphomechanics of the humero-ulnar joint: I. Joint space width and contact areas as a function of load and flexion angle. *The Anatomical Record* 243(3), pp. 318–326.
43. Eckstein, F., Merz, B., Müller-Gerbl, M., Holzknecht, N., Pleier, M. and Putz, R. (1995b) Morphomechanics of the humero-ulnar joint: II. Concave incongruity determines the distribution of load and subchondral mineralization. *The Anatomical Record* 243(3), pp. 227–335.
44. Edmondson, A.C. (2007) *A Fuller explanation: the synergetic geometry of R. Buckminster Fuller*. Colorado: Emergent World Press.
45. Edwards, S.A., Wagner, J. and Gräter, F. (2012) Dynamic prestress in a globular protein. *PloS ONE* [Online] 8(5), e1002509. Available at: http://www.ploscompbiol.org/article/fetchObject.action?uri=info%3Adoi%2F10.1371%2Fjournal.pcbi.1002509&representation=PDF [Accessed on: 8th March 2014].
46. Emons, A.M. and Mulder, B.M. (1998) The making of the architecture of the plant cell wall: how cells exploit geometry. *Proceedings of the National Academy of Sciences* 95, pp. 7215–7219.
47. Erickson, A. (Online) Available at: www.geoburst.ca [Accessed 16th March 2014].
48. Ernst, B. (1985) *The magic mirror of M.C.Escher*. Norfolk, Tarquin publications.
49. Ethier, C.R. and Simmons, C.A. (2007) *Introductory Biomechanics: from cells to organisms*. Cambridge University Press.
50. Findley, T.W. and Shalwala, M. (2013) Fascia research congress evidence from the 100 year perspective of Andrew Taylor Still. *Journal of Bodywork and Movement Therapies* 17(3), pp. 356–364.
51. Fischer, S., Exner, A., Zielske, K., Perlich, J., Deloudi, S., Steurer, W., Lindner, P. and Förster, S. (2011) Colloidal quasicrystals with 12-fold and 18-fold diffraction symmetry. *Proceedings of the National Academy of Sciences* 108, pp. 1810–1814.
52. Fabre, A. et al. (2013) Influence of body mass on the shape of forelimb in musteloid carnivorans. *Biological Journal of the Linnean Society* 110, pp. 91–103.
53. Flemons, T. (2007) The geometry of tensegrity. [Online] Available at: http://www.intensiondesigns.com/geometry_of_anatomy.html [Accessed 24th March 2014].
54. Flemons, T. (2012) The bones of tensegrity. [Online] Available: http://www.intensiondesigns.com/bones_of_tensegrity.html [Accessed 8th March 2014].
55. Fotin, A., Kirchhausen, T., Grigorieff, N., Harrison, S.C., Walz, T. and Cheng, Y. (2006) Structure determination of clathrin coats to subnanometer resolution by single particle cryo-electron microscopy. *Journal of Structural Biology* 156(3), pp. 453–460.
56. Fratzl, P. ed. (2008) *Collagen: structure and mechanics*. Springer.
57. Fuller, R.B. (1975) *Synergetics, Explorations in the Geometry of Thinking*. Macmillan.
58. Fuller, R.B. (1976) "Synergetics." Exhibition catalog, Cooper Hewitt Museum of Design.[Online] Available at: http://bfi.org/about-fuller/big-ideas/synergetics/tensegrity-geometry-thinking [Accessed 19th March 2014].
59. Gabella, G. (1987) The cross-ply arrangement of collagen fibres in the submucosa of the mammalian small intestine. *Cell and Tissue Research* 248(3), pp. 491–497.
60. Galilei, G. (1638) *Discourses and mathematical demonstrations relating to two new sciences*. Louis Elsevir.
61. Gao, H., Ji, B., Jäger, I.L., Arzt, E. and Fratzl, P. (2003) Materials become insensitive to flaws at nanoscale: lessons from nature. *Proceedings of the National Academy of Sciences* 100(10), pp. 5597–5600.
62. Garcia-Ellis, M., Lluch, A.L., Ferreres, A., Lluch, F.W. and Lhamby, F. (2008) Transverse loaded pronosupination test. *Journal of Hand Surgery* (European Volume) 33E(6), pp. 765–767.
63. Gibson, C.M., Gibson, W.J., Murphy, S.A., Marble, S.J., McCabe, C.H., Trakhia, M.P., Kirtane, A.J., Karha, J., Aroesty, J.M., Giugliano, R.P. and Antman, E.M. (2003) Association of the Fibonacci cascade with the distribution of coronary artery lesions responsible for ST-segment elevation myocardial infarction. *American Journal of Cardiology* 92(Sept), pp. 595–597.
64. Gleik, J. (1997) *Chaos: making a new science*. Vintage.
65. Gordon, J.E. (1978) *Structures or why things don't fall down*. Penguin.
66. Gough, M. (2005) *The artist as producer: Russian constructivism in revolution*. University of California Press.
67. Gracovetsky, S. (1994) On the validity of mathematical modelling of the spine. Letters to the editor. *Clinical Biomechanics* 9(5), pp. 325–326.
68. Guimberteau, J.C. (2005) The sliding mechanics of the subcutaneous structures in man; illustration of a functional unit: the microvacuoles. *Studies of the Académie Nationale de Chirurgie* 4(4), pp. 35–42.
69. Gupta, H.S., Seto, J., Wagermaier, W., Zaslansky, P., Boesecke, P. and Fratzl, P. (2006) Cooperative deformation of mineral and collagen in bone at the nanoscale. *Proceedings of the National Academy of Sciences* 103(47), pp. 17741–17746.
70. Haeckel, E. (1887) Report on the scientific results of the voyage of H.M.S. Challenger during the years 1873–76; Zoology – volume XVIII. *Her Majesty's Stationary Office*.
71. Hameroff, S. and Tuszynski, J. (2004) Quantum states in proteins and protein assemblies: the essence of life? In: Abbott, D. et al., eds. *Fluctuations and Noise in Biological, Biophysical, and Biomedical Systems II* Proceedings of the International Society for optics and photonics (SPIE), 5467, pp. 27–41.
72. Hansen, L., de Zee, M., Rasmussen, J., Anderson, T.B., Wong, C. and Simonsen, E.B. (2006) Anatomy and biomechanics of the back muscles in the lumbar spine with reference to

biomechanical modeling. *Spine* 31(17), pp. 1888–1899.
73. Harris, A.K., Wild, P. and Stopak, D. (1980) Silicone rubber substrata: a new wrinkle in the study of cell locomotion. *Science* 208(April), pp. 177–179.
74. Heartney, E. (2009) *Kenneth Snelson: forces made visible*. Massachusetts, Hard Press Editions.
75. Hebrank, M.R. (1980) Mechanical properties and locomotor functions of eel skin. *Biological Bulletin* 158, pp. 58–68.
76. Hedrick, T.L., Tobalske, B.W., Ros, I.G., Warrick, D.R. and Biewener, A.A. (2012) Morphological and kinematic basis of the hummingbird flight stroke: scaling of flight muscle transmission ratio. *Proceedings of the Royal Society B* [Online] 279, pp. 1986–1992. Available: http://rspb.royalsocietypublishing.org/content/279/1735/1986.full.pdf+html [Accessed on 8th March 2014].
77. Henderson, J.H. and Carter, D.R. (2002) Mechanical induction in limb morphogenesis: the role of growth-generated strains and pressures. *Bone* 31(6), pp. 645–653.
78. Hickman, J. and Humphrey, M. (1988) *Hickman's farriery*. London, J. A. Allen.
79. Hohenschurz-Schmidt, D. (2013) Personal communication.
80. Holzapfel, G.A. (2008) Collagen in arterial walls: biomechanical aspects. In: Fratzl, P. ed. *Collagen: structure and mechanics*. Springer, pp. 285–324.
81. Huang, S. and Ingber, D.E. (1999) The structural and mechanical complexity of cell-growth control. *Nature Cell Biology* 1(Sept), pp. E131–E138.
82. Huijing, P.A. and Baan, G.C. (2003) Myofascial force transmission: muscle relative position and length determine agonist and synergist muscle force. *Journal of Applied Physiology* 94, pp. 1092–1107.
83. Huijing, P.A. and Baan, G.C. (2008) Myofascial force transmission via extramuscular pathways occurs between antagonistic muscles. *Cells Tissues Organs* 188, pp. 400–414.
84. Hukins, D.W.L. and Meakin, J.R. (2000) Relationship between structure and mechanical function of the tissues of the intervertebral joint. *American Zoologist* 40, pp. 42–52.
85. Ingber, D.E. et al. 1981. Role of basal lamina in neoplastic disorganization of tissue architecture. *Proceedings of the National Academy of Sciences* 78(6), pp. 3901–3905.
86. Ingber, D.E. (1993) Cellular tensegrity: defining new rules of biological design that govern the cytoskeleton. *Journal of Cell Science* 104(3), pp. 613–627.
87. Ingber, D.E., Dike, L., Hansen, L., Karp, S., Liley, H., Maniotis, A., McNamee, H., Mooney, D., Plopper, G., Sims, J. and Wang, N. (1994) Cellular tensegrity: exploring how mechanical changes in the cytoskeleton regulate cell growth, migration and tissue pattern during morphogenesis. *International Review of Cytology* 150, pp. 173–224.
88. Ingber, D.E. (1998) The architecture of life. *Scientific American* (Jan), pp. 30–39.
89. Ingber, D.E. (2003a) Tensegrity I. Cell structure and hierarchical systems biology. *Journal of Cell Science* 116(7), pp. 1157–1173.
90. Ingber, D.E. (2003b) Tensegrity II. How structural networks influence cellular information processing networks. *Journal of Cell Science* 116(8), pp. 1397–1408.
91. Ingber, D.E. (2003c) Mechanobiology and diseases of mechanotransduction. *Annals of Medicine* 35, pp. 1–14.
92. Ingber, D.E. (2006) Mechanical control of tissue morphogenesis during embryological development. *International Journal of Developmental Biology* 50(2–3), pp. 255–266.
93. Ingber, D.E. (2008) Tensegrity-based mechanosensing from macro to micro. *Progress in Biophysics and Molecular Biology* 97(2–3), pp. 163–179.
94. Ingber, D.E. and Folkman, J. (1989) Mechanochemical switching between growth and differentiation during fibroblast growth factor-stimulated angiogenesis in vitro: role of extracellular matrix. *Journal of Cell Biology* 109(1), pp. 317–330.
95. Isenberg, C. (1992) *The science of soap films and soap bubbles*. Dover Publications.
96. Izard, T., Ævarsson, A., Allen, M.D., Westphal, A.H., Perham, R.N., de Kok, A. and Hol, W.G.J. (1999) Principles of quasi-equivalence and Euclidean geometry govern the assembly of cubic and dodecahedral cores of pyruvate dehydrogenase complexes. *Proceedings of the National Academy of Sciences* 96, pp. 1240–1245.
97. Jamali, Y., Azimi, M. and Mofrad, M.R.K. (2010) A sub-cellular viscoelastic model for cell population mechanics. *PloS ONE* [Online] 5(8), e12087. [Available at: http://www.plosone.org/article/fetchObject.action?uri=info%3Adoi%2F10.1371%2Fjournal.pone.0012097&representation=PDF [Accessed 8th March 2014].
98. Jasinoski, S.C., Reddy, B.D., Louw, K.K. and Chinsamy, A. (2010) Mechanics of cranial sutures using the finite element method. *Journal of Biomechanics* 43(16), pp. 3104–3111.
99. Jauregui, V.G. (2010) *Tensegrity structures and their application to architecture*. Ediciones de la Universidad de Cantabria.
100. Jelinek, H.F., Jones, C.L., Warfel, M.D., Lucas, C., Depardieu, C. and Aurel, G. (2006) Understanding fractal analysis? The case of fractal linguistics. *Complexus* [Online] 3, pp. 66–73. [Available at: http://www.karger.com/Article/Pdf/94189 [Accessed 8th March 2014].
101. Johnston, J.C., Kastelowitz, N. and Molinero, V. (2010) Liquid to quasicrystals transition in bilayer water. *Journal of Chemical Physics* [Online] 133, pp. 154516. Available at: http://scitation.aip.org/content/aip/journal/jcp/133/15/10.1063/1.3499323 [Accessed 9th March 2014.
102. Jones, L.J.F., Carballido-López, R. and Errington, J. (2001) Control of *cell* shape in bacteria: helical, actin-like filaments in Bacillus subtilis. Cell 104, pp. 913–922.
103. Juan, S.H. and Tur, J.M.M. (2008) Tensegrity frameworks: static analysis review. *Mechanism and Machine Theory* 43, pp. 859–81.
104. Kadler, K.E., Hill, A. and Canty-Laird, G. (2008) Collagen fibrillogenesis: fibronectin, integrins, and minor collagens as organizers and nucleators *Current Opinion in Cell Biology* 20(5–24), pp. 495–501.
105. Kapandji, A.I. (2012) Le système conjonctif, grand unificateur de l'organisme. *Annales de Chirurgie Plastique Esthetique* 57, pp. 507–514. [French]
106. Kardon, G., Harfe, B.D. and Tabin, C.J. (2003) A Tcf4-positive mesodermal population provides a prepattern for vertebrate limb muscle patterning. *Developmental Cell* 5, pp. 937-944.
107. Kardong, K.V. (2003) Biomechanics and evolutionary space: a case study. In: Bels, V.L. et al. Eds. *Vertebrate biomechanics and evolution* Oxford, BIOS Scientific Publishers, pp.73–86.
108. Kassolik, K., Andrzejewski, W., Brzozowski, M., Wilk, I., Górecka-Midura, L., Ostrowska, B., Krzyżanowski, D. and Kurpas, D. (2013) Comparison of massage based on the tensegrity principle and classic massage in treating chronic shoulder pain. *Journal of Manipulative and*

Physiological Therapeutics 36(7), pp. 418–427.
109. Kenner, H. (2003) *Geodesic math and how to use it.* University of California.
110. Kier, W.M. and Smith, K.K. (1985) Tongues, tentacles and trunks: the biomechanics of movement in muscular-hydrostats. *Zoological Journal of the Linnean Society* 83, pp. 307–324.
111. Kim, P.T., Isogai, S., Murakami, G., Wada, T., Aoki, M., Yamashita, T. and Ishii, S. (2002) The lateral collateral ligament complex and related muscles act as a dynamic stabilizer as well as a static supporting structure at the elbow joint: an anatomical and experimental study. *Okajimas Folia Anatomica Japonica* 79, pp. 55–62.
112. Knight, D.P. and Vollrath, F. (2002) Biological liquid crystal elastomers. *Philosophical Transactions of the Royal Society of London B* 357, pp. 155–163.
113. Koehl, M.A.R., Quillin, K.J. and Pell, C.A. (2000) Mechanical design of fiber-wound hydraulic skeletons: the stiffening and straightening of embryonic notochords. *American Zoologist* 40, pp. 28–41.
114. Kovacs. F., Tarnai, T., Fowler, P.W. and Guest, S.D. (2004) A class of expandable polyhedral structures. *International Journal of Solids and Structures* 41(3–4), pp. 1119–1137.
115. Kroto, H. (1988) Space, stars, C60, and soot. *Science* 242, pp. 1139–1145.
116. Ladoux, B. and Nicolas, A. (2012) Physically based principles of cell adhesion mechanosensitivity in tissues. *Reports on Progress in Physics* 75(11), pp. 116601.
117. Lakes, R. (1993) Materials with structural hierarchy. *Nature* 361(Feb), pp. 511–515.
118. Langevin, H.M. 2006. Connective tissue: a body-wide signalling network? *Medical Hypotheses* 66(6), pp. 1074–1077.
119. Le Bozec, S., Maton, B. and Cnockaert, J.C. (1980) The synergy of elbow extensor muscles during static work in man. *European Journal of Applied Physiology* 43, pp. 57–68.
120. Levin, S.M. (1981) The icosahedron as a biologic support system. *Proceedings of the 34th Annual Conference on Engineering in Medicine and Biology* Houston, Texas, 23, p. 404.
121. Levin, S.M. (1982) Continuous tension, discontinuous compression: a model for biomechanical support of the body. *Bulletin of Structural Integration* 8.
122. Levin, S.M. (1986) The icosahedron as the three-dimensional finite element in biomechanical support. *Proceedings of the Society of General Systems Research on Mental Images, Values and Reality* University of Philadelphia, G14–G26.
123. Levin, S.M. (1995) The importance of soft tissues for structural support of the body. *Spine: State of the Art Reviews* 9(2), pp. 357–363.
124. Levin, S.M. (1997) Putting the shoulder to the wheel: a new biomechanical model for the shoulder girdle. *Journal of Biomedical and Scientific Instrumentation* 33, pp. 412–417.
125. Levin, S.M. (2002) The tensegrity truss as a model for spine mechanics: biotensegrity. *Journal of Mechanics and Medicine in Biology* 2, pp. 375–88.
126. Levin, S.M. (2005) In vivo observation of articular surface contact in knee joints. Unpublished. [Available at: www.biotensegrity.com [Accessed 8th March 2014].
127. Levin, S.M. (2006) Tensegrity: the new biomechanics. In: Hutson, M. and Ellis, R. eds *Textbook of musculoskeletal medicine*. Oxford University Press.
128. Levin, S.M. (2007) A suspensory system for the sacrum in pelvic mechanics: biotensegrity. In: Vleeming, A. et al. eds. *Movement, Stability and Lumbopelvic Pain.* 2nd edn. Edinburgh, Elsevier.
129. Levin, S.M. (2009) Letter to the editor commenting on: Masi, A.T. and Hannon, J.C. Human resting muscle tone (HRMT): narrative introduction and modern concepts. *Journal of Bodywork and Movement Therapies* 13, pp. 117–120.
130. Levin, S.M. (2014) Personal communication. [See acknowledgements].
131. Levin, S.M. and Martin, D.C. (2012) Biotensegrity: the mechanics of fascia. In: Schleip, R. eds. *Fascia: the tensional network of the human body.* Edinburgh, Elsevier, pp. 137–141.
132. Levin, S.M. and Scarr, G. (2012) unpublished.
133. Li, J., Dao, M., Lim, C.T. and Suresh, S. (2005) Spectrin-level modelling of the cytoskeleton and optical tweezers stretching of the erythrocyte. *Biophysical Journal* 88(5), pp. 3701–3719.
134. Liedl, T., Högberg, B., Tytell, J., Ingber, D.E. and Shih, W.M. (2010) Self-assembly of three-dimensional prestressed tensegrity structures from DNA. *Nature Nanotechnology* 5(7), pp. 520–524.
135. Lighthill, J. (1986) The recently recognized failure of predictability in Newtonian dynamics. *Proceedings of the Royal Society of London A* 407, pp. 35–50.
136. Lin, Y.C., Farr, J., Carter, K. and Fregly, B.J. (2006) Response surface optimization for joint contact model evaluation. *Journal of Applied Biomechanics* 22(2), pp. 122–130.
137. Liu, S.C., Derick, L.H. and Palek, J. (1987) Visualization of the hexagonal lattice in the erythrocyte membrane skeleton. *Journal of Cell Biology* 104(3), pp. 527–536.
138. Lloyd, C. and Chan, J. (2002) Helical microtubule arrays and spiral growth. *Plant Cell* 4(10), 2319–2324.
139. Lobo, D. and Vico, F.J. (2010) Evolutionary development of tensegrity structures. *BioSystems* 101, pp. 167–176.
140. Lord, E.A. (1991) Quasicrystals and Penrose patterns. *Current Science* 61(5), pp. 313–319.
141. Lord, E.A. and Ranganathan, S. 2001a. Sphere packing, helices and the polytope {3,3,5}. *The European Physical Journal D* 15, pp. 335–343.
142. Lord, E.A. and Ranganathan, S. (2001b) The Gummelt decagon as a 'quasi unit cell'. *Acta Crytallographica A* [Online] 57(5), 531–539. [Available at: http://met.iisc.ernet.in/~lord/webfiles/actagum.pdf [Accessed 8th March 2014].
143. Lord, E.A. (2002) Helical structures: the geometry of protein helices and nanotubes. *Structural Chemistry* 13(3–4), pp. 305–314.
144. Maina, J.N. (2007) Spectacularly robust! Tensegrity principle explains the mechanical strength of the avian lung. *Respiratory Physiology and Neurobiology* 155(1), pp. 1–10.
145. Maina, J.N., Jimoh, S.A. and Hosie, M. (2010) Implicit mechanistic role of the collagen, smooth muscle, and elastic tissue components in strengthening the air and blood capillaries of the avian lung. *Journal of Anatomy* 217(5), pp. 597–608.
146. Mammoto, T. and Ingber, D.E. (2010) Mechanical control of tissue and organ development. *Development* 137(9), pp. 1407–1420.
147. Mammoto, A., Mammoto, T. and Ingber, D.E. (2012) Mechanosensitive mechanisms in transcriptional regulation. *Journal of Cell Science* 125(13), pp. 3061–3073.
148. Mandelbrot, B.B. (1983) *The fractal geometry of nature.* Henry Holt & Co.
149. Mao, J.J. (2005) Calvarial development: cells and mechanics. *Current Opinion in Orthopaedics* 16(5), pp. 331–337.

150. Mao, Y. and Schwarzbauer, J.E. (2005) Fibronectin fibrillogenesis, a cell-mediated matrix assembly process. *Matrix Biology* 24(6), pp. 389–399.
151. Martin, R., Farjanel, J., Eichenberger, D., Colige, A., Kessler, E., Hulmes, J.S. and Giraud-Guille, M.M. (2000) Liquid crystalline ordering of procollagen as a determinant of three-dimensional extracellular matrix architecture. *Journal of Molecular Biology* 301, pp. 11–17.
152. Martin, D.C. (2012) Building tensegrity models. [Online] Available at: http://www.biotensegrity.com/modeling.php [Accessed 18th March, 2014].
153. Martin, D.C. (2014) *Biotensegrity: tensional integrity in biological structures.* Munich, Keiner Press.
154. Masi, A.T. and Hannon, J.C. 2009. Human resting muscle tone (HRMT): narrative introduction and modern concepts. *Journal of Bodywork and Movement Therapies* 12(4), pp. 320–332.
155. McFadden, J. (2013) Making the quantum leap. *The Biologist* 60(2), pp. 13–16.
156. McLeod, W.T. 1987. *The Collins dictionary and thesaurus in one volume.* William Collins & Co.
157. Moore, K.A., Polte, T., Huang, S., Shi, B., Alsberg, E., Sunday, M.E. and Ingber, D.E. (2005) Control of basement membrane remodelling and epithelial branching morphogenesis in embryonic lung by Rho and cytoskeletal tension. *Developmental Dynamics* 232(2), pp. 268–281.
158. Moore, S.M., Ellis, B., Weiss, J.A., McMahon, P.J. and Debski, R.E. (2010) The glenohumeral capsule should be evaluated as a sheet of fibrous tissue: a validated finite element model. *Annals of Biomedical Engineering* 38(1), pp. 66–76.
159. Moored, K.W., Fish, F.E., Kemp, T.H. and Bart-Smith, H. (2011) Batoid fishes: inspiration for the next generation of underwater robots. *Marine Technology Society Journal* 45(4), pp. 99–109.
160. Motro, R. (2003) *Tensegrity: structural systems for the future.* Kogan Page Science.
161. Muller, M. (1996) A novel classification of planar four-bar linkages and its application to the mechanical analysis of animal systems. *Philosophical Transactions of the Royal Society of London B* 351(1340), pp. 689–720.
162. Myers, T.W. (2014) *Anatomy trains: myofascial meridians for manual and movement therapists.* 3rd ed. Elsevier.
163. Nelson, C.M. (2009) Geometric control of tissue morphogenesis. *Biochimica et Biophysica Acta* 1793(5), pp. 903–910.
164. Nelson, C.M., Jean, R.P., Tan, J.L., Liu, W.F., Sniadecki, N.J. and Spector, A.A. (2005) Emergent patterns of growth controlled by multicellular form and mechanics. *Proceedings of the National Academy of Sciences* 102(33), pp. 11594–11599.
165. Nevin, C. (2013) Personal communication.
166. Nisoli, C., Gabor, N.M., Lammert, P.E., Maynard, J.D. and Crespi, V.H. (2010) Annealing a magnetic cactus into Phyllotaxis. *Physical Review E* [Online] 81(4), pp. 046107. [Available at: http://arxiv.org/pdf/1002.0622v1.pdf [Accessed 9th March 2014].
167. Olszta, M.J., Cheng, X., Jee, S.S., Kumar, R., Ki, Y.Y., Kaufman, M.J., Douglas, E.P. and Gower, L.B. (2007) Bone structure and formation: a new perspective. *Materials Science and Engineering R* 58(3-5), pp. 77–116.
168. Orki, O., Ayali, A., Shai, O, and Ben-Hanan, U. (2012) Modeling of caterpillar crawl using novel tensegrity structures. *Bioinspiration and Biomimetics* [Online] 7(4), pp. 04606. Available at: http://www.eng.tau.ac.il/~shai/studentlist_files/BioinspirBiomim.pdf [Accessed 9th March 2014].
169. Oschman, J. (2000) *Energy medicine: the scientific basis.* Churchill Livingstone.
170. Pabst, D.A. (2000) To bend a dolphin: convergence of force transmission designs in Cetaceans and Scombrid fishes. *American Zoologist* 40, pp. 146–155.
171. Palestini, P., Botto, L., Rivolta, I. and Miserocchi, G. (2011) Remodelling of membrane rafts expression in lung cells as an early sign of mechanotransduction-signalling in pulmonary edema. *Journal of Lipids* [Online] 2011, 695369. [Available at: http://www.hindawi.com/journals/jl/2011/695369/ [Accessed 9th March 2014].
172. Parker, K.K. and Ingber, D.E. (2007) Extracellular matrix, mechanotransduction and structural hierarchies in heart tissue engineering. *Philosophical Transactions of the Royal Society B* 362(1484), pp. 1267–1279.
173. Parker, K.K., Brock, A.L., Brangwynne, C., Mannix, R.J., Wang, N., Ostuni, E., Geisse, N.A., Adams, J.C., Whitesides, G.M. and Ingber, D.E. (2002) Directional control of lamellipodia extension by constraining cell shape and orienting cell tractional forces. *Federation of American Societies for Experimental Biology Journal* 16(10), pp. 1195–1204.
174. Parry, D.A.D., Fraser, R.D. and Squire, J.M. (2008) Fifty years of coiled-coils and α-helical bundles: a close relationship between sequence and structure. *Journal of Structural Biology* 163(3), pp. 258–269.
175. Pars, Marcelo. (2014) Tensegrity. [Online] Available at: http://www.tensegriteit.nl/ [Accessed 26th March 2014].
176. Parsons, J. and Marcer, N. (2006) *Osteopathy: models for diagnosis, treatment and practice.* Churchill Livingston, Elsevier.
177. Passerieux, E., Rossignol, R., Letellier, T. and Delage, J.P. (2007) Physical continuity of the perimysium from myofibers to tendons: involvement in lateral force transmission in skeletal muscle. *Journal of Structural Biology* 159(1), pp. 19–28.
178. Pauling, L. (1964) The architecture of molecules. *Proceedings of the National Academy of Sciences* 51(5), pp. 977–984.
179. Pauly, J.E., Rushing, J.L. and Scheving, L.E. (1967) An electromyographic study of some muscles crossing the elbow joint. *Anatomical Record* 159(1), pp. 47–54.
180. Pickett, G.T., Gross, M. and Okuyama, H. (2000) Spontaneous chirality in simple systems. *Physical Review Letters* 85(17), pp. 3652–3655.
181. Pienta, K.J. and Coffey, D.S. (1991) Cellular harmonic information transfer through a tissue tensegrity-matrix system. *Medical Hypotheses* 34(1), pp. 88–95.
182. Pompe, T., Renner, L. and Werner, C. (2005) Nanoscale features of fibronectin fibrillogenesis depend on protein-substrate interaction and cytoskeleton structure. *Biophysical Journal* 88(1), pp. 527–534.
183. Pritchard, J.H., Scott, J.H. and Girgis, F.G. (1956) The structure and development of cranial and facial sutures. *Journal of Anatomy* 90(1), pp. 73–86.
184. Pugh, A. (1976) *An introduction to tensegrity.* University of California Press.
185. Purslow, P.P. (2008) The extracellular matrix of skeletal and cardiac muscle. In: Fratzl, P. Ed. *Collagen: structure and mechanics.* Springer, pp. 325–357.
186. Qin, Z., Kreplak, L. and Buehler, M.J. (2009) Hierarchical structure controls nanomechanical properties of vimentin intermediate filaments. *PloS ONE* [Online] 4(10), e7294. [Available at: http://www.plosone.org/article/

info%3Adoi%2F10.1371%2Fjournal.pone.0007294 [Accessed 9th March 2014].

187. Ramachandrarao, P., Sinha, A. and Sanyal, D. (2000) On the fractal nature of Penrose tiling. *Current Science* 79(3), pp. 364–366.
188. Rapoport, D.L. (2011) On the fusion of physics and Klein bottle logic in biology, embryogenesis and evolution. *NeuroQuantology* 9(4), pp. 842–861.
189. Read, H.H. (1970) *Rutley's elements of mineralogy*. George Allen & Unwin.
190. Rhode-Barbarigos, L., Ali, N.B.H. and Smith, I.F.C. (2010) Designing tensegrity modules for pedestrian bridges. *Engineering Structures* 32(4), pp. 1158–1167.
191. Rieffel, J.A., Valero-Cuevas, F.J. and Lipson, H. (2010) Morphological communication: exploiting coupled dynamics in a complex mechanical structure to achieve locomotion. *Journal of the Royal Society Interface* 7(45), pp. 613–21.
192. Rifkin, B.A. and Ackerman, M.J. (2011) *Human anatomy: a visual history from the Renaissance to the digital age*. New York, Abrams.
193. Rikli, D.A., Honigmann, P., Babst, R., Cristalli, A., Morlock, M.M. and Mittllmeier, T. (2007) Intra-articular pressure measurement in the radioulnocarpal joint using a novel sensor: in vitro and in vivo results. *Journal of Hand Surgery* 32(1), pp. 67–75.
194. Robbie, D.L. (1977) Tensional forces in the human body. *Orthopaedic Review* 6(11), pp. 45–48.
195. Roos, G., Leysen, H., Van Wassenbergh, S., Herrel, A., Jacobs, P., Dierick, M., Aerts, P. and Adriaens, D. (2009) Linking morphology and motion: a test of a four-bar mechanism in seahorses. *Physiological and Biochemical Zoology* 82(1), pp. 7–19.
196. Rozario, T. and DeSimone, D.W. (2010) The extracellular matrix in development and morphogenesis: a dynamic view. *Developmental Biology* 341(1), pp. 126–140.
197. Rubin, J., Rubin, C. and Jacobs, C.R. (2006) Molecular pathways mediating mechanical signalling in bone. *Gene* 367(1), pp. 1–16.
198. Sabini, R.C. and Elkowitz, D.E. 2006. Significance of differences in patency among cranial sutures. *Journal of the American Osteopathic Association* 106(10), pp. 600–604.
199. Sadoc, J.F. and Rivier, N. 2000. Boerdijk-Coxeter helix and biological helices as quasicrystals. *Materials Science and Engineering A* 294-296(Dec), pp. 397–400.
200. Salvadori, M. 1980. *Why buildings stand up: the strength of architecture*. New York, W. W. Norton and Company, Inc.
201. Saranathan, V., Osuji, C.O., Mochrie, S.G.J., Noh, H., Narayanan, S., Sandy, A., Dufresne, E.R. and Prum, R.O. 2010. Structure, function, and self-assembly of single network gyroid ($I4_132$) photonic crystals in butterfly wing scales. *Proceedings of the National Academy of Sciences* 107(26), pp. 11676–11681.
202. Scarr, G. 2008. A model of the cranial vault as a tensegrity structure, and its significance to normal and abnormal cranial development. *International Journal of Osteopathic Medicine* 11, pp. 80–9.
203. Scarr, G. 2010. Simple geometry in complex organisms. *Journal of Bodywork and Movement Therapies* 14(4), pp. 424–44.
204. Scarr, G. 2011. Helical tensegrity as a structural mechanism in human anatomy. *International Journal of Osteopathic Medicine 14, pp. 24–32.*
205. Scarr, G. 2012. A consideration of the elbow as a tensegrity structure. *International Journal of Osteopathic Medicine* 15, pp. 53–65.
206. Scarr, G. (2013) Palpatory phenomena in the limbs: a proposed mechanism. *International Journal of Osteopathic Medicine* 16, pp. 114–120.
207. Scarr, G. (2014) Letter to the editor. *Journal of Manipulative and Physiological Therapeutics* 36(2), p. 141.
208. Schleip, R., Naylor, I.L., Ursu, D., Melzer, W., Zorn, A., Wilke, H., Lehmann-Horn, F. and Klingler, W. (2006) Passive muscle stiffness may be influenced by active contractility of intramuscular connective tissue. *Medical Hypotheses* 66(1), pp. 66–71.
209. Schleip, R., Findley, T.W., Chaitow, L. and Huijing, P.A. eds. (2012) *Fascia: the tensional network of the human body*. Edinburgh, Elsevier.
210. Schleip, R. and Muller, D.G. (2013) Training principle for fascial connective tissues: scientific foundation and suggested practical applications. *Journal of Bodywork and Movement Therapies* 17(1), pp. 103–115.
211. Shadwick, R. (2008) Foundations of animal hydraulics: geodesic fibres control the shape of soft bodied animals. *Journal of Experimental Biology* 211(3), pp. 289–291.
212. Silva, P.L., Fonseca, S.T. and Turvey, M.T. (2010) Is tensegrity the functional architecture of the equilibrium point hypothesis? *Motor Control* 14(3), e35–e40.
213. Skelton, R.E. and de Oliveira, M.C. (2009) *Tensegrity systems*. Springer.
214. Sorrell, G.F. and Sandstrom, G.F. (1977) *The rocks and minerals of the world*. William Collins Sons and Co.
215. Stamenovic, D. and Ingber, D.E. (2009) Tensegrity-guided self assembly: from molecules to living cells. *Soft Matter* 5, pp. 1137–1145.
216. Standring, S. ed. 2005. *Gray's Anatomy* 39th ed. Churchill Livingstone, Elsevier.
217. Stecco, A., Macchi, V., Stecco, C., Porzionato, A., Day, J.A., Delmas, V. and De Caro, R. (2009) Anatomical study of myofascial continuity in the anterior region of the upper limb. *Journal of Bodywork and Movement Therapies* 13(1), pp. 53–62.
218. Stecco, C., Gagey, O., Macchi, V., Porzionato, A., De Caro, R., Aldegheri, R. and Delmas, V. (2007a) Tendinous muscular insertions onto the deep fascia of the upper limb. First part: anatomical study. *Morphologie* 91(292), pp. 29–37.
219. Stecco, C., Gagey, O., Belloni, A., Pozzuoli, A., Porzionato, A., Macchi, V., Aldegheri, R., De Caro, R. and Delmas, V . 2007b. Anatomy of the deep fascia of the upper limb. Second part: study of innervation. *Morphologie* 91(292), pp. 38–43.
220. Stecco, L. (2004) *Fascial manipulation for musculoskeletal pain*. Padova, Piccin Nuova Libraria.
221. Stewart, I. (1998) *Life's other secret: the new mathematics of the living world*. Allen Lane, Penguin Books.
222. Still, A.T. (1899) *Philosophy of osteopathy*. Kirksville MO, (self-published).
223. SunSpiral, V., Gorospe, G., Bruce, J., Iscen, A., Korbel, G., Milam, S., Agogino, A. and Atkinson, D. (2013) Tensegrity based probes for planetary exploration: entry, descent and landing (EDL) and surface mobility analysis. *International Journal of Planetary Probes*. [Online] [Available at: http://www.sunspiral.org/vytas/cv/tensegrity_based_probes.pdf [Accessed 9th March 2014.
224. Sverdlova, N.S. and Witzel, U. (2010) Principles of determination and verification of muscle forces in the human musculoskeletal system: muscle forces to minimise ending stress. *Journal of Biomechanics* 43(3), pp. 387–396.
225. Swartz, M.A. and Hayes, M.J.D. (2007) Kinematic and dynamic analysis of a

spatial one-DOF foldable tensegrity mechanism. *Transactions of the CSME/de la SCGM* [Online] 31(4), pp. 421–431. [Available at: http://www.tcsme.org/Papers/Vol31/Vol31No4Paper4.pdf [Accessed 9th March 2014].

226. Tanaka, G. and Kawamura, H. (date unknown). Reference man models based on normal data from human populations. [Online] Source unknown. Available at: http://www.irpa.net/irpa10/cdrom/00602.pdf [Accessed 9th March 2014].
227. Terayama, K., Takei, T. and Nakada, K. (1980) Joint space of the human knee and hip joint under a static load. *Engineering in Medicine* 9, pp. 67–74.
228. Termonia, Y. (1994) Molecular modeling of spider silk elasticity. *Macromolecules* 27(25), pp. 7378–7381.
229. Terrones, H., Terrones, M. and Morán-López, J.L. (2011) Curved nanomaterials. *Current Science* 81(8), pp. 1011–1029.
230. Thompson, D.W. (1961) *On growth and form*. Cambridge University Press.
231. Tietz, B.R., Carnahan, R.W., Bachmann, R.J., Quinn, R.D. and SunSpiral, V. (2013) Tetraspine: robust terrain handling on a tensegrity robot using central pattern generators. *IEEE/ASME International Conference on Advanced Intelligent Mechatronics (AIM)* [Online] Wollongong, Australia. Available at: http://ieeexplore.ieee.org/xpl/articleDetails.jsp?arnumber=6584102 [Accessed 9th March 2014].
232. Tolić-Nørrelykke, I.M. (2008) Push-me-pull-you: how microtubules organize the cell interior. *European Biophysical Journal* 37(7), pp. 1271–1278.
233. Tschierske, C., Nürnberger, C., Ebert, H., Glettner, B., Prehm, M., Liu, F., Zeng, X.B. and Ungar, G. (2012) Complex tiling patterns in liquid crystals. *Journal of the Royal Society Interface Focus* 2(5), pp. 669–680.
234. Turrina, A., Martinez-González, M.A. and Stecco, C. (2013) The muscular force transmission system: role of the intramuscular connective tissue. *Journal of Bodywork and Movement Therapies* 17(1), pp. 95–102.
235. Turvey, M.T. (2007) Action and perception at the level of synergies. *Human Movement Science* 26(4), pp. 657–697.
236. Twarock, R. (2006) Mathematical virology: a novel approach to the structure and assembly of viruses. *Philosophical Transactions of the Royal Society A* 364(1849), pp. 3357–3373.
237. Ungar, G., Percec, V., Zeng, X. and Leowanawat, P. (2011) Liquid quasicrystals. *Israel Journal of Chemistry* 51(11–12), pp. 1206–1215.
238. Upledger, J.E. and Vredevoogd, M.F.A. (1983) *Craniosacral therapy*. Seattle, Eastland Press.
239. Usherwood, J.R., Williams, S. and Wilson, A.M. (2007) Mechanics of dog walking compared with a passive, stiff-limbed, 4-bar linkage model, and their collisional implications. *Journal of Experimental Biology* 210(3), pp. 533–540.
240. Valero-Cuevas, F.J., Yi, J.W., Brown, D., McNamara III, R.V., Paul, C. and Lipson, H. (2007) The tendon network of the fingers performs anatomical computation at a macroscopic scale. *Transactions on Biomedical Engineering* 54(6 pt. 2), pp. 1161–1166.
241. Vanag, V.K. and Epstein, I.R. (2009) Pattern formation mechanisms in reaction-diffusion systems. *International Journal of Developmental Biology* 53(5–6), pp. 673–681.
242. Van den Bogert, A.J. (2003) Exotendons for assistance of human locomotion *BioMedical Engineering Online* 2(17), pp. 1-8. Available at: http://www.biomedical-engineering-online.com/content/pdf/1475-925X-2-17.pdf [Accessed 9th March 2014].
243. Van der Wal, J. (2009) The architecture of the connective tissue in the musculoskeletal system – an often overlooked functional parameter as to proprioception in the locomotor apparatus. *International Journal of Therapeutic Massage and Bodywork* 2(4), pp. 9–23.
244. Van Workum, K. and Douglas, J.F. (2006) Symmetry, equivalence, and molecular self-assembly. *Physical Review E* [Online] 73(3), pp. 031502. Available at: http://journals.aps.org/pre/abstract/10.1103/PhysRevE.73.031502 [Accessed 9th March 2014].
245. Verheyen, H.F. (1989) The complete set of jitterbug transformers and the analysis of their motion. *Computers and Mathematics with Applications* 17(1-3), pp. 203–250.
246. Viatchenko-Karpinski, S., Fleischmann, B.K., Liu, Q., Sauer, H. and Gryshchenko, O. 1999. Intracellular Ca^{2+} oscillations drive spontaneous contractions in cardiomyocytes during early development. *Proceedings of the National Academy of Sciences* 96(14), pp. 8259–8264.
247. Vogel, V. and Sheetz, M. (2006) Local force and geometry sensing regulate cell functions. *Nature Reviews* 7(4), pp. 265–275.
248. Waite, A.E. ed. (1894). *The hermetic and alchemical writings of Aureolus Phillippus Theophrastrus Bombast, of Hohenheim, called Paracelsus the Great;* volume 2, H3. London, James Elliot & Co. [Online] Available at: https://archive.org/details/hermeticandalch00paragoog [Accessed 9th March 2014).
249. Walker, P.M.B. (1991) *Chambers science and technology dictionary*. Chambers.
250. Wang, N., Tytell, J.D. and Ingber, D.E. (2009) Mechanotransduction at a distance: mechanically coupling the extracellular matrix with the nucleus. *Nature Reviews* 10(1), pp. 75–82.
251. Weibel, E.R. (1991) Fractal geometry: a design principle for living organisms. *American Journal of Physiology* 261(6 pt. 1), pp. 361–369.
252. Weibel, E. R. (2009) What makes a good lung? *Swiss medical weekly* 139(27-28):375-386.
253. Weinbaum, S., Zhang, X., Han, Y., Vink, H. and Cowin, S.C. 2003. Mechanotransduction and flow across the endothelial glycocalyx. *Proceedings of the National Academy of Sciences* 100(13), pp. 7988–7995.
254. Williams, P. L. and Warwick, R. (1980) *Gray's Anatomy*. 36th ed. Churchill Livingstone.
255. Yu, J.C. (2003) Wright, R.L., Williamson, M.A., Braselton, J.P. and Abell, M.L. A fractal analysis of human cranial sutures. *The Cleft Palate-Craniofacial Journal* 40(4), pp. 409–415.
256. Zamir, M. (2001) Arterial branching within the confines of fractal L-system formalism. *Journal of General Physiology* 118(3), pp. 267–276.
257. Zanotti, G. and Guerra, C. (2003) Is tensegrity a unifying concept of protein folds? *The Federation of European Biochemical Societies Letters* 534(1-3), pp. 7–10.
258. Zhu, Q., Vera, C., Asaro, R.J., Sche, P. and Sung, L.A. (2007) A hybrid model for erythrocyte membrane: a single unit of protein network coupled with lipid bilayer. *Biophysical Journal* 93(2), pp. 386–400.

ㄱ

ㄴ

ㄷ

ㅁ

ㅂ

ㅅ

ㅇ

ㅈ

ㅊ

ㅋ

ㅍ

T